항암 해방

항암 해방

초판 1쇄 발행   2024년 12월 15일

지 은 이   곤도 마코토 암 연구소, 세컨드 오피니언 외래 편저
옮 긴 이   정현옥
펴 낸 이   한승수
펴 낸 곳   문예춘추사

편   집   구본영, 이상실
디 자 인   박소윤
마 케 팅   박건원, 김홍주

등록번호   제300-1994-16
등록일자   1994년 1월 24일
주   소   서울특별시 마포구 동교로 27길 53, 309호
전   화   02 338 0084
팩   스   02 338 0087
메   일   moonchusa@naver.com

I S B N   978-89-7604-696-3 13510

시한부 선고에도 살아남은 암 환자 51인의 증언

항암 해방

곤도 마코토 암 연구소
세컨드 오피니언 외래 편저

정현옥 옮김

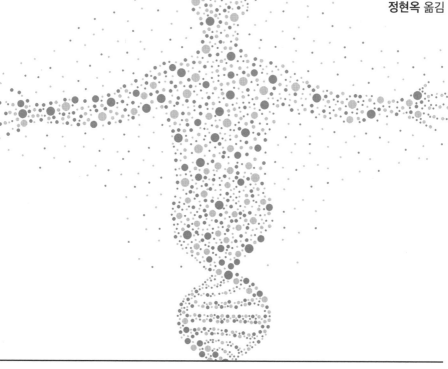

"방치한 암이 오히려 생명을 구했다"
유방 온존 요법 창시자가 전하는 암 치유의 혁신!

문예춘추사

**취재에 응해준 51명은 모두 생전의 곤도 마코토 의사에게
상담받은 암 환자로, 취재 당시에도 살아 있었다!**

이 책은 곤도 마코토의 저서《연명 효과, '삶의 질'로 선택. 최신 암·부
위별 치료 사전》(이하 암 부위별 치료 사전)을 토대로 암 환자 51명의 사례
와 치료 후기를 모아놓은 증언집이다. 암 치료에 관해 더욱 상세한 설명
은 위 저서를 참고하자.

곤도 마코토 의사는 2022년 8월 13일, 허혈성 심부전으로 갑작스레 세
상과 작별했다. 이 책에 실린 사례자들은 생전의 곤도 의사와 상담 후 암
치료의 방향을 정한 환자들이다. 곤도 마코토 암 연구소에서는 2022년
9월~2023년 8월까지 이 사례자들을 인터뷰했는데, 이들은 모두 초진 후
길게는 32년 동안 삶을 이어가고 있었다.

본문에서는 암이 발생한 부위에 따라 일본에서 일반적으로 이루어지
는 암 표준치료에 관해 설명한 후 곤도 의사가 적절하다고 판단한 치료
방법과 처방, 뒤이어 환자의 증언을 소개한다. 되도록 환자 수가 많은 암
의 종류를 골고루 다루고자 했으며, 지금까지 별로 언급하지 않았던 '항
암제로 나을 가능성이 있는' 혈액암, 정소(고환)종양, 소아암 등에 관해서
도 짚었다.

여러 암에 공통으로 적용된 수술이나 항암제 등 각 치료법의 효과나
문제점에 관한 해설은 1장에 모아놓았다.

나, 곤도 마코토는 1973년에 영상의학과 의사가 된 후 폐암, 자궁암, 식도암, 두경부암(목부터 얼굴 부위에 생기는 모든 암), 악성림프종, 전립샘암 등 온갖 종류의 암에 대한 방사선 치료를 해왔다. 그러다가 1979년부터 2년간(30~31세) 미국에서 보낸 유학 생활은 의사로서의 사고의 전환점이 되었다. 미국 의사면허를 보유한 덕분에 꿈의 치료법으로 기대를 모은 '파이중간자'(소립자의 일종) 방사선 치료 실험*에 참여했는데, 환자들의 진찰 및 치료 예후를 지켜보면서 입자선 치료의 한계를 깨달은 것이다.

귀국 후에는 일본의 암 치료 전반을 개혁하고자 서양의 다양한 치료법을 앞장서서 도입했다. 나를 모르는 사람이라면 내가 방사선으로 환자를 치료하는 의사라고는 상상하지도 못했을 것이다.

---

* 파이중간자는 일본의 물리학상 수상자 유카와 박사가 존재를 예언한 후 영국의 파웰 그룹 실험팀이 발견한 소립자. 환자의 암세포에 파이중간자를 흡수시켜 핵분열을 일으키게 함으로써 암세포를 파괴하는 치료법으로 깊숙이 숨어 있는 암 조직을 파괴할 수 있다고 기대를 모았다.

유방암에 효과 있는 유방 온존 요법 등을
일본에 도입하고 암 방치요법을 확립

1980년에는 완화 치료를 통한 삶의 질(Quality of Life, QOL)의 중요성을 느껴 그때까지 금기시하던 모르핀을 환자에게 쓰기 시작했다. 전국적으로 절대 금지였던 '암 선고'도 최초로 시도했으며, 1980년대 후반에는 예외 없이 모든 환자에게 선고하도록 했다. 이 역시 일본 최초였다. 또 1981년에는 혈액암의 일종인 악성림프종의 강력한 치료법이자 현재 표준치료로 채택된 '찹(CHOP) 요법'*을 일본에 정식으로 도입했으며, 소아암이나 정소종양 등 항암제로 낫는 암도 치료했다.

무엇보다 유방암에 대한 '유방 온존 요법'**을 일본 전역에 확대한 일은 내가 의료계에 입지를 굳힌 계기가 되었다. 1983년에 일본에서 최초로 나의 친누나에게 시도한 온존 요법은 지금 표준치료로 널리 쓰이고 있다.

내가 제안하는 '암 방치요법'은 결코 하나부터 열까지 내버려두기만 하는 요법이 아니다. 환자가 가장 안전하고 편안하게 오래 살 수 있는 암 대처법을 고민하면서, 상태를 지켜보는 게 나을 때는 방치를, 치료해야 할 때는 치료를 권하는 세심한 치료법이다.

암 방치요법에서는 표준치료에 비해 수술이나 항암제 치료를 권하는

---

* 네 가지 약물 사이클로포스파미드, 독소루비신, 빈크리스틴, 프레드니솔론을 함께 사용하는 복합 항암화학요법

** 유방을 부분만 절제한 후 남아 있는 유방에 방사선을 쏘는 치료법

상황이 적어지는데, 그것은 어쩌면 당연한 일이다. 현재 이루어지는 표준 치료에서는 수술이나 항암제로 치료하는 것이 목적이 되어버린 것처럼 보이기 때문이다. 의사들은 마치 '환자의 생명이 아무리 줄어들어도 치료할 수 있으면 대성공'이라고 믿는 것 같다.

이 책에서 설명하는 내용은 게이오기주쿠대학 병원(이후 게이오대학 병원)에 근무하던 시기부터 수만 명을 치료한 경험과 최신 의료정보를 기본으로 했다. 은퇴 직전에 설립한 '곤도 마코토 암 연구소·세컨드 오피니언 외래'에서도 1만 명 이상을 상담한 결과, 암의 전 영역에 미치는 깊이 있는 연구가 끊임없이 이어져야 한다는 책임을 느낀다.

수명 연장 효과와 삶의 질을 진지하게 고민한 후 치료법을 선택해서 부디 소중한 생명을 이어가길 염원한다.

곤도 마코토

고형암에 대해 표준치료에서 권하는 방식과
닥터 곤도식 해설이 다른 이유

암 표준치료란, 의료 현장 지침서인 '진료 가이드라인'에서 권장하는 치료 방법이다. 전문가들은 환자에게 '권장률이 높다'면서 우선순위에 오른 치료법을 제안하는데, 이런 가이드라인이 없는 암일 경우에는 보편적으로 이루어지는 치료법을 제시한다.

치료 내용이 암의 진행도(단계)에 따라 다소 차이가 날 때는 그 진행도에 맞추어 권장할 만한 방법을 제시한다. 암의 진행도는 대부분 1기~4기까지이며, 0기부터 시작되는 암도 있다.

그러나 표준이 꼭 옳다는 의미를 내포하지는 않는다. '닥터 곤도식 해설'에서는 내가 적절하다고 생각하는 대처법을 설명한다. 표준치료와 닥터 곤도식 치료 방식을 비교해본 후 암 치료의 문제점을 감지할 수 있길 바란다.

　아마 각각의 논지마다 고형암에서의 표준치료와 내 의견이 확연하게 달라 놀랄 것이다. 그 이유는 이렇다. ① 가이드라인을 제작하는 각종 암 분야의 상급 의사는 제약회사와의 연결고리가 단단해서 수술이나 항암제가 무효 또는 유효임을 알려주는 논문을 무시한다. 이 점에서 나는 논문 데이터를 공정하고 충실하게 다루므로 결론에 큰 차이가 생긴다. ② 암 치료 의사는 본인이 제안한 치료를 환자가 거부하면 대개 더 이상 오지 말라고 하면서 연을 끊는다. 그러니 본인이 치료한 환자에 관한 정보만 보유하지만, 나는 방치 환자도 다수 진료했다.

　이 책에서 1장은 총론에 해당하므로 수술로 인해 암이 날뛰는 문제나 약물치료의 무효함을 파악한 후 2장에 등장하는 '환자 51명의 증언'으로 넘어가길 바란다.

　치료 빈도가 높은 암 중에서 치료 핵심을 자세하게 설명한 부분이 몇 곳 있다. 암이 날뛰는 문제에 대해서는 췌장암(p.261)이나 자궁체암(p.295), 고형암의 항암제 치료에 관해서는 유방암(p.273)이나 폐암(p.183), 면역관문 억제제에 관해서는 폐암(p.183)이나 멜라노마(악성 흑색종)(p.368) 항목을 참조하면 다른 암에도 관심 있는 독자에게 도움이 될 것이다.

· 서장 ·

표준치료에 구애받지 않고 안전하게 오래 사는 치료법

· 1장 ·

암 바로 알고 맞춤형 치료법 찾기

· 2장 ·

항암제로 낫는 암, 낫지 않는 암 [재발 암, 전이암 증상별 환자 51인의 증언]

표준치료에
구애받지 않고
안전하게
오래 사는 치료법

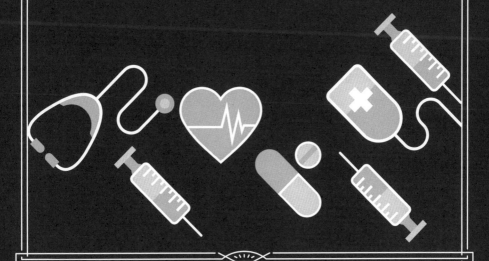

· 수명 연장 효과, '삶의 질'로 치료 선택하기 ·

치료 방침을 결정할 권리

생명을 연장하는 효과가 있고

삶의 질을 떨어트리지 않으면서

오래 사는 길을 선택하자.

의사가 권하는 표준치료를 따를 의무는 없다.

환자들과 함께 확립한 암 방치요법

설명을 이해하여 스스로 유방 온존,

암 방치를 선택한 환자들

암 치료 전문가인 내가 어쩌다 암 방치요법을 주장하게 되었을까.

1980년대, 유방 온존 요법이 일본에 널리 보급되지 못하자 속이 타던 나는 월간지 〈문예춘추〉에 논문을 기고했다(1988년 6월호). 제목은 '유방암은 절제 없이도 낫는다. 치료 효과는 같은데 멋대로 유방을 도려내는 행위는 외과 의사로서 범죄가 아닌가?'였다.

이 논문에서 '게이오대학 병원 외과'라고 장소까지 밝히며 비판한 일도 있어, 나는 병원에서 따돌림 대상이었고 의료업계에서도 나를 적대시했다. 물론 모든 걸 각오하고 결행한 일이었기에 내겐 문젯거리도 아니었다.

한편으로 논문을 읽은 유방암 환자들이 유방 온존 요법을 희망하며 외래로 나를 찾는 일이 빈번해졌다. 일본 유방암 환자의 약 1퍼센트, 한 해에 2천 명을 진료하기도 했다.

당시 일본에서 유방암이라고 진단받은 여성들은 열이면 열 유방을 전부 도려내어야 했다. 그런 시대에 내 이야기를 듣고 유방을 유지하기로 선택한 환자들이 있었으니, 그들의 용기 있는 선구자적 행동이 유방 온존 요법을 표준치료 대열에 오르게 해준 것이다.

게다가 '증상 없는 고형암은 치료하지 말아야 오래 산다'는 내 말을 받아들여 암을 방치한 위암, 폐암, 유방암, 전립샘암, 자궁암과 그 밖의 여러 암 환자도 있다. 그들의 결단 덕분에 암 방치요법이 확립되었다.

2012년에는 제60회 기쿠치 칸 상을 받았다. 일본 문학진흥회가 다양한 분야에서 업적을 남긴 개인이나 단체에 수여하는 이 상의 수상자로 선정된 이유는, '유방 온존 요법의 선구자로서 항암제의 독성, 유방 확대 수술의 위험성 등 암 치료에 관한 선구적 의견을 일반인에게도 알기 쉽게 발표해 꾸준히 계몽한 공적'을 인정받아서였다. 이 수상은 나만의 공이 아니며 환자 한 명 한 명에게도 보내진 선물이라는 생각이 든다.

고형암과 혈액암에 따라 다른 의사의 태도

암의 90퍼센트를 차지하는
고형암 치료 의사들의 폭언 배경

일본 암 치료에서 크나큰 결점은 고형암(덩어리를 만드는 암) 치료 의사들이 환자에게 던지는 폭언이나 위협의 잔인성이다. 환자에게서 들은 빙산의 일각에 해당하는 사례를 세 건 소개하겠다.

① **세이루카 국제병원**: 유방암 환자가 유방 전체 적출 수술에 거부감을 드러내자 담당했던 여성 외과의가 "싹둑 잘라내면 시원하다니까요"라고 말했다. 의사가 여성이라고 해서 환자의 심정을 이해해주리라 믿으면 큰 오산이다. 환자 이야기를 들어보니, 오히려 동성이라 조심스러움이 없고 말과 행동이 신랄해진 듯했다.

② **게이오대학 병원**: 신장과 방광을 연결하는 요관의 암 수술을 거부한 환자에게 다른 내과 의사가 "환자분 언제 돌아가세요? 어디에서 돌아가실 건데요?"라고 물었다. 암을 방치한다고 해서 바로 죽을 정도로 위험하진 않았고, 수술하면 오히려 암이 날뛰듯 증식해서 수년 내에 죽을 가능성이 50퍼센트나 되었다. 수많은 방치 환자를 진료한 경험상, 암은 수술하지 말아야 날뛰지 않는다.

③ **도쿄대학 의학부 부속병원**: 난소암과 자궁암을 동시에 안고 있는 환자에게 여성 외과 의사가 "암이 진행되어 수술하지 못하니까 죽을 수밖에 없겠네요. 마지막을 보낼 곳을 생각해두세요"라고 했다. 절제 불가능 암이었는데도 정작 환자 본인은 매우 건강해서 내가 보기에는 항암제 치료만 받지 않으면 수년 내에 사망할 가능성도 없었다.

나는 이와 비슷한 사례를 무수히 접한다. 폭언 당사자들은 하나같이 위암, 폐암, 유방암 등 전체 암의 90퍼센트를 차지하는 고형암 치료 의사였다.

고형암에 대해 '항암제로는 낫지 않는다', '부작용이 심해서 죽을 수도 있다'는 정보를 접한 사람들 사이에서는 수술 또한 방치하는 게 낫지 않을까, 하는 목소리도 높다. 그런데 의사들은 늘 신경이 곤두서 있어서 치료를 거부당하거나 하면 자아를 잊고 격앙되는 게 아닌가 싶다.

이에 반해 백혈병이나 악성림프종 등의 혈액암 의사가 심리적으로 여유로운 이유는, 혈액암은 항암제로 나을 가능성이 있으므로 환자들 대부분이 의사 제안을 따르기 때문일 것이다. 단지 혈액암 분야에서도 의사가 고령자에게 무리한 치료를 요구하는 경향이 강해지고 있어, 다발골수종처럼 항암제로 낫지 않는 암에서는 의사들 치료 방침이 합리적이지 않다.

표준치료와 가이드라인 실태

의료 현장의 지침,
진료 가이드라인에 얽힌 뒷얘기

환자들이 불신과 불만을 품거나 담당 의사와 마찰이 생기는 주요 원인은 표준치료 때문이다. 암 표준치료란 암이 발생한 시점에서 가장 활발하게 쓰이는 치료법이다. 암의 위치나 전이 유무 등에 따라 위암, 폐암 등 부위별로 진료 가이드라인이 간행되는데, 문제는 이것이 얼마나 신뢰할 만한가다. 표준치료에는 '장기 전부나 일부가 적출되고 후유증이 끔찍하다', '항암제는 독극물로 지정된 맹독으로, 부작용 때문에 죽을 수도 있다.' 등의 문제점이나 결함이 수두룩하기 때문이다.

일본에서는 비교 시험에서 인정받지 못한 수술법이 여전히 표준치료로 쓰이고 있다. 심지어 항암제나 암 신약 개발 분야에서는 가이드라인을 작성하는 상급 의사들과 제약회사의 금전적 연결고리가 매우 탄탄하다. 그 결과, 신뢰성 없는 비교 시험 결과가 정부에서 신약을 승인하는 데이터로 쓰이고 가이드라인에서 신약을 권고하는 근거자료로 활용된다. 어떤 의미에서는 난장판이다.

이 책에서는 '안전하고 편안하게 오래 사는 치료법 및 대처법'을 다룰 것이다.

1장

시한부 선고는 믿지 마라.

전이하지 않는 암도 있다!

암 바로 알고
맞춤형
치료법 찾기

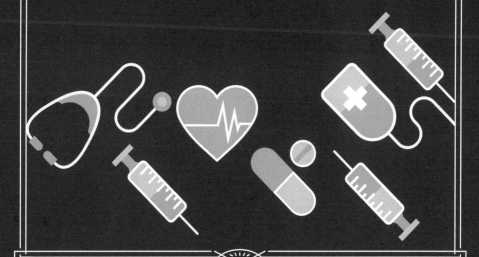

· 치료를 시작하기 전에 암을 이해하자 ·

암 입문

의사가 권하는 치료법으로 정말 괜찮을까?

암의 성질을 알면 환자에게 최선이자

생명 연장으로 이어지는

치료법·대처법이 보일 것이다.

암을 모르는 채 치료받지 말자

암은 전이해서 사람을 죽게 하는 악성종양이며, 세포 생김새로 진단한다

오랜 기간 암을 치료하면서 뼈저리게 느끼는 점은, 환자들이 암 치료법을 잘 모르는 채 의사가 하라는 대로 치료받는다는 것이다. 그러다가 부작용이나 후유증으로 후회하는 비극적인 상황이 너무도 많다. 그러니 암에 대한 기본적인 정보는 알아두자.

암은 정상세포에 변이 유전자가 쌓여서 생긴다. 발생 요인에는 유전이나 발암물질(방사선, 대기오염물질, 담배 등) 등이 있으며, 가장 많은 요인은 정상세포가 분열하는 과정에 '복제되는 유전자의 복사 오류'*다.

　암은 전이하는 특성 때문에 최종적으로는 사람을 죽음에 이르게 하는 악성종양이지만, 명확한 정의는 없다. 진단은 세포 생김새로 확정한다. 암으로 의심되는 조직을 채취해 병리학자가 현미경으로 확인한 후 형태가 일그러져 있다면 암이다. 그중에는 전이하지 않는 세포도 많이 포함되어 있다.

　암을 내버려두면 점점 커진다는 말은 사실 오해다. 나는 다양한 암의 무치료 경과를 수백 명 정도, 아마도 세계에서 가장 많이 지켜보았을 것이다. 관찰 결과는 ① 증대한다 ② 변화 없다 ③ 축소한다 ④ 소멸한다 중 하나에 속한다.

　통증이나 괴로움 등의 증상이 없는데도 국가건강검진이나 암 검진, 인간독(Medical Checkup, 개인 종합건강검진) 과정에서 발견되는 암은 대부분 크기에 변화가 없고 저절로 작아지거나 없어지는 사례도 흔하다.

　반면에 자각증상이 있는 진행성 암을 방치하면 대부분 일 년에 수 밀리미터 정도씩 커진다. 급속하게 증대하거나 몇 년 동안 커지지 않기도 하고 전이가 자연 소실되는 사례도 있다.

　진행성이면서도 커지지 않는 휴면 암 또는 휴면 암세포도 있는데, 이유는 불확실하다. 담당 의사로부터 전신 검사 결과 전이가 없다는 말을 듣는다면, 가능성은 ① 정말로 전이가 없거나 ② 아주 작은 전이가 증대 양상을 보이다가 언젠가 검사에서 발견되거나 ③ 미세한 전이가 있지만 휴면 중이라 증대하지 않은 경우다. ③에 해당한다면 휴면 암세포를 깨우

---

* 　세포가 분열할 때 유전자가 복사되는데, 이때 발생하는 우발적인 손상을 복사 오류라 하며 흔히 돌연변이라고 불린다. 보통은 우리 몸의 면역 세포가 이를 사멸시키지만, 살아남은 세포가 암이 된다.

지 않는 게 중요하다.

유사암, 진짜암은 전이 능력으로 결정된다

진짜암은 1밀리미터 이하 크기에서
최초로 전이한다

검사를 통해 발견할 수 있는 암은 지름이 1센티미터 전후까지 자란 다음이다. 최초의 암세포가 생성된 후 5~20년쯤 지나면 암세포는 약 10억 개로 늘어난다. 전이하는 성질이라면 애초에 전이가 일어났을 것이고, 그 단계에서 전이하지 않았으면 전이 능력이 없다고 판단한다.

66건의 유방암 연구에서는 대부분 1밀리미터 이하에서 전이가 개시되고, 별도의 실험적 연구에서도 암이 바로 전이하기 시작하는 것을 확인했다.[1] 또 세계에서 가장 권위 있는 의학잡지 〈뉴잉글랜드 저널 오브 메디신 (New England journal of medicine, NEJM)〉에는 '위암 전이 타이밍-암세포는 만들어진 순간 전이하기 시작한다'라는 해설 기사도 실렸다.

그러나 '암은 내버려두었을 때 전이한다'라고 끈질기게 얘기하지 않으면 암 검진이나 수술을 받는 사람은 급격히 줄어든다. 그러니 의사들은 '내버려두어도 전이하지 않는 암'의 존재를 인정하지 않는 것이다. 방치해도 전이하지 않는 암은 성질상 양성종양으로, 단순한 물혹이다. 나는 이것을 '유사암'이라고 이름 붙였다. 반면에 발견되었을 때 이미 전이가 숨어 있던 암은 악성종양으로, 말 그대로 암이므로 '진짜암'이라고 부른다.

병리의사는 암을 확정할 때 세포를 현미경으로 관찰하면서 외형 및 인상을 토대로 판독하므로 진짜암과 유사암을 구분하기 어렵다. 그러나 5년 후에도 환자가 생존할 유사암의 가능성이 어느 정도인지는 추측할 수 있다.

일반적으로 1기까지를 조기암이라 한다. 기본적으로 어느 부위 고형암이든 진행 정도는 1기~4기까지로 분류하며, 유방암이나 자궁경부암 등은 0기부터 시작된다. 조기암 대부분은 검진 때 발견되고 자각증상이 없다.

한편, 가래에 피가 섞여 나오는 혈담 등의 증상이 있어 스스로 깨닫는 '진행성 암' 중에는 자라는 속도가 빠른 것도 많아서 검진 단계에서는 찾아내기 어렵기도 하다. 또 일찍이 전이를 마쳤기에 서둘러 치료해도 나아지지 않는다. 오히려 수술로 자극을 가하면 잠들어 있던 암이 날뛰어서 조기사망을 서두르게 된다.

암 환자의 자연사와 치료사

암 환자도 이제 암으로는
죽지 않는다

최초의 암 수술은 19세기에 시작되었다. 치료법이 없던 시대에는 환자들이 암의 증대로 인한 자연사(노화에 따른 자연적인 죽음)에 이르렀다. 고통스러워할 요소가 적었으니, 현대와 대조적이다. 가령 몸 표면에 생기는 유방암이나 피부암은 주위에 중요한 장기가 없으므로 증대했다는 이유로 죽지 않는다. 나는 유방암이 지름 40센티미터까지 커져도 건강했던 환자를 몇 명이나 알고 있다.

생명을 앗아가는 요인은 '다른 장기로의 전이'다. 폐나 간 등에 전이해서 이것이 증대하면 장기의 기능부전으로 죽음에 이른다. 위암이나 식도암은 종양이 커져서 식사의 통로를 가로막으므로 영양 부족으로 야위어 사망한다. 암을 진단할 수단이 없었던 시대에는 이를 노쇠사(老衰死)로 인정했다. 폐암은 처음 발생한 부위를 가리키는 원발 병터뿐 아니라 반대쪽 폐나 간, 뇌 등으로 전이 또는 증대했을 때, 간암은 암이 간의 80~90퍼센트 정도를 차지했을 때 간의 기능부전으로 사망한다.

한편, 현대 암 환자가 '암 사망'으로 처리되어도 직접적인 사인은 거의 암 외부에 있다. 대표적인 예가 수술 합병증으로 인한 죽음이다. 소화관 연결부위에서 식사 내용물이 새어 나와 세균에 감염되어 폐렴이나 패혈증으로 사망하는 예가 전형적이다.

항암제 또한 수술과 같거나 그 이상으로 위험하다. 장기로 전이한 경우에서는 항암제가 끊임없이 몸속에 주입되고 그에 따른 부작용으로 목숨을 잃는 게 일반적 패턴이다. 백혈구 감소, 빈혈 등의 골수장애, 간질성 폐렴 등의 폐 장애, 심부전, 신부전 등으로 급사하기 쉽다. 항암제의 동생뻘인 '분자 표적 치료제'나 옵디보(Opdivo)* 같은 '면역 관문 억제제'도 이로 인해 급사할 위험이 상당히 크다. 폐암 환자가 옵디보를 맞으면 20퍼센트는 3개월 이내에 죽음에 이른다.

최근 종양 순환기내과를 개설하는 병원이 늘었다. 이곳은 항암제로 인

---

* 일본 오노약품공업에서 개발한 면역 항암제로, 전 세계 암 치료의 패러다임을 바꾼 치료제로 주목받았다.

한 심부전 등에 특화한 전문 외래기관인데, 항암제가 얼마나 위험한지 알 수 있는 부분이다.

영양실조사(死)는 ① 수술 후유증으로 식사량이 줄었거나 ② 항암제 부작용으로 식욕이나 미각을 잃어 식사를 하지 못하거나 ③ 환자가 현미 채식 등의 식이요법에 집착하다 격하게 마르는 등의 이유로 영양 결핍에 걸려 쇠약해져 폐렴 등의 감염증 때문에 죽는 경우다. 주의하길 바란다.

시한부 선고는 거짓투성이

처음 만난 담당 의사의
시한부 선고는 엉터리

암 환자는 흔히 '암을 내버려두면 남은 생은 반년'이라는 식의 선고를 받는데, 이건 거짓투성이다. 무엇보다 남은 생, 즉 여명이 반년이라고 하면 6개월쯤 되어서 픽 쓰러져 죽는다고 생각하겠지만, 남은 생이란 환자 중 절반이 죽을 때까지의 기간이다. [그래프 1]에 나타난 생존곡선 A가 이를 증명하는데, 치료개시 후 6개월까지 절반이 사망하고 그 후 반년마다 절반으로 줄어든다. 게다가 이는 수술이나 항암제 치료를 받은 경우의 생존곡선이다.

예를 들어, 췌장암으로 수술받은 환자는 보통 여명 1년이므로 그래프에서 가로축에 있는 생존 기간의 첫 번째 눈금을 1년으로 본다면 수술 5년 후 생존율은 0에 가까워진다.

한편 생존곡선 B는 방치했을 때를 나타낸다. 생존율 100퍼센트가 언제까지 이어지느냐는 암의 진행도나 나이, 체력 등에 따라 다르다. 하지만 전이가 있어도 (치료받지 않는다면) 당장 죽지는 않는다. 또 무증상인데 건강검진에서 발견된 암은 거의 유사암이므로 다른 이유로 죽지 않는 한 생존율 100퍼센트는 줄곧 연장된다.

더욱이 진짜암의 남은 수명을 알려면 환자마다 암의 성장 속도가 전혀 다르므로 최소 3개월 간격을 두고 계측해야 한다. 만일 처음 마주한 담당 의사가 '남은 생이 반년'이라는 말을 한다면, 새빨간 거짓말이라는 뜻이다.

일반 의사들은 암을 방치한 환자들의 경과를 지켜본 적이 없다. 만일 의사가 "치료하지 않으면 OO개월 시한부입니다"라는 식으로 겁을 줄 때, "방치한 경우의 여명 데이터를 보여주세요"라고 하면 의사는 깜짝 놀랄 것이다.

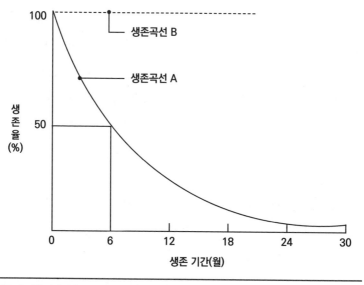

[그래프 1] 여명 반년이라고 선고한 환자들의 생존 기간

수술 위험성

덩어리가 장기를 가로막는 등 암으로 인해

낮아진 삶의 질을 회복하기 위해

시행하는 완화적 수술은 의미가 깊다.

반면에 림프절 곽청(郭淸)*은 무의미한 데다 해롭기까지 하다.

암 수술의 문제점

수술보다 무(無)
치료가 오래 산다

수술이란 무엇일까. 라디오파 치료나 내시경 절제술 등도 손을 사용하는 시술이므로 수술 범주에 넣을 수 있다. 단지 의사들이 말하는 수술은 장기를 통째로, 또는 일부를 도려내는 수술만을 의미하는 언어적 습관에 따른 것이다. 이 책에서 설명할 때 기술한 수술의 의미 역시 장기 적출이나 부분 절제를 가리킨다.

---

* 악성종양 수술에서 종양 자체는 물론 전이 가능성이 있는 주변 림프절까지 한꺼번에 제거하는 수술. 림프절 박리라고도 한다.

암 수술의 기원은 마취법과 소독법을 확립한 1800년대 후반이다. 위암 수술은 1881년에 외과 의사인 테오도르 빌로트(Theodor Billroth)가 오스트리아 빈대학교에 재직하면서 최초로 성공했다. 세계 최초의 유방 전체 적출 수술은 1804년 일본에서 의사 하나오카 세이슈(花岡青州)가 진행했으나, 수술 기법이 널리 알려지지는 않아서 무명에 가깝다.

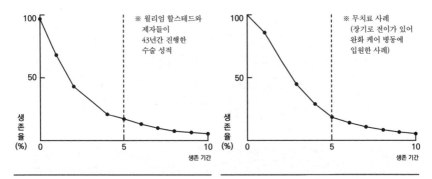

[그래프 2] 유방암 생존곡선 수술 그룹   [그래프 3] 유방암 생존곡선 무치료 그룹

미국 의사 윌리엄 할스테드(William Stewart Halsted)가 고안한 '할스테드 수술'은 1882년부터 70년도 넘게 전 세계 외과의 지지를 얻어 모든 유방암 환자의 표준치료로 쓰였다. 가슴근육 전체를 도려내고 옆구리 아래 림프절까지 싹둑 잘라내는 가혹한 수술이다. 수술한 부위는 갈빗대가 도드라졌고 근육을 절제했기 때문에 팔을 들어올리기 힘들어졌으며, 림프부종으로 팔이 통나무처럼 부었다.

치료 성적도 좋지 않았다. 왼쪽의 [그래프 2]가 할스테드가 치료한 환자들[2], [그래프 3]은 치료법이 없던 시대 유방암 환자의 생존곡선[3]이다. 수술 없이 완화 케어 병동에 입원한 환자들은 모두 할스테드 수술을 받은 환자들보다 암이 진행되어야 하는데도 평균적으로 수명이 길다. 지금도 어느 암 종류의 절제 수술이건 생명 연장 효과는 증명되지 않았다.

수술의 3대 결점인 합병증, 암의 폭주, 후유증

삶의 질을 개선하는
완화적 수술의 가치

암에서 절제 수술은 수명 연장에 도움이 되지 않지만, 삶의 질을 높이는 완화적 수술은 충분히 가치 있다. 이를테면 위암에서 덩어리(종양)가 위의 출구를 막은 경우다. 소화관 폐색은 스텐트(확장관)로 넓힐 수 있으나, 불가능한 경우 위에 소장을 바로 연결해서 위에 있는 내용물을 소장으로 보내는 '위 우회술'을 진행하면 환자는 음식을 섭취할 수 있게 된다.

마비를 예방하기 위해서도 수술은 효과적이다. 등골(척수)로 전이한 암이 척수를 압박해오면 척수 일부를 절제하는 '감압수술(Decompression Surgery)'로 하반신 마비를 방지하는 등의 경우다.

한편, 위절제술(위암)이나 유방절제술(유방암) 등 세계적으로 시행되는 완치 목적의 근치적(根治的) 수술에는 ① 합병증 ② 암의 폭주 ③ 후유증이라는 큰 결점이 있고 수명 연장 효과는 증명되지 않았다. 합병증도 대출혈, 봉합 부전에 따른 복막염, 패혈증 등으로 심각한 수준이다.

수술 후나 항암제 치료 과정에 발생하는 뇌경색인 '트루소 증후군(Trousseau syndrome)'도 최근 급증하고 있다. 트루소 증후군의 원인 중 하나는, 수술이나 항암제 영향으로 수분 또는 음식을 충분히 섭취하지 못해

탈수를 일으키고 이 때문에 진해진 혈액이 뇌혈관 안에서 굳기 때문이다. 나는 암을 방치했다고 뇌경색에 걸린 환자를 본 적이 없다.

암이 날뛰는 원인은 수술칼에 혈관이 잘리면 혈액 중에 있던 암세포가 흘러나와 환부 같은 곳에서 급격히 증식하기 때문이다. 후유증도 통증, 컨디션 난조, 기능 상실, 유착, 면역력 저하 등 다발적이다.

또 '수술은 대성공. 암을 완전히 절제'했다는 유명인에게서 전이가 자주 발견된다. 이는 외과 의사가 말하는 완전 절제란 눈에 보이는 암 병소만을 뜻하며, 온몸에 숨어 있는 휴면 암세포는 절제하지 못하기 때문이다. 수술하지 않아야 잠자는 암을 깨우기도 어려운 것이다.

게다가 림프절 곽청은 20세기 후반에 효과가 의심되어 유방암, 위암, 폐암, 췌장암, 대장암, 난소암 등에서 비교 시험을 진행했는데 결과는 한결같이 '림프절 곽청으로 재발률(타 장기로의 전이율)은 낮아지지 않는다'라는 내용이었다. 오히려 자궁체암(자궁내막암)의 재발 및 사망은 늘었다. 림프절 곽청의 후유증으로 혈관육종도 생기는데, 일본 외과 의사들은 표준수술 방식이라고 억지 부리면서 사망자를 늘리고 있다.

수술을 제외한 후유증은 2장에서 부위별로 해설하겠다.

유명 병원, 명문 병원일수록 죽을 확률이 높다

병원 순위 정보지는
무쓸모

병원들의 수술 건수를 조사해 실어놓은 〈병원 순위 정보지〉 따위가 인기가 많다. 수술받는다면 솜씨 좋은 명의가 집도해주기를 바라는 마음은 환자의 당연한 바람이다.

그러나 수술 건수와 수술 실력이 꼭 비례하는 것은 아니다. 순위에서 한 번 상위에 오르면 환자가 폭발적으로 모여들어 수술 건수를 끌어올리기 때문이다. 그 결과 '변변찮은 실력의 외과 의사가 있는 유명 병원'이 만들어진다.

명의가 있다고 해도 수술하는 의사는 대체로 젊은 의사다. 유명 병원에는 실습 중인 젊은 의사도 수없이 모여든다. 그들에게 수술칼을 들게 하고 현장 실습을 시키지 않으면 젊은 의사들 세계에서 좋지 않은 평가가 나서 젊은 의사가 지원하지 않는다. 그러면 진료 체계가 무너진다는 게 명인들 입장이다. 그러나 젊은 의사에게 수술칼을 들게 해서 발생하는 실패 사례, 사망 사례는 헤아릴 수 없이 많다. 수술에서 누가 집도하는가는 가장 중요한 사안이며 환자의 최대 관심사다. 이 부분에서도 일본 의료업계는 환자의 인권을 경시하고 있다.

무엇보다 중요한 것은 '권유받은 수술이 정말 필요한 치료인가?'라는 문제일 것이다. 이 점에서 일본에서 가장 오래된 암 전문병원 도쿄 간켄아리아케병원은 많은 진료과가 높은 순위에 올라가 있다. 그러나 몇십 년 전부터 이 병원은 확대 수술의 온상이었다. 위암, 유방암, 자궁암 등의 종양을 절제할 때 지나치게 광범위하게 시행한 것이다. 그 결과 암이 날뛰는 사례가 속출해 사망 건수가 증가한 것은 의심할 여지 없다.

예를 들어 자궁체암(자궁내막암)을 수술할 때 간켄아리아케병원에서는 여전히 림프절 곽청까지 한다. 2009년 영국에서 진행된 비교 시험에서, '자궁과 난소만 절제하는 수술에 비해 림프절 곽청을 추가하면 재발과 사망 모두 증가한다'는 사실이 분명히 밝혀졌고, 그로부터 10년도 훨씬 넘었는데 말이다.

이제 일본에서도 림프절 곽청을 그만두는 병원이 나오는 마당이니, 간켄아리아케병원은 오히려 뒤처져 있다고 할 수 있다. 그러므로 만일 환자와 가족들이 병원을 방문한다면 그곳에서 어떤 수술을 채택하고 있는지 제일 먼저 물어보아야 한다. 그리고 후유증이나 합병증 위험을 자세하게 조사해 그 수술 자체가 정말 필요한가를 스스로 검토하길 바란다.

・의사가 털어놓고 싶어 하지 않는 항암제 상식・

항암제 위험성

암에는 항암제로 나을 가능성이 있는 암 종류와

항암제로는 낫지 않고

수명 연장 효과도 없는 암 종류가 있다.

여기에서 알기 쉽게 설명하겠다.

항암제로 낫는 암, 낫지 않는 암

고형암에 쓰는 항암제는
쓸데없고 해롭다

항암제로 나을 가능성이 있는 대표적인 암은 급성백혈병이나 악성림프종 등의 혈액암이다. 가능성은 진행도나 나이에 따라 다른데, 골수종처럼 낫지 않는 혈액암도 있다.

위암, 폐암, 대장암, 유방암, 전립샘암 등의 고형암(덩어리를 만드는 암)이 진짜암이면 항암제로는 낫지 않고 수명 연장 효과도 없다. 예외적으로 소아암, 정소(고환)종양, 자궁 융모막암종은 항암제로 나을 가능성이 커진다.

이 책에서 단순히 고형암이라고 하는 경우, 나을 가능성이 있는 암 종류는 포함하지 않겠다.

나도 과거에는 강력한 항암제로 유방암을 치료했으나, 지금은 유방암을 비롯한 고형암에 대한 항암제 치료는 효과가 없으며 유해하다고 공언하고 다닌다. 그 사이에 무슨 일이 있었을까.

'많은 사람이 화학요법을 받는데, 의사가 효과도 없고 해로운 것을 환자에게 쓸 리 없잖아'라고 생각하는 사람도 많을 것 같으니, 항암제에 얽힌 내 이야기를 섞어 설명하겠다.

우선 저널리스트인 다치바나 다카시(立花 隆, 2021년 사망) 씨의 체험담부터 풀어볼까.

그가 암 관련 심포지엄에 초빙되었을 때, 대학병원이나 암센터 등에 소속된 유명 임상의들이 대기실에서 나누는 잡담을 듣고는 놀랐다고 한다. 다들 항암제의 구체적인 이름까지 줄줄 늘어놓으면서 그 약이 얼마나 듣지 않는지를 앞다투어 털어놓기 시작했다. 원로 의사가 이야기를 정리하듯 "결국 항암제로 낫는 암은 사실상 존재하지도 않는 거죠." 하고 말하니 모두 맞는다는 표정으로 고개를 끄덕였다던가. 다치바나 씨가 "그러면 곤도 선생님이 《암과 싸우지 마라》 책에서 한 말이 맞는다는 겁니까?" 하고 물으니 원로 의사가 "그렇죠. 그걸 모르는 사람이 어딨습니까?"라고 했다. 이견이 나오지 않아서 다치바나 씨는 '곤도의 논리는 기본적으로 옳구나'라고 새삼 깨달았다고 한다.[4]

암이 사라졌다가
다시 생기는 이유

세계 최초의 항암제는 제1차 세계대전에서 수많은 인명을 살상한 머스타드*라는 독가스를 합성한 '나이트로젠 머스타드(Nitrogen Mustard)'다. 1942년에 미국 환자에게 사용했더니 악성림프종이 눈에 띄게 작아졌고, 그 후 혈액암을 중심으로 다양한 항암제가 개발되었다.

단지 한 종류의 항암제로는 골수, 심장, 폐, 신장 등에서 부작용이 심하게 나타나 환자가 죽든가 투여 중지로 끝난다. 그래서 여러 항암제를 한꺼번에 쓰는 다제병용 요법이 탄생했다.

가령, A 항암제는 백혈구 감소 등의 골수억제에, B 항암제는 심부전 등의 심장독성을 줄이기 위해 쓴다. 항암제 A와 B의 양을 조절해서 동시에 투여하면 부작용이 약해지고 암을 죽이는 효과는 높아진다는 발상에서 온 것이다. 악성림프종의 표준치료로 쓰이고 있는 복합 항암요법 찹(CHOP) 및 알찹(R-CHOP)**도 이에 편승한 다제병용 방식이다.

1973년에 의과대학교 졸업 후 배속된 영상의학과 병동은 쉽게 말해 병원의 호스피스 병동이었다. 외과나 산부인과 등에서 수술받은 환자들이 암이 재발하면 소개받아 오는 곳이었다. 하지만 이들에게 방사선으로 뼈

---

* 1차세계대전 때 독일군이 처음 사용했으며, 옷 속으로 스며들어 살을 썩게 한다. 화학 작용제로 사용할 때 겨자 같은 냄새가 난다고 하여 붙은 이름. 정확한 명칭은 설퍼 머스타드(Sulfur Mustard)

** CHOP 요법에 리툭시맙을 추가해 쓰는 요법

전이 등의 통증을 덜어줄 수는 있어도 원격 전이가 있는 암을 치료할 수는 없었다. 쇠약해진 환자들은 항암제를 맞고 고통스러워하다가 바로 저세상으로 갔다. 나는 항암제가 죽음을 앞당긴다는 사실을 깨닫고 3년 후에 주치의가 된 후부터 고형암에는 항암제를 쓰지 않았다.

그러다가 1983년 일본에 유방 온존 요법을 도입했을 때 해외 논문을 샅샅이 읽은 후 '유방암은 고형암이지만 항암제로 연명 효과를 기대할 수 있음'을 알았다. 그래서 온존 수술 후 보조요법으로, 전이암 발생 시에는 메인 치료법으로 유방암의 항암제 치료를 개시했다. 항암제 치료법 중에서도 내가 선택한 방식은 당시에 제일 효과가 좋아 보이는 세 종류 항암제를 이용한 다제병용 요법이었다.

유방암은 고형암 중에서 가장 항암제가 잘 들고 종양(덩어리)이 쉽게 줄어든다. 유방암에 관한 지식이 고형암 전체에 참고할 만하기에 여기에서는 유방암을 대표로 설명하겠다.

그런데 항암제를 이용한 결과, 전이 병소가 사라져도 바로 재증대를 반복했다. '항암제가 유효하다'는 말은 '암 병소가 작아지는 일이 있다'는 뜻으로, 낫는다는 의미를 포함하지는 않는 것이다.

항암제가 오히려 수명을 줄인다

유방암 무치료 환자가
생존 기간이 긴 경향을 보임

유방암 때문에 항암제 치료를 이어가다가 부작용으로 조기 사망하는 사례를 접하자, 나는 수명 연장 효과를 의심하기 시작했다.

1996년 여름, 유명한 영문 의학잡지에 '화학요법에 수명을 연장하는 효과가 있다'는 어감을 풍기는 전이성 유방암 환자의 생존성적이 게재되었다. 그러나 생존곡선을 그려보았더니 34쪽 [그래프 3]에 나타난 유방암 무치료 환자의 생존 기간보다 훨씬 짧은 경향을 보였다. 이 환자들은 사후 부검에서 하나같이 암이 장기로 전이되어 있었다. 고형암에는 항암제로 수명 연장 효과를 볼 수 있다는 기대는 내 안에서 어이없이 무너져내렸다.

'항암제 구제 요법'은 더욱 성적이 나쁘다. 항암제 구제 요법이란 단일 항암제 또는 다제병용 치료로 암이 축소하지 않거나 증대했을 때 다른 항암제로 바꾸는 치료법이다. 1980년대부터 새로운 항암제가 앞다투어 개발되었고, 최근에는 약을 바꾸어가며 10종류까지 항암제 조합 방식을 쓸 수도 있다. 그러나 환자의 생존 기간은 가장 짧아진다.

또 21세기로 접어든 후 분자 표적 치료제, 면역 요법제 등 다수의 신약이 승인되었으나, 신뢰할 만한 비교 시험을 보면 항암제를 썼을 때의 생존 기간과 큰 차이가 없다. 생존율이 개선되었다는 내용의 비교 시험은 예외 없이 환자가 치료받은 후 살았는지 죽었는지 추적조사를 충분히 하지 않고 만들어낸 결과다.

나는 과거에 게이오대학 병원에서 치료받은 다양한 암 환자들 수백 명의 추적조사를 진행했다. 자택에 전화도 걸면서 경과를 추적할수록 생존율이 점점 낮아졌다. 설암 2기의 경우, 외래·입원 진료 기록지를 통해 산정한 5년 생존율은 67퍼센트였으나, 추적조사 종료 후에는 48퍼센트였다.[5] 진료 기록지와 실제 추적조사 결과가 다른 이유는 진료 기록지에는 환자가 자택이나 타 시설에서 운명했다는 사실은 기록되지 않기 때문이다. 오늘날 암 환자는 할 수 있는 치료를 다 받은 후에는 완화 케어로 전환한다는 구실로 병원에서 내몰린다. 그래도 이 시점에는 생존해 있었기에 추적하지 않는 한 차트상 생존율이 높은 상태를 유지한다.

의사들이 항암화학요법(항암제 치료)을 권하면서 "요즘 항암제는 부작용도 없고 좋습니다"라고 하는 말을 맹신하지 말자. 일본의 피아니스트 나카무라 히로코(中村紘子, 2016년 사망) 씨는 대장암 4기 때 항암제 치료를 시작했으나, 부작용으로 고통스러워하다가 중단했다. 그런데 간켄아리아케병원으로 옮긴 후 항암제 치료를 재개했고 부작용이 아예 없다는 말을 들었는데도 갑작스레 사망했다. 아마도 항암제로 인한 부작용 때문이었을 것이다.[6]

항암제 치료의 함정

부작용 억제제로는 독성을 누를 수 없고
죽음만 앞당긴다

항암제는 정식 독극물로 지정된 약물이며 항암제 치료의 영어식 표기는 '세포독성 화학요법(Cytotoxic Chemotherapy)'이다. 그런데도 항암제를 계속 쓴다면 어느 장기이건 언젠가 기능부전에 처하고 확실히 죽음에 이른다.

환자가 호소하는 주된 부작용은 메스꺼움, 나른함 등이다. 이는 구토 억제제 등의 약으로 방지할 수 있으나 항암제는 기존과 똑같다. 사실 항암제로 인한 가장 무서운 부작용은 정상세포 파괴다. 항암제를 투약하거나 복용할 때마다 골수, 신장, 심장, 폐 등 주요 장기 세포가 손상을 입거나 사멸한다. 세포가 약해지므로 다음번 항암제로 죽기 쉽다.

부작용 억제제를 쓰면 괴로운 증상이 나타나지 않으니, 환자는 끌려가듯 항암제 치료를 이어가기 쉽다. 그러면 독성이 각 장기에 축적되어 사망 시기를 앞당긴다. 몸을 보호하려면 '독성 없는 항암제는 존재하지 않는다. 부작용 억제제로는 독성을 막지 못한다'는 점을 명심하자. 부작용 없는 항암제라고 입에 거품을 무는 의사들은 심각한 거짓말쟁이다.

암 수술 후나 수술 전에 항암제로 치료받는 것을 보조화학요법이라고 한다. 위암, 폐암, 대장암 등 거의 모든 암에서 시행되고 있으나 효과는 없다.

1970년대 미국에서 유방암 수술 후 환자들 대상으로 비교 시험을 진행한 결과 보조화학요법을 받은 환자그룹의 성적이 높아 보였는데, 2016년에 결정적인 비교 시험이 등장했다. 프랑스 등 서양 국가 112곳의 암 치료병원에서 유방암 1기~2기 환자 6,693명을 모아 수술만 받은 그룹과 수술과 항암제 치료를 같이 받은 그룹으로 나누어 경과를 보았더니, 8년 후까지 장기전이 출현율과 생존율 모두 다를 게 없었다.[7]

이 결과는 보조화학요법이 치료 성적을 개선한다고 믿은 유방암 치료 의사들에게 경악할 만한 사태였다. 그런데도 여전히 전 세계 병원에서 유방암에 대한 보조화학요법이 이루어지고 있다. 암 치료 의사들은 치료법이 무의미하고 유해하다고 밝혀져도 멈추지 않는다. 암 치료는 비즈니스이기 때문이다.

의사는 완화 케어 병동에 있는 환자에게까지 뇌경색을 예방한다면서 항암제 치료를 권한다. 그런데 약해진 몸에 항암제를 쓰니까 뇌경색에 걸리는 것이다. 부디 조심하길 바란다.

암 신약의 실력

분자 표적 치료제를 대표하는 홍보문구는

'항암제를 대신할 꿈의 신약'이다.

실상을 바로 알고 당사자나 가족의 암에

정말로 연명 효과가 있는지 검토하자.

'꿈의 신약' 분자 표적 치료제의 한계

항암제와 마찬가지로
수명 연장 효과는 혈액암에만 있다

1990년대부터 분자 표적 치료제 개발이 활발하게 이루어졌고, 세계적으로 다양한 암에 많은 치료제가 승인받았다. 암 종류에 따라서는 최초의 치료제가 되었을 정도다.

항암제가 정상세포까지 공격하는 데 반해 분자 표적 치료제는 암세포의 특정 분자(단백질)만을 공격할 목적으로 개발되었다. 그러나 암세포는 정상세포에서 떨어져나왔으므로 암 조직에 존재하는 특정 분자는 정상 조직에도 존재한다. 결과적으로 분자 표적 치료제를 투여하면 정상조직까지 파괴해서 극심한 부작용을 동반한다.

분자 표적 치료제라고 이름이 붙었어도 유감스럽게도 표적을 겨냥해 타격하기는 불가능해서 정상세포까지 무차별 공격하는 항암제와 큰 차이가 없다.

유효한 분자 표적 치료제도 있다. 혈액암 일종인 만성골수성백혈병에 대한 분자 표적 치료제 이매티닙(Imatinib)이 그 예다. 너무도 효과가 좋아서 미국과 일본에서 비교 시험 결과를 기다리지 않고 승인이 났고 이매티닙 단독 투여가 항암제를 대신하는 표준치료가 되었다.

그런데 어떻게 혈액암의 이매티닙만 성공했을까? 혈액암의 표적이 되는 비정상적 단백질이 백혈병세포에만 존재하기 때문에 이 단백질 움직임을 거의 봉쇄해서 백혈병세포 수를 격감시킬 수 있었기 때문이다.

단지 백혈병세포 안에만 존재하는 비정상 단백질을 겨냥하기는 하나, 전술한 대로 정상세포의 모든 분자 활동을 적잖이 저해하기도 하고 부작용이 꽤 심각해서 이매티닙은 독극물로 분류되어 있다. 그래도 이매티닙은 분명히 수명 연장 효과가 있는 우수한 약이라 할 수 있다.

이제 고형암에 대한 분자 표적 치료제의 전형적인 예로, 대장암, 폐암, 난소암, 자궁경부암, 유방암, 악성신경교종(악성 뇌종양)에 투여를 승인받은 베바시주맙(Bevacizumab)이라는 약물, 상표명 아바스틴(avastin)을 살펴보겠다.

고형암에 대한 분자 표적 치료제

최고 매출을 자랑하는 아바스틴이라도
생존 기간을 늘리지 못한다

글로벌 헬스 케어 및 컨설팅 기관 아이큐비아(IQVIA)에서 조사한 바에 따르면, 2018년에 아바스틴 매출액은 일본 내에서만 1,138억 엔이었다. 전체 의약품 중에서 단연 최상위 클래스다. 이 아바스틴이 공격하는 분자도 고형암 조직 내에 있는 단백질이지만, 이 단백질은 정상조직에도 여럿 존재한다.

그러므로 아바스틴 투여로 인한 쇼크나 소화관 천공(구멍이 뚫려 직장과 질 또는 식도와 기관이 이어지는 등의 부작용), 소화관 출혈, 뇌출혈, 고혈압성뇌병증(급격한 혈압 상승과 함께 두통이나 오심, 구토 등), 뇌경색(뇌혈관이 막힘), 심근경색, 폐경색, 골수억제(백혈구, 적혈구 등의 감소), 감염증, 울혈성 심부전, 간질성 폐렴 등 격렬한 부작용이 발생한다. 이런 부작용이 생기는 이유는 암과 함께 정상세포도 파괴적으로 공격당하기 때문인데, 갑자기 사망하는 사례도 많다. 드문드문 완전 관해(증상이나 검사 이상이 사라짐)*되는 사례가 보고되기도 하지만, 나중에 꼭 재증대하기 때문에 생존 기간은 늘어나지 않는다.

수명 연장 효과가 없는데도(그래프 4) 아바스틴이 승인된 이유를 검증해보자.

암 신약 승인을 위해 제약회사에서는 비교 시험을 진행하고, 여기에서 쓸 만한 결과를 얻으면 각국 행정기관에 신약으로 사용하기 위해 승인을 신청한다. 일본이라면 후생노동성, 미국이라면 식품의약국(FDA), 한국의

---

* 관해에는 부분 관해(암 크기가 줄어듦)와 완전 관해(암이 사라짐)가 있으며, 완전 관해는 완치와 같은 의미다. 현재는 미세한 암세포의 잔존과 재발을 배제할 수 없어서 완치라는 표현을 쓰지 않는다.

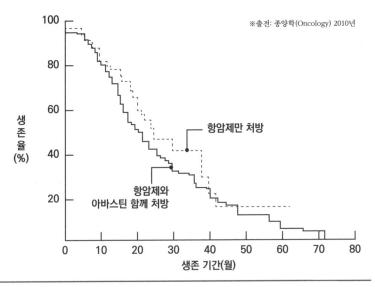

※출전: 종양학(Oncology) 2010년

[그래프 4] 장기 전이가 있는 대장암의 비교 시험 결과

경우 식품의약품안전처에서 승인한다.

단지 후생노동성 담당자가 직접 승인 여부를 결정하는 것이 아니라 산하에 있는 대학교수 등 의학 및 약학 전문가들로 구성된 심의회에서 심사하는 게 원칙이다. 심의회 위원 선발은 후생노동성에서 진행하므로 담당자의 감식안을 통과한 전문가가 위원으로 선출되면 담당자 계획에 맞춰 사안을 진행한다.

신약을 거부하는 자세

'항암제 병용 신약'을 억지로 쓰게 해서

부작용도 금전적 부담도 두 배

✅ 심의회에 제출할 비교 시험 데이터가 나오기까지

○ 제약회사에서 암 신약의 비교 시험을 계획한다.

○ 대학교수 등의 상급 의사들에게 의뢰해 실행위원회를 조직한다. 위원회 위원은 제약회사로부터 연구비 또는 강연료를 받고 있거나 고문으로 활동하는 등 제약회사와 금전적 연결고리가 있는 의사를 우선 선출한다.

○ 비교 시험 일정이 정해지면 실행한다. 실행 담당 의사는 가능한 한 많은 임상의에게 의뢰한다. 각 의사가 진료하는 환자들에게 실험 대상자가 되어달라고 권고하도록 하기 위해서다.

○ 실험 대상자 한 명당 수십만 엔~수백만 엔의 보수가 연구비, 진료비 명목으로 전달된다.

○ 의사가 모은 실험 대상자 수에 따라 실력을 인정받고 그 수가 많을수록 논문 저자로 이름을 올릴 기회가 늘어난다. 암 신약의 비교 시험 논문은 서양 최고 수준의 의학잡지인 〈뉴 잉글랜드 저널 오브 메디신〉이나 〈란셋(The Lancet)〉 등에 실린다.

○ 의학잡지에는 논문 한 편당 포인트를 부여하는 순위 시스템이 있다. 표준 레벨은 수 포인트이고 최고 레벨에 오르려면 수십 포인트를 받아야 한다. 획득 포인트가 많은 의사일수록 출세에 유리하다. 다음 비교 시험에도 꼭 불러주기를 원하므로 제약회사나 실행위원회 눈 밖에 나는 일을 하지 않는다.

○ 제약회사는 의사들과 비밀 유지 계약을 맺기 때문에 부정행위가 새어나가지 않는다.

아바스틴의 비교 시험에서 수명 연장 효과를 인정받지 못했는데도 후생노동성은 전이성 유방암에 대해 아바스틴을 승인했다. 암이 증대하지 않고 환자가 생존할 확률을 뜻하는 '무진행 생존율(Progression-free survival,

PFS)'이 개선되었으므로 항암제와의 병용을 조건으로 승인한다는 것이었다. 그러나 미국의 비교 시험에서는 이 무진행 생존율의 개선 역시 인정받지 못했다.

환자는 항암제에 아바스틴까지 얹혀 부작용도 금전적 부담도 늘었다. 후생노동성 공무원에게는 퇴직 후 낙하산을 타고 들어갈 제약업계의 번영이 최우선이며, 국민의 건강이나 생명은 다음 문제인 것이다.

암 면역요법

교토대학교 명예교수

혼조 다스쿠(本庶 佑)를

노벨 생리의학상으로 이끈 옵디보.

이 약을 예로 암 면역요법에 관한 지식을 쌓자.

옵디보와 자가면역질환

몸의 방어장치를 떼어내는
면역 관문 억제제

인간 몸에는 세균 등 외부로부터 적을 공격·제거하기 위한 면역 시스템이 갖추어져 있다. 장기나 조직(자기, self)에 변이 유전자가 생성되고 (그것을 설계도로 하는) 비정상적 단백질이 만들어졌을 때도 면역 시스템은 이 단백질을 '비자기(Non-self)' 즉 외부의 적으로 간주하고 공격한다. 그러나 변이 유전자와 비정상 단백질은 많건 적건 모든 세포에 존재하므로 이 면역 시스템이 정상세포까지 공격하는 꼴이 된다. 그렇게 되지 않도록 막는 것이 면역 관문의 목적이다.

한편, 암세포에도 면역 관문이 있어 면역의 공격을 차단할 때가 있다. 옵디보는 이 차단장치를 떼어내는 면역 관문 억제제다. 펨브롤리주맙(Pembrolizumab), 이필리무맙(Ipilimumab, 상품명 여보이), 아테졸리주맙(Atezolizumab, 상품명 테센트릭) 등도 옵디보에 관한 설명과 같다.

면역 관문 억제제를 투약하면 림프구 등 면역 세포가 몸의 정상세포까지 집중적으로 공격한다. 그 결과 대장의 염증, 폐렴, 간 기능 장애, 뇌 신경계 장애, 심장 염증, 근육 염증, 혈액을 만드는 골수장애, 호르몬을 만드는 부신 등의 장애, 신장 장애, 중증 당뇨병 등 중대한 부작용으로 많은 환자가 목숨을 잃었다.[8]

건강한 사람에게 위와 같은 증상이 자연적으로 발생하면 자가면역질환이라 한다. 면역 관문 억제제는 일부러 자가면역질환을 일으키는 약물이라고도 할 수 있다.

옵디보의 부작용은 느닷없이 발생한다. 통상 2주마다 투여하지만, 첫 번째 투약에서 증상이 발현될 수도 있고 반년 혹은 예정된 치료를 마친 후에 발현되기도 한다.

면역 세포로 인한 장기나 조직 파괴는 꽤 철저해서 사람을 죽음으로 몰고 가기도 한다. 세균이나 바이러스 등 '외부의 적'을 말살하고자 하는 면역 시스템 성질이 정상세포까지 겨냥하기 때문이다.

암에 대한 유효율

거짓된 비교 시험,

연명 효과는 없었다

옵디보의 고형암에 대한 유효율은 기존 항암제와 다름없는 10~30퍼센트 정도에 불과하다. 게다가 이 유효함은 암을 치료했다거나 수명을 연장했다는 의미가 아니라, '암의 지름이 30퍼센트 이상 줄어들었다(암세포 수가 3분의 1 미만이 되었다)'는 뜻이다. 유효 사례에서도 암세포 중 대부분은 살아남아 암 병소가 다시 증대한다.

암세포가 옵디보로 전멸하지 않는 이유 중 하나는 면역 관문이 여럿이기 때문이다. 하나를 억제해도 다른 관문이 암세포를 보호하는 경우가 많은 것이다.

암세포는 원칙적으로 한 개라도 살아남으면 재증식하고 병소가 재증대한다. 그리고 장기나 조직을 구성하는 세포가 3분의 1로 줄어들면 많은 경우 환자가 죽는다. 바로 이것이 옵디보로는 암이 낫지 않고 오히려 부작용으로 죽는 근본적인 원인이다.

그런데 각국 행정기관에서는 어째서 연명 효과가 없는 옵디보를 승인했을까. 항암제와 비교 시험을 통해 연명 효과를 인정받았다는 것이 이유이지만, 이매티닙처럼 정말 뛰어난 암 신약은 군이 비교 시험을 거치지 않아도 승인받는다.

옵디보는 장기로 전이가 있는 멜라노마(악성 흑색종)에 대해 가장 먼저 승인된 약이다. 비교 시험 결과에서는 항암제의 생존 기간 그래프보다 분명히 양호했지만, 다른 의사 그룹에서 장기 전이가 있는 멜라노마를 대상으로 유사한 비교 시험을 진행한 결과, 옵디보와 항암제 그래프가 거의 완벽하게 겹쳤다. 이미 결과물로 나온 데이터를 안 좋게 고칠 리는 없으므로 승인 근거가 된 비교 시험 자체에 데이터 조작이 있었다는 말이 된다. 아니나 다를까, 죽었어야 할 환자의 추적 관찰을 게을리한 흔적이 있었다.

노벨상 선고위원회에서는 이렇게 중대한 모순을 알면서도 혼조 다스쿠 교수에게 암 치료법에 새로운 패러다임을 제시한 공로로 노벨 생리의학상의 영예를 안겼고 각국 행정기관에서도 승인을 취소하지 않았다. 의사들 역시 아무 일도 없었다는 듯 옵디보를 계속 사용하고, 제약회사는 여기서 나온 콩고물을 얻어먹고 있다.[9] 의학 세계에서 환자들을 희생물로 장대하게 고스톱을 짜고 치는 것이다.

> **· 진료에 거액의 사비를 들일 필요 없다 ·**

방사선 치료

치료 성적은 수술과 같으면서 장기도 보존할 수 있는

방사선 치료. 치료 성적이나 합병증, 후유증 등을

제대로 알면 담당 의사와 면밀한 상담이 가능하다.

설명에 들어가겠다.

치료 성적은 수술과 비등하면서 장기까지 보호

수술의가 상담을 맡아
수술을 유도한다

방사선 치료는 성적이 수술과 다르지 않으면서 장기를 보존할 수 있어서 서양에서 적극적으로 적용하는 치료법이다. 그런데 일본에서는 역사적으로 수술 절대주의라는 게 존재해서, 병원 내에서 힘의 균형에 밀린 방사선종양학과*는 목소리를 크게 못 낸다. 환자를 상담할 수 있는 의사도 일반적으로 외과 의사나 산부인과 의사 등 수술의(手術醫)다. 환자가

---

* 방사선을 이용해 암을 치료하는 과로, 주로 방사선 자료를 판독하는 영상의학과(방사선과)와는 다르다.

제일 처음으로 내과를 방문한다고 해도 수술이 가능할 것 같으면 수술하는 진료과를 소개할 정도다.

하지만 수술의는 장기 전체 적출이나 부분 적출을 유도하고 방사선 치료에 대해서는 단점만 나열하기 쉽다. 따라서 환자가 담당 의사에게 방사선 치료과를 소개해달라고 적극적으로 말할 필요가 있다.

자료도 꼼꼼하게 조사해야 한다. 어느 식도암 3기 환자는 대학병원 외과의로부터 "방사선 치료를 하면 5년 생존율이 25퍼센트밖에 안 되는데 수술은 50퍼센트나 됩니다"라는 말을 들었다고 한다. 식도암 3기의 수술 후 생존율은 방사선 치료와 마찬가지로 25퍼센트이거나 그 이하인데도 말이다(환자의 생존 기간 그래프는 저서 《암 치료로 살해당하지 않는 7가지 방법》에 일본의 18대 가부키 배우 나카무라 간자부로의 수술 경위와 함께 실어놓았다). 그 외과 의사는 수술할 경우의 치료 성적이 훨씬 좋다고 거짓말한 것이다. 또 다른 대학병원에서는 하인두암 4기인 환자에게 수술하는 경우의 생존율 5년을 실제보다 3~4배나 부풀렸다.

보통 방사선 치료의사의 설명은 수술의가 하는 설명에 비해 훨씬 솔직하다(예외는 후술하겠다).

단지 솔직함이 초래하는 비극도 있다. 어느 식도암 환자는 외과의에게 고집부려 방사선 치료과를 소개받아서 갔다가 의사로부터 방사선 치료의 합병증이나 후유증에 관한 설명을 너무 자세하게 듣고 깜짝 놀랐다. 수술 위험성에 대해서는 외과의로부터 거의 설명을 듣지 못했기에 환자는 수술이 방사선 치료보다 안전하다고 착각해 수술받았고, 바로 합병증 때문에 사망했다는 것이다.

이 책에서는 방사선 치료의 결점에 대해서도 가감 없이 설명하겠다.

암을 치료하건 치료하지 않건 제대로 이해한 다음에 결정하길 바라는 마음에서다.

엑스선, 입자선의 치료 효과

핀포인트 조사로
암을 저격한다

방사선 치료는 몸에 칼을 대지 않고 방사선을 조사해서(照射, 방사선으로 쏘는 것) 암세포를 사멸시키는 치료법이다.

암세포를 몸 밖에서 쏘는 외부 조사가 기본인데, 전기가 연결된 선형 가속기 리니악(Vital Beam)을 통해 초고압 엑스선을 인체에 조사한다. 이때 선량*이 암 병소에는 가능한 한 많게, 주위 정상조직에는 최소한으로 쏘도록 조사 방식을 신중하게 고려한다.

이런 연구의 극치는 고밀도 방사선 치료다. 암세포만 조준해 조사하는 '정위 방사선 치료(Stereotactic Radiation Therapy, 이하 SRT)'와, 조사 각도나 선량을 컴퓨터로 계산해 컴퓨터로 제어하면서 쏘는 '세기 조절 방사선 치료(Intensity Modulated Radiation Therapy, 이하 IMRT)'가 가능하다. 단지 기계 성능 등의 문제로 시행하지 않는 시설도 있다.

리니악을 사용한 외부 조사의 경우, 원칙적으로 한 번 치료할 때 선량은 2그레이(Gy)씩 일주일에 5회로 총 10그레이를 초과하지 않게 한다. 5주 동안 지속하면 총 선량은 50그레이가 된다. 총 선량은 암 재발률 정도, 합

---

* 방사선 양을 의미하며, 단위 표기 방식은 '그레이(Gy)'다.

병증이나 후유증의 위험성을 고려하여 정한다.

외부 조사에는 양성자나 중입자선을 이용하는 '입자선 치료' 방식도 있다. 효능서에는 '암 병소에 집중적으로 방사선을 조사할 수 있다'고 적혀 있으나 SRT나 IMRT가 보급된 현대에는 입자선 치료 존속에 큰 의의를 두지 않는다.

특히 중입자선은 세포 파괴력이 강력해서 정상조직에 어떤 부작용이 생길지 모른다. 중입자 치료의 수명 연장 효과에 관해서는 설명이 없으므로 원칙적으로 받지 않는 게 좋다. 특히 전립샘암에는 매우 위험하다. 부작용 실태에 관해서는 도서 《이래도 계속 암을 치료하겠습니까》에 해설해놓았으니 참고하길 바란다.

현재 방사선 치료 업계에서 표준적으로 인정받는 방법은 모두 건강보험이 적용되어 비교적 가격이 낮다. 유방암에서 유방 온존 요법으로 수술 후 방사선 치료를 하는 경우, 비용은 총 25회 조사로 75만 엔 정도다. 이 금액에서 30퍼센트를 환자가 부담하므로 20만 엔 남짓 드는 것이다. 고밀도 방사선 치료인 SRT는 총액이 70만 엔 전후다. IMRT는 35회 조사로 130만 엔 정도 드니까 자기 부담은 38만 엔이다. 위 자기 부담금은 고액 요양비 제도*까지 적용했기에 실제로는 훨씬 싸진 금액이다.

개중에는 SRT나 IMRT가 4차원 영상을 이용한 유일한 조사 방식이라는 구실로 수백만 엔이나 자비로 부담하게 하는 사기성 짙은 방사선요법이 있음을 조심해야 한다. 이 치료기법은 건강보험 적용 범위 안에서 치료할 수 있음을 기억하자.

---

* 의료기관이나 약국에서 지출한 금액이 한 달 상한액을 넘긴 경우 초과한 금액을 돌려받는 제도

중대한 부작용을
피하는 방편들

☑ **방사선 외부 조사(照射) 중에 일어날 수 있는 사망과 직결되는 위험**

○ **흉부 조사:** 방사선성 폐렴(간질성 폐렴) 또는 심장을 감싸는 막에 물이 고여 염증이 생기는 심낭염.

○ **복부 조사:** 소화관 천공(구멍 뚫림)이나 출혈이 발생하면 생명이 위독하다.

○ **간 조사:** 간 전체가 방사선에 노출되면 급성 간 기능 상실로 사망하는 일이 있다.

☑ **중대한 합병증 및 후유증 등 삶의 질이 현저하게 낮아지는 위험 요소**

○ **뇌의 전뇌(全腦) 조사:** 치매(인지 장애)가 생기기 쉽다.

○ **등골에 조사:** 척수가 괴사해서 생기는 사지마비나 하반신 마비 위험이 있다.

○ **후두암에서, 구강이나 귀밑샘 영역에 조사:** 미각 장애나 침샘 장애가 자주 생긴다. 맛을 느끼지 못하게 되는 것도 괴롭지만, 침샘이 전혀 나오지 않거나 5분마다 입안을 물 스프레이로 축여야 할 수도 있다. 식사할 때마다 마를 갈아 섞은 밥을 흘려 넣어야 하는 환자도 있었다.

중대한 부작용은 조사선량이 과다일 때 발생한다. 의사도 부작용을 최소한으로 줄이길 원한다. 그래서 각 장기나 조직마다 견딜 수 있는 내용

선량(耐容線量)이 정해져 있다. 내용선량의 기준은, 1회 2그레이씩 백 명에게 조사한 경우, 치료 후 5년 이내에 중대한 부작용을 일으킨 환자가 다섯 명보다 많지 않을 만큼의 총 선량이어야 한다.

복부나 흉부 수술에서는 중대한 합병증 발병률이 5퍼센트를 훌쩍 넘긴다. 방사선 치료의사 중에는 암 퇴치율을 높이기 위해 내용선량을 꽉꽉 채워 방사선을 조사하고 싶어 하는 사람도 있다. 치료에 동의하기 전에 부작용에 대해 상세히 질문하고 개인적으로도 알아보자.

방사선피폭으로 인한 발암도 1천~3천 명 중 한 명 발생한다. 방사선은 정상세포 유전자까지 건드리기 때문에, 조사된 장기나 조직에 나중에 드물게 다른 새로운 암이 생기는 것이다.

방사선 발암이 생기는 시기는 5~10년 후, 혹은 훨씬 나중이다. 진행성 암으로 5년 후에도 생존할 확률이 낮다면 발암 위험은 한쪽으로 미루어 놓고 방사선 치료 여부를 결정하면 좋을 것이다.

한편 전립샘암이나 유방암 등에서, 증상이 없는데도 검사 결과 암이 발견되었다면 방치해도 대부분 오래 산다. 그래서 방사선 발암의 위험을 심각하게 볼 필요가 있다.

예방 조사와 화학 방사선요법

림프절 전이를 박멸하기 위한
조사는 무의미

방사선 외부 조사는 보통 방사선을 광범위하게 쏜다. 이유는 림프절 전이를 박멸하기 위해서다. 그러나 외과적 수술로 림프절을 넓게 도려내는 림프절 곽청에는 장기 전이를 예방하는 효과도, 수명을 연장하는 효과도 없음이 밝혀졌다. 방사선의 광범위 조사 역시 유방암이나 폐암 등에서 비교 시험을 거쳤으나 장기 전이를 줄이는 효과는 없었다. 학문적·자료적 근거가 없는데도 방사선을 광범위하게 조사하는 이유는 무엇일까. 이 역시 타당한 근거가 없는 수술, 림프절 곽청을 멈추지 않는 이유와 뿌리는 같을 것이다.

외과 수술 후에 의사가 암을 완벽하게 제거하지 못했다는 느낌이 들면 방사선 치료과에 방사선 조사를 의뢰한다. 수술 후 방사선 조사의 주된 목적은 림프절 박멸이므로, 생존 기간을 연장하는 효과는 없고 림프부종 등의 후유증만 늘린다. 그러나 방사선 의사는 거절할 용기가 없어 수술 후 조사를 진행하고, 그 결과 환자는 수술과 방사선이라는 더블 펀치를 맞고 림프부종 등의 후유증을 키운다.

두경부암, 폐암, 식도암, 자궁경부암 등에서는 암 진행도에 따라 다르지만 방사선과 함께 항암제를 병용하는 화학 방사선요법이 표준치료로 정해져 있다. 그러나 항암제를 병용하지 않고 방사선 단독으로 치료하는 게 나은 경우가 종종 있다. 구체적으로는 2장의 각 항목에서 검토하겠으니 화학 방사선요법의 특징만 알아두자.

방사선 조사 후 초발 병소가 재증대할 확률(재발률)은 항암제를 병용하면 줄어들 것이다. 암의 부위나 진행도에 따라 다르지만, 5~10퍼센트 정도는 줄어든다. 그러나 방사선으로 인한 부작용은 항암제 병용 때문에 당연히 심해진다.

두경부암이나 식도암에서는 항암제 병용으로 구내염이나 식도염이 극심해져서 음식물을 섭취하지 못하게 된다. 그래서 종종 치료를 시작하기 전에 위루관(Gastronomy Tube, G-tube)을 만들어놓는다. 하지만 치료 후에도 식사하지 못하는 상태가 이어져 위루관을 평생 달고 살아야 하는 사례도 적지 않다.

고형암에서는 환자가 초발 병소의 재발로 죽는 일은 드물며, 사인의 대부분은 장기 전이 혹은 치료 부작용 및 후유증이다. 항암제를 병용해도 장기 전이는 박멸하지 못하고 사망률 또한 줄어들지 않는다.

· 잠든 암을 깨우지 않는 지혜 ·

암 방치요법

표준치료 결과 휴면하던 암이 깨어나

사망하는 경우가 있다.

유사암과 진짜암의

수명 연장 열쇠를 알려주겠다.

편안하고 안전하게 오래 사는 이유

날뛰지 않는 암,
수명 연장으로 이어진다

무증상 암을 내버려두는 것은 사실 정말 합리적인 방법이다.

첫째, 수술이나 항암제 등의 부작용으로 고통스러워하거나 생명을 빼앗길 일이 없다.

둘째, 치료 자극으로 휴면 암이 깨어나 날뛰는 일도 없다.

셋째, 표준치료는 암 발생 원인이 될 수 있으나, 방치하면 그럴 걱정도 없다.

위 세 가지 이유를 종합해보면 암을 방치함으로써 표준치료 방법을 쓰는 것보다 편하고 안전하게 오래 살 수 있다. 단, 암이 심각한 증상을 동반한다면 제대로 대처해야 한다. 상황별로 나누어 설명하자면, 방치에 가장 적합한 암은 건강한데도 직장검진, 지역주민 건강검진이나 암 검진, 인간독(종합건강검진) 등에서 암이 발견된 경우다. 이 책에서는 통합해서 '검진 발견 암'이라고 부르겠다.

검진 발견 암은 증상이나 닥쳐올 생명의 위기도 없으므로 방치하면 된다. 검진 발견 암들의 압도적 다수는 유사암으로, 증대하는 일이 아주 드물다. 특히 검사하지 않았다면 발견되지 않았을 유방암이나 전립샘암은 거의 모두 방치해도 전이하지 않는 유사암이다.

한편 위암, 폐암, 대장암 등은 검진 발견 암이라도 전이가 숨어 있는 진짜암일 가능성이 커진다. 하지만 치료만 안 하면 진짜암이라도 날뛰기 어렵다.

검진 발견 암 중에서 가장 무서운 종류는 췌장암이다. 크기가 작더라도 이미 다른 곳으로 전이한 진짜암이 많고, 의사가 조기에 발견해 다행이라고 말해도 일단 수술받으면 암이 날뛰어 일찍 죽는다. 더욱 자세한 내용은 기존에 출간한《잠든 암을 깨우지 말라》를 참고하길 바란다.

검진 발견 암은 ① 치료받지 않을 것 ② 암이라고 진단받은 일을 잊어버릴 것 ③ 경과 관찰 명목의 검사를 받지 말 것 ④ 새로운 검진이나 인간독을 받지 말 것 ⑤ 될 수 있으면 의사에게 접근하지 말 것이라는 방침을 갖는 게 가장 편하고 안전하게 오래 사는 비결이다.

· 고통스러운 증상을 줄여 생명력을 되찾는 ·

완화 케어의 힘

통증, 호흡 곤란, 섭식 및 배설 장애 등의

힘겨운 증상을 걷어냄으로써

삶의 질이 높아지고 수명도 연장된다.

절대로 완화를 목적으로 항암제를 쓰지 말아야 한다.

완화 케어 일찍 시작하기

방사선이나 스텐트 시술로
증상을 덜어낸다

출혈이나 통증 등의 자각증상 때문에 의료기관에서 검사받고 암이 발견된 사례를 이 책에서는 증상발견 암이라고 부르겠다.

방치요법이라고 해서 절대로 아무런 수단을 쓰지 않고 내버려두는 요법은 아니다. 괴로운 증상은 한시라도 빨리 덜어내야 하므로 적절한 처치를 한다.

암이 뼈로 전이된 경우, 여러 곳으로 퍼진 정도라면 생명에 위협을 주지는 않으나, 통증이 심하면 진통제나 방사선 조사를 통해 증상 완화를 꾀하는 방법이 최선이다. 방사선 치료는 고통스러운 증상을 덜어내고 싶을 때 도움이 되는 경우가 많다.

기관·기관지, 식도, 위, 십이지장, 대장, 담관(쓸개관) 등 관상 구조로 생긴 장기나 기관은 암으로 인해 내강(비어 있는 공간)이 좁아지는(협착) 경우가 있다. 상태가 심해지면 음식물을 넘기기 어렵고 숨쉬기 힘들며 변이 나오지 않거나(장폐색) 담즙(쓸개즙)이 배설되지 않아 피부가 누렇게 되는 황달 등의 증상이 나타난다.

이 증상들은 내버려두면 생명을 위협하지만 각기 대처법이 있다. 수술이나 방사선 치료 대신 환부에 관상 구조 기구를 삽입해서 넓히는 스텐트 삽입술(Stent Insertion)이 최근에는 자주 쓰인다. 대부분 금속망 재질로 된 관이지만, 부위에 따라 실리콘이나 플라스틱 튜브가 사용된다.

완화를 위한 적출 수술은 위험하다. 자궁체암(자궁내막암)은 대체로 부정 출혈 때문에 발견된다. 1년 내내 생리처럼 출혈이 지속되는 번거로움 때문에 이를 완화하고자 자궁적출술을 받으면 수술 후에 잠자던 암이 날뛰어 생명을 단축하는 사례가 흔하다.

지금까지 완화 케어는 수술이나 항암제를 다 써본 환자나 더 이상 손댈 수 없는 환자를 대상으로 했다. 괴로운 증상을 덜어내어 삶의 질을 높이기 위해서인데, 증상이 줄어들면 생명력이 회복되고 수명도 늘어난다. 그러니 수명 연장 효과가 없는 수술이나 항암제 치료를 피해서 가능한 한 일찍 완화 케어를 시작해야 한다.

> · 생명과 시간과 돈을 허비하지 않기 위해 ·

대체요법

암이라고 진단받으면 표준치료를 받는 사람도,

받지 않는 사람도 무언가 스스로 할 수 있는 방법을 찾다가

식이요법, 건강보조제 등을 시도하게 된다.

이로 인해 오히려 생명을 단축하지 않도록 주의하자.

생각해보아야 할 식이요법, 건강보조제, 고(高) 체온 요법

실행하면 위험이
있는 경우도

'몸 안 세포가 암으로 변형된 원인은 지금까지의 식습관이나 생활 습관이 영향을 주었을 거야. 이 습관들을 바꾸면 암도 사라지지 않을까?'

대부분 이렇게 생각할 것이다. 하지만 암은 유전자와 관련된 질병으로, 원인에 상관없이 유전자에 일단 상처가 나면 무슨 방법을 써도 원래대로 돌아가지 않는다. 즉 "이것이 암에 든다", "이렇게 하면 암이 낫는다"는 광고가 선사하는 마법은 전부 사기다. 과학적인 증거도 전혀 나오지 않았다.

자신이 식사나 대체요법으로 암을 극복했다고 주장하는 의사도 있으나, 자격을 제대로 갖춘 암 치료 의사 중에서 대체요법을 믿는 사람은 없다. 대체요법 효과를 주장하는 의사들이 만일 진심으로 '이것으로 낫는다'고 믿는다면 공부 부족이거나 능력 부족이므로 의사 자격이 없다. 그리고 효과가 없음을 알면서도 상술로 선전하는 경우라면 사기꾼이다.

한 예를 들면, 식이요법은 거의 현미 채식에 집중되어 있다. 암의 먹이는 당질이라면서 당을 끊으라고 권하는 사람도 있다. 하지만 어떤 방법이건 시작하면 보통은 점점 야위고 야위면 암 환자가 아니라도 일찍 죽는다. 살이 빠진다는 것은 영양이 부족해진다는 뜻으로, 면역계도 약해진다. 그러면 몸의 (암에 대한) 저항력이 상실되고 암세포가 날뛰기도 한다. 나는 식이요법에 몰두하는 환자일수록 일찍 죽기 쉽다고 자신 있게 말할 수 있다.[10]

비타민이나 미네랄 등을 섭취하는 건강보조제 역시 건강식품으로 인기를 끌고 암 때문에 상용하는 사람이 많다. 그러나 효과가 실증된 예는 한 건도 없는 거짓투성이다.

과거에 버섯류를 추출한 영양제 아가리쿠스(신령버섯)나 메시마코브(상황버섯)가 암을 치료하는 특효약인 양 유행해서 폭발적으로 팔린 적이 있다. 그러나 이것으로 나았다는 사례를 모은 수많은 책을 경찰이 수사해보니 사례들은 하나같이 작가의 주작이었다. 암을 비즈니스에 이용하는 사람들은 그렇게까지 하는 것이다.

체온이 높아야 건강에 좋다는 소문도 널리 퍼져서 나도 환자로부터 "암은 체온에 약하잖아요", "어떻게 하면 체온을 높일 수 있나요?" 등의 질문을 자주 받는다. 그러나 인간은 항온동물인지라 체온이 정말로 올라가면 감염증이나 열사병 등에 걸린다.

　TV 등 매체에서 의사들이 건강을 위해 기초체온을 높이는 활동을 권하거나 "체온이 35도인 분은 조심하세요"라는 식으로 말하는 것도 경악할 일이다. 그 말을 믿고 뜨거운 탕 안에 오래 머무는 사람이 많아서인지 일본인은 일 년에 2만 명이나 입욕 중에 사망하고 65세 이상 고령자의 욕조 내 익사는 연간 5천 명에 달한다(후생노동성 발표). 기초체온 높이기에 열중하다가 죽음을 초래한 사람이 얼마나 많단 말인가.

　고(高) 체온 건강법의 뿌리는 세계적인 면역학자이자 니가타의대 명예교수였던 아보 도오루(安保 徹)라 할 수 있다. 《체온 면역력》 등의 저서에서, 체온을 높이면 혈류가 좋아지고 면역력도 활성화한다, 교감신경이 우위이면 암 체질이 되므로 몸을 데워서 부교감신경을 우위에 두어야 한다는 등의 주장을 펼쳤지만, 모두 근거가 없었다.

　특히 체온을 높이면 암이 낫는다는 말은 학문적으로 완전히 매장당할 표현이다. 암세포가 고온에서 죽기는 하지만, 그러기 위해서는 체온을 43도 이상으로 높여야 한다. 하지만 43도가 넘으면 체내 모든 단백질이 변성*해서 환자가 사망하고 만다.

---

* 　단백질이 본래 가지고 있던 성상, 즉 구조가 상실되거나 떨어지는 현상

증 언 을 토 대 로 한

최 선 의 선 택 지 검 토

항암제로 낫는 암,
낫지 않는 암

[재발 암, 전이암 증상별 환자 51인의 증언]

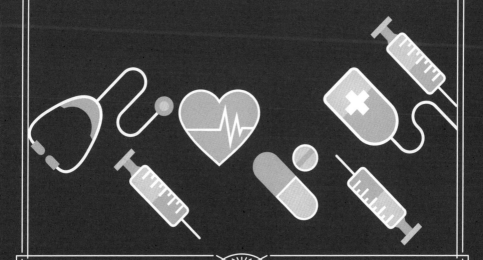

• 혈액암, 소아암, 융모막암종, 정소종양 외 •

항암제로 낫는 암

혈액암과 고형암의 극히 일부는

항암제로 나을 가능성이 있으며,

모든 암의 10퍼센트가 이에 해당한다.

후유증이나 발암성 문제까지 모두 설명하겠다.

혈액암은 전형적인 치료 가능 암

나을 가능성은 아이와
어른이 완전히 다르다

암이 온몸에 퍼졌을 가능성이 있다면, 역시 온몸으로 퍼지는 약물(항암제)로 치료해야 한다. 그러나 유감스럽게도 모든 암의 90퍼센트는 항암제로 낫지 않는다.

여기서는 나머지 10퍼센트에 해당하는, 항암제로 나을 수 있는 암에 관해 설명하겠다. 그 전형적인 예가 혈액암인데, 혈액암 중에서도 대표적인 것은 소아의 급성림프구성백혈병이다. 치료법이 없던 시대에는 사망률이 100퍼센트였으나, 지금은 완치율이 80~90퍼센트다. 단지 다 나은 아이들에게 발육장애 등의 후유증이 나타나거나 항암제로 인한 발암성이 문제가 될 수 있다.

이에 반해 성인의 급성백혈병은 나을 가능성이 떨어지고 고령자는 거의 낫지 않는다. 그런데도 혈액 내과의는 고령자에게도 무리한 항암제 치료를 권하려 하므로 조심하길 바란다. 또 혈액암 중에서도 골수종처럼 나이에 상관없이 항암제로 낫지 않는 암도 있으니 주의하자.

만성골수성백혈병은 하이드레아 등의 일반항암제로는 낫지 않았는데 분자 표적 치료제 도입으로 백혈병세포가 나타나지 않는 기간이 늘었다. 복용을 멈추면 백혈병세포가 다시 출현하기도 하지만, 오랫동안 나타나지 않는 사례도 있으므로 낫는 암에 포함하겠다.

한편, 모든 암의 90퍼센트를 차지하는 고형암(덩어리를 만드는 위암, 폐암, 유방암 등)은 항암제로 낫지 않는다. 단지 고형암 중에서도 정소(고환) 종양이나 자궁 융모막암종 등 발생 수는 미미하더라도 항암제로 나을 가능성이 있는 암이 있다. 이 암들은 폐암이나 위암 등과 구분 지어 생각해야 하므로 역시 낫는 암에서 다루고자 한다. 자궁 융모막암종은 면역학적으로 다른 암과의 차이점을 중심으로 해설하겠다.

소아 급성림프구성백혈병

소아 혈액암 중 가장 많으며,

연간 수백 명이 걸린다(이하 본 항목에서는 줄여서

소아 급성백혈병이라 하겠다).

이 질병에서 소아의 범위는 약 25세까지다.

표준치료

소아 급성백혈병임을 알게 되면 바로 스테로이드와 항암제로 치료를 시작한다. 타입에 따라 치료법을 조정하는데 치료 완료까지 최장 2년 이상 걸린다. 항암제로 백혈구 세포가 감소하지 않으면 다른 사람의 조혈모세포를 이식한다. 필요에 따라 방사선 치료가 이루어진다.

닥터 곤도의 해설

소아 급성백혈병 치료 방침에 따로 덧붙일 말은 없다. 환자는 전문가들이 정한 방침대로 치료받으면 나을 가능성이 제일 클 것이다.

다른 많은 암과 달리 치료 방침에 이견이 없는 이유는, 치유율 0퍼센트였던 시대, 즉 환자가 모두 사망했던 시대부터 의사들이 치료법 개선을 위해 부단히 노력했으며, 실제로 치유율을 높여왔다는 결실이 있기 때문이다.

소아 급성백혈병의 치료 방침은 제약회사 영향권에서 벗어나 순수의학에 가깝다. 환아 수가 적어서(약의 시장 규모가 작아서) 제약회사 개입을 받지 않은 게 큰 이유일 것이다. 같은 혈액암이라 해도 시장 규모가 큰 골수종이나 골수성백혈병과 다른 점이다.

그런데 최근 소아 급성백혈병 영역에도 제약회사 입김이 들어가기 시작했다. 그 전형은 유전자조작으로 면역 세포를 바꾸어 치료에 이용하는 '키메라 항원 수용체 T세포(Chimeric Antigen receptor T cell, CAR-T, 일명 카티세포) 요법'이다. 이 치료제를 쓰면 환자 한 명을 한 번만 치료해도 제약회사에 들어오는 수입이 5천만 엔이다. 그러나 이 치료제를 써도 치료 후 재발이 적잖게 발생한다고 하여 향후 전개는 불투명하다.

이와 같은 고액 의료 때문에 혈액암 분야 의사들이 변질하지는 않는지 주시할 필요가 있다. 가령, 다발성골수종은 항암제로는 낫지 않는다. 그런데도 제약회사 개입과 고액 치료비에 맞추어 수명 연장 효과도 없고 삶의 질이 나빠질지 모르는 '다량의 항암제+자가 조혈모세포 이식'이 표준 치료로 정해지는 등 치료 방침이 비합리적이기 때문이다.

· 항암제로 낫는 조직형 혈액암 ·

악성림프종(확산성 대세포형 B세포 림프종)

악성림프종은 백혈구 속 림프구가

암으로 발전한 것으로,

조직형에 따라 80여 가지로 분류된다.

치료법이 가장 많이 응용된 확산성 대세포형 B형 림프종을 소개하겠다.

표준치료

림프종이 한 곳에만 침범한 1기와 횡격막을 중심으로 위나 아래 한쪽에 두 곳 이상 침범한 2기를 한국기(限局期, 암이 전이되지 않은 상태)라고 한다. 온몸의 림프절에 퍼진 3기, 장기까지 침입한 4기는 진행기에 속한다. 표준치료로서 다섯 종류의 항암제를 조합한 R-CHOP 요법 6~8회가 기본이며 증상에 따라 방사선 치료를 추가한다.

닥터 곤도의 해설

악성림프종의 조직형 중 가장 많고 항암제로 치료할 수 있는 것은 '확산성 대세포형 B세포 림프종'이다. 전체 환자의 20~30퍼센트를 차지하며, 치료법이 다른 많은 림프종에도 응용되었다.

세 종류의 항암제 사이클로포스파미드(Cyclophosphamide), 독소루비신(Doxorubicin), 빈크리스틴(Vincristine)에 부신 피질 호르몬제 프레드니솔론(Prednisolone)을 조합한 CHOP 요법은, 미국 및 유럽에 견줄 만한 양의 항암제를 쓸 수 있도록 내가 일본에 도입한 치료법이다. 그 효과는 놀라웠고, 한국기의 확산성 대세포형 B세포 림프종은 기존에 진행한 화학요법이나 방사선 치료에서 31퍼센트였던 5년 생존율이 81퍼센트까지 치솟았다.[11] CHOP 요법이 최우선의 선택지라는 결론은 의심할 여지가 없다.

그러나 나을 가능성이 있는 암이라도 항암제의 독성은 비정하다. 심장 조직이 장애를 입어 몇 년 후에 심장 부정맥이나 심부전으로 급사하는 사람도 있다. 하지만 희생자(부작용으로 죽은 환자) 수보다 훨씬 많은 환자를 구할 수 있다는 의미에서 CHOP 요법은 첫 번째 선택지가 된다.

CHOP 요법에 분자 표적 치료제인 리툭산(Rituxan)을 추가해 생존율을 10퍼센트 정도 높였다는 치료법이 바로 'R-CHOP 요법'이다. 그러나 이 임상시험 투자자가 제약회사이므로 신뢰하기 어려운 내용이다. 리툭산의 부작용은 매우 위험하다. 목숨을 지키려면 종양이 눈에 띄게 축소하거나 소실했을 때, 부작용이 힘들어서 더 이상 무리라는 느낌이 들 때 중지를 검토하자. 스스로 체력적으로 위험하다고 판단해 두 번째 단계에서 멈춘 환자의 암이 재발하지 않은 사례를 나는 경험했다.

확산성 대세포형 B세포 림프종

항암제 치료 3차에서 중단 + 방사선 치료로 관해 후 6년

✓ 암을 발견한 계기

30대부터 어머니를 병간호했고 정년퇴직 후에도 10년 넘게 일했다. 위장이 매우 약했다.

○ **2014년 9월(69세):** 이 시기부터 반년 동안 등이 아팠다(의사는 암과 상관없다고 했다).

○ **2015년 3월(70세):** 위내시경 검사에서 지병인 위축위염, 역류성 식도염 외에 함몰성(움푹 팬) 병변이 발견됨. O성인병 센터에서 '위 악성림프종, 비호지킨*·확산성 대세포형 B세포 림프종(DLBCL), 중등도(中等度), 1기, 위(胃)에 한국기'라고 진단받았다.

✓ 증상 및 치료 경과

자각증상은 없었다. 항암제는 부작용이 심각하고 책에서 암 방치요법을 읽기도 했기에 치료해야 할지 망설였다. 곤도 선생님 저서에서 '혈액

---

* 림프종은 조직 형태에 따라 호지킨과 비호지킨으로 나누는데, 호지킨림프종은 주로 어린 나이에 발생하며 하나의 림프절에서 인접한 림프절을 타고 몸 전체 림프절에 영향을 미친다. 호지킨림프종을 제외한 모든 림프종은 비호지킨림프종(악성림프종)이다. 영국 병리학자 토머스 호지킨(Thomas Hodgkin) 이름에서 유래했다.

암은 항암제로 나을 가능성이 있다'는 문장을 보고 항암제 치료를 결정했다.

치료법은 'R-THP-COP 요법(리툭산+엔도키산+테라루비신+빈크리스틴+프레드니솔론)을 한 회당 21일씩 6~8회. 첫날과 3일째에 주사 후 약을 멈추고 컨디션 회복'이었다.

○ **2015년 5월 25일(70세):** 1차 투약이 시작되어 열흘 입원했다. 손끝 저림, 숨참, 두통, 심장 두근거림, 오한, 통증이 몸 전체에 전해지는 등 부작용이 심각했다. 2, 3차 때는 통원하면서 6월 25일부터 한 번, 7월 22일부터 한 번씩 치료했다. 통원 중 머리카락이 우수수 떨어져 거의 민머리 상태였다.

○ **7월 30일:** 4차 치료 예정인 8월이 오기 전에 곤도 선생님과 상담해서 항암제 치료는 중단했다.

○ **8월~9월:** 방사선 치료 한 달(1회 2그레이씩 주 5회, 4주 동안 총 40그레이) 후 치료를 종료했다.

○ **2017년(72세):** 관해(육안상 암이 소실) 고지 후 6년째다. 암이 나은 것은 항암제 치료 효과라고 생각하지만, 몸 상태가 자주 안 좋아지는 건 부작용 때문인가 싶어 심란하다.

곤도 선생님에게 문의한 내용

❶ 악성림프종에는 항암제가 효과 있다는 게 정말인가요?

❷ 부작용이 심한데 항암제 치료를 4차도 받는 게 나을까요?

❸ 추가 치료는 '항암제 후 2~3차 또는 방사선' 중 어느 쪽을 선택해야 할까요?

❹ 아니면 치료를 중단하고 방치하는 게 나을까요?

❺ 음식은 주치의가 아무것이든 먹어도 된다고 하던데 문제없을까요?

항암제로 치료받을지 말지 상당히 고민스러울 때 주치의가 "더 이상 늦추면 때를 놓칩니다"라고 했다. 환자가 의견을 말하거나 거역할 틈을 주지 않는 절묘한 일침이었다.

치료 도중 중간검사 결과를 가르쳐달라고 했다가, 치료가 모두 끝나지 않으면 소용없으니 가르쳐줄 수 없다는 말을 들었다. 환자로서 받아들이기 힘들었다.

항암제 4차 치료를 시작하기 전에 이대로 치료를 계속해도 좋을지 의문이 들었고, 나중에 후회하고 싶지 않아서 확인차 곤도 선생님을 찾았다.

닥터 곤도의 답변 및 해설

☑ 항암제 3차 + 방사선 40그레이 이하라면 위험률은 낮다

❶ 환자분 경우는 항암제로 나을 가능성이 큽니다. 같은 1기의 5년 생존율은 90퍼센트 전후입니다.

❷ B세포 계열 악성림프종의 항암제 치료는 최선의 선택지가 R-CHOP 요법입니다. 6~8차까지가 일반적이지만 제 생각에는 3~4차까지면 될 것 같습니다. 현재 받고 계신 R-THP-COP 요법은 심장에의 독성을 고려한

차선책입니다. 3~4차까지면 충분합니다. 고령일수록 항암제 투여를 반복할 때마다 독성으로 목숨을 잃을 위험이 커지기 때문입니다.

❸ 그러니 항암제 치료는 마무리 짓는 게 좋습니다. 환자분 같은 한국기(림프종 범위가 한정적인 1, 2기)의 경우 3차까지 받고 방사선 치료를 추가하는 방법도 표준치료에 해당합니다. 저라면 위 전체에 한 번에 1.5~2.0그레이씩 주 5회, 총 30~40그레이로 하겠습니다.

❹ 이 선량이라면 위험성이 적고 암의 사멸 효과는 높으므로 방사선 치료를 추가하는 게 나을 것입니다.

❺ 식사는 영양가 있고 맛있는 것을 무엇이든 드셔서 정상세포를 튼튼하게 하세요.

악성림프종에 대한 항암제 치료는 일반적으로 한 회에 3주 동안, 6~8차까지 반복한다. 기간을 길게 잡는 이유는 림프종 세포를 전멸시킬 최적의 회수를 모르기 때문이다.

5차 과정 이하로도 충분하리라 판단한다. 만일 6차 치료가 필요하다면 5차에서 림프종 세포를 전멸시키지 못한 경우다. 5차에서 전멸했다면 더 이상 치료는 필요 없기 때문이다. 그러나 전멸하지 않고 살아남은 치료 저항성(난치성)인 림프종 세포가 치료 횟수를 단 한 번 늘린다고 전멸할까.

이 의문을 파헤치다 보면, '1차 치료로도 충분하지 않을까'라는 지점에 도달한다. 내가 게이오대학 병원에 근무할 때 OK 씨처럼 한국기(1, 2기)인 환자가 있었는데, 2차로 마무리 짓고 나왔다. 하지만 세계적으로 1회만 치료하고 끝낸 경험은 거의 없는데, 환자를 치료하는 의사로서는 재발률이 높아질지도 모른다는 우려도 있어 횟수를 줄이는 게 겁나기 때문이다. 그러니 전이성이 없는 1, 2기라도 최소한 3차까지 진행한 다음에 추가로 방사선 치료를 하기로 되어 있다.

곤도 선생님의 치료 방침을 따른 결과

☑ 망설임이 사라졌고 희망대로 치료받을 수 있었다

항암제를 믿지 못했는데, 곤도 선생님 저서를 읽고 실제로 상담도 해서 불안이나 망설임이 사라졌고 긍정적으로 치료받을 수 있었다. 선생님이 "영상의학과 의사는 보통 외과 의사보다 환자의 뜻을 존중합니다"라고 하셨기에 주치의에게 R-THP-COP 요법은 3차에서 그만두고, 추가 방사선 치료는 선량을 총 30~40그레이로 하고 싶다고 전하자, 주치의가 내 의견을 받아주었다.

주위에서는 대부분 암이면 당연히 치료해야 한다고 여긴다. 방치라는 말을 입에 담으면 "도대체 어쩌려고?"라고 한결같이 말한다. 그래서 직장상사 한 명과 동생에게만 악성림프종이라 전하고 치료 방법은 혼자서 판단했다.

곤도 선생님은 싹싹하게 "당질도 중요한 영양소입니다. 오늘 제 점심은 슈크림 빵이지요." 하면서 생글생글 웃으셨다. 아주 털털한 의외의 모습을 본 것 같다.

·항암제로 나을 가능성이 있는 혈액암·

급성골수성백혈병

골수 중에서 백혈병세포가 증가해

혈액세포가 줄어드는 혈액암이다.

어느 성분이 줄어드는가에 따라 증상이 다르게 나타난다.

압도적으로 50세 이상에 많고 나이와 함께 급증한다.

표준치료

체력이 남아 있는 급성골수성백혈병 환자에게는 표준적이고 강력한 항암제 치료를 진행하는데, 조혈모세포 이식으로 이행하는 사례도 있다. 65세 이상 고령자에게는 체력이나 다른 질병 등을 고려하면서 더듬어가는 형식으로 치료를 진행한다. 방사선 치료는 조혈모세포 이식의 전 단계 처치로 한정한다.

닥터 곤도의 해설

압도적으로 성인, 특히 50세 이상에 많고 60세부터 발병률이 급상승한다.

한편으로 고령이 될수록 ① 체력 저하 ② 여러 장기의 기능 부진 ③ 항암제 독성이 나타나기 쉬운 특징이 있으며, 치료하면 죽기 쉽고 낫기도 어렵다는 특징이 있다.

5년 생존율은 30세 미만에서는 60퍼센트, 30~54세에서는 50퍼센트 전후다. 그러다가 55~64세에서는 30퍼센트 남짓, 65세 이상은 10퍼센트 미만으로 떨어진다는 보고가 있다.[12]

같은 보고에서 치료개시 후 1년 이내 사망률은 30세 미만에서 20퍼센트인데 55~64세에서는 50퍼센트, 70대는 89~90퍼센트까지 불어난다. 그 대부분이 치료사로 보인다.

그러므로 65세 이후에 급성골수성백혈병이라고 진단받으면 낫게 하겠다는 생각보다는 어떻게 하면 비교적 편안하고 안전하게 여생을 보낼지에 중점을 두고 담당의와 잘 의논해야 한다.

단지 급성백혈병, 골수종, 만성 백혈병 등의 혈액암에서는 방치해도 생명에 위험이 생기지 않는 경우가 있다. 가령, 생활습관병 때문에 다니던 의료기관에서 채혈 검사나 종합건강검진 등을 받았다가 검사 수치에서 이상이 발견되고 그 후 정밀검사에서 혈액암이라고 진단받았는데, 본인은 자각증상이 없고 지극히 건강한 경우다(검진 발견 혈액암).

언젠가 본격적으로 증상이 나타날 가능성은 있지만, 당장 자각증상도 없는데 항암제나 분자 표적 치료제를 써서 생명을 앞당기면 손해지 않겠는가. 서둘러 치료에 돌입했다가 조기 사망하는 불행을 면하기 위해 스스로 몸 상태가 좋고 건강하다면 (혈액암 발견의 계기가 되는) 채혈 검사를 받지 않을 것을 권한다.

· 증언 2 · ZK 씨(50대 여성)

본태성 혈소판혈증(드물게 골수성백혈병으로 이행)

혈소판 수가 170만 개인데도 항암제 거부, 초진 후 20년 가까이 건재

☑ 암을 발견한 계기

20대에 항알레르기 주사를 맞고 실신해 약 독성에 공포를 느끼기 시작했다. 39세 때 위 통증으로 가까운 개인병원을 찾았다. 혈액검사에서 혈소판 수가 많이 나왔다면서 정밀검사를 요구받았으나, 증상이 없었기에 일단 지켜보았다.

○ **2004년(39세):** 개인병원 의사의 재촉으로 J병원에서 골수 검사를 진행했다. '본태성 혈소판혈증(혈소판 수가 비정상적으로 늘어나 뇌경색 등을 일으키기 쉬워지는 질병)'이라고 진단받았다.

○ **2016년(51세):** 혈소판 수가 150만 개에 도달했고, 이듬해에 항암제 치료를 권고받았다.

☑ 증상 및 치료 경과

최근 20년 동안 치료받지도 않았고 증상도 없었다. 목이나 무릎 등이 아프고 체력도 약해졌으나 나이 때문이겠거니 한다.

○ **2004년(39세):** 확정진단은 '혈소판 수 70만 마이크로리터당(70만/μl) = 백만분의 1리터(정상범위는 15~45만 마이크로리터당)'로 나왔다. 의사

는 "낫지 않는 병입니다. 드물게 급성골수성백혈병으로 이행하기도 해요. 화학요법은 2차 발암 위험이 있습니다", "아직 젊고 고혈압, 고콜레스테롤, 당뇨병이 없으시니 경과 관찰해도 괜찮습니다. 혈소판 수가 150만 개를 넘으면 혈액 내과를 찾으세요"라고 했다.

○ **2017년(52세)**: 줄곧 치료받지 않고도 무사했으나, 새로운 담당 의사가 혈소판이 지난해부터 급격하게 올라서 100만~150만 개이니 항암제인 하이드록시우레아(Hydroxyurea)를 복용해야 한다기에 거절했다.

의사에게 "하이드록시우레아를 10년 복용하면 2차성 백혈병에 걸린다는 말을 들어서 걱정이에요"라고 했다가, "2차 급성골수성백혈병에 걸려서 사망한다고 해도 환자분 수명이니 어쩔 수 없죠. 약을 드시지 않다가 뇌경색 등이 발생해서 하반신 불구가 되면 돌보는 사람이 힘들어요. 환자분 이기적이네요"라는 말을 들었다. 내가 받아들이지 못하겠다고 하니 무엇 때문에 병원을 찾아왔느냐면서 오히려 나를 비난했다.

곤도 선생님에게 문의한 내용

❶ 선생님 저서에서 항암제는 듣지 않는다는 내용을 읽고 항암제는 복용하지 않기로 마음먹었습니다. 담당 의사에게 제멋대로라는 말을 들어서 선생님 의견을 여쭙고 싶었어요.

❷ 의사는 왜 그렇게 강압적이고 일방적으로 항암제를 권하는 걸까요?

❸ 직장을 잃고 새로운 일자리가 잡히지 않아 수면유도제를 손에서 놓기 힘듭니다. 약을 끊을 수 있을까요?

❹ 지금 제가 복용해야 할 약이 있나요?

❺ 어느 시점에 혈액 내과를 방문하면 좋을까요?

　J병원 의사에게 화가 났다. 부작용의 고통, 죽을 때까지 이어지는 약제
비 부담 등 환자 상황에 대한 배려가 전혀 없었다. 이기적이라는 단어도
가슴을 짓눌렀고, 무치료를 이어갈 정신적 위안이 필요해서 곤도 선생님
을 찾았다. 남편도 정보를 검색한 후부터 줄곧 내 선택을 존중해주고 있
다. 내 판단에 곤도 선생님의 지지를 얻어오라고 등을 밀어주어 고맙다.

닥터 곤도의 답변 및 해설

☑ 항암제 하이드록시우레아 장기 복용으로 2차성 백혈병의 위험

　❶ 하이드록시우레아를 복용할 필요는 없습니다. 본태성 혈소판혈증
은 낫지 않는 병으로, 혈소판 수를 억제하는 게 치료 목표이지요. 수를 억
제하고자 일단 복용하기 시작하면 장기전이 될 텐데, 장기 복용에는 2차
성 백혈병 위험이 있어 수명 연장 효과는 불투명합니다. 치료를 거절했
다가 의사에게 폭언을 들었다는 이야기는 종종 듣지만, 이기적이다, 부작
용으로 죽으면 환자 수명이다 등의 말은 너무 심하네요. 환자를 사람으로
보지 않는 거죠.

　❷ 하이드록시우레아는 의료보험이 적용되기 때문에 환자가 혹하기
쉽고 평생 복용하는 사람도 많습니다. 비싼 항암제는 병원에 경제적 이익
을 안겨주기 때문에 의사들이 하이드록시우레아를 억지로 권하지요.

❸ 수면유도제는 향정신성의약품입니다. 갑자기 복용을 멈추면 현기증, 메스꺼움, 불안감 등의 이탈 증상이 일어납니다. 0.5~1밀리그램씩, 상태를 확인하면서 수년 걸린다는 생각으로 줄여가세요.

❹ 환자분에게 필요한 약은 지병인 갑상샘기능저하증(혈액 중 갑상샘호르몬이 부족해지는 질병)에 복용할 티라딘(레보티록신나트륨수화물, 갑상샘호르몬제)뿐입니다. 부족한 호르몬을 보충할 수 있으므로 병 개선이나 삶의 질 향상에 도움이 됩니다. 과잉 섭취하지 않도록 조심하세요.

❺ 혈액 내과에는 평소처럼 생활하기 힘들어졌을 때 가시면 됩니다.

증상 없는 검진 발견 혈액암에는 방치해도 목숨을 위협당하지 않는 사례가 있음을 앞서 언급했다. 혈액암이 아닌 본태성 혈소판혈증도 마찬가지다. ZK 씨의 지인은 혈소판 수가 2백만 개를 넘어도 치료하지 않은 채 80대를 맞이했고 여전히 건재하다고 한다.

한편, 하이드록시우레아의 중대한 부작용으로는 2차성 백혈병 외에 골수 기능 억제, 혈소판 감소, 백혈구 감소, 헤모글로빈 감소, 적혈구 감소, 간질성 폐렴 등도 보고되었다. 혈소판 수치만 줄일 수 있는 치료제 아나그렐리드(Anagrelide)도 자주 사용되지만, 중대한 부작용 중에 생명과 직결되는 심장 장애(협심증이나 심부전 등)가 들어간다.

ZK 씨로부터, "환자끼리 모여 이야기 나누다 보면, 혈소판이나 백혈구 수를 약물로 조절해야 한다고 입을 모아 말하더군요. 치료하지 않는 사람은 목소리를 크게 낼 수 없어요"라는 말을 들었다. 암 관련 환우회나 학회는 대부분 제약회사로부터 일정액을 지원받으므로 어떻게 해서든 '암은 치료하는 것'이라는 인식을 심고자 한다. 하지만 진실을 똑바로 보자.

곤도 선생님 치료 방침을 따른 결과

☑ 내게 필요한 의료를 지지한 선생님은 의학적, 윤리적으로 올바른 의사

유명한 의사인데도 소탈하셔서 이야기하기 편했다. 하이드록시우레아는 불필요하다고 바로 답을 주셨는데, "당신 같은 환자분은 정말 드물어요. 보통 시키는 대로 약을 드시거든요"라는 말도 덧붙여주셨다.

곤도 선생님은 의학계에서 이단아로 치부된다. 하지만 필요한 치료가 있다면 제대로 긍정하고 의학적으로도 윤리적으로도 이치에 맞는 말을 한다고 느꼈다. 선생님이 알려주신 대로 했더니 수면유도제를 일 년 반만에 끊을 수 있었다.

2022년 7월(57세)에 혈소판 수는 120~130만 개였고, 최대 170만 개였다. 선생님이 운영하는 세컨드 오피니언 외래에서 진료 후 5년이 지난 근황을 이메일로 보고하니 바로 답변을 주셨다.

"보고하신 내용 잘 읽었습니다. 알려주셔서 감사합니다. 경과가 순조로우시다니 참으로 기쁜 소식입니다. 상담 내용은 레보티록신에 대해 말씀드린 것까지 모두 기억합니다. 앞으로도 씩씩하게 지내시길 진심으로 기원합니다."

이듬해에 돌아가실 줄은 꿈에도 몰랐다. 한 번 더 이야기를 나누고 싶었는데, 고인의 명복을 빈다.

· 항암제로 낫게 된 혈액암 ·

만성골수성백혈병

전에는 항암제나 인터페론으로

치료해도 낫지 않았으나,

분자 표적 치료제 도입으로 5년 생존율이 90퍼센트까지 올랐다.

고가의 약을 유도할지도 모르니 주의하길 바란다.

표준치료

증상은 전신의 나른함, 체중감소 등이지만, 건강검진 혈액검사 결과에서 백혈구 수 증가로 우연히 발견되는 일도 많다. 우선 분자 표적 치료제인 이매티닙을 투여하고, 효과가 없으면 다사티닙(Dasatinib)이나 닐로티닙(Nilotinib)으로 대체한다. 이마저도 듣지 않게 되면 조혈모세포 이식을 검토한다.

닥터 곤도의 해설

과거에는 만성골수성백혈병을 항암제나 인터페론(Interferon=IFN, 체내에서 바이러스나 종양세포 등의 증식을 억제하는 단백질)으로 치료했지만, 듣지 않았다. 약 부작용도 강력하고 우울 증상이 나타나 자살하는 환자도 적지 않았다.

그런데 2001년에 이매티닙이 제1세대(최초로 발견) 분자 표적 치료제로 승인되면서 상황이 단숨에 뒤바뀌었다. 이 치료제를 쓰자 5년 생존율이 90퍼센트까지 상승했고 부작용도 기존보다 줄었다.

다음으로 등장한 치료제가 제2세대인 다사티닙과 닐로티닙이다. 다사티닙은 효과가 이매티닙보다 우수하고 안전성은 같다는 효능 때문에 제1선택제(최초로 투여하는 치료제)로도 쓰이면서 많은 환자에게 처방되고 있다. 사실 제일 처음에 다사티닙을 선택해도 생존율은 이매티닙과 같다.[13] 정말로 효력이 강력하다면 부작용도 셀 테니 위험하다. 내가 운영하는 병원에 외래로 찾아온 30대 만성골수성백혈병 여성 환자는 내가 그 사실을 알려주었는데도 불구하고 주치의의 강요로 다사티닙을 먹기 시작했다. 그러자 바로 급사했다고 남편이 한탄했던 기억이 난다.

한 달 약값은 이매티닙이 약 27만 엔, 다사티닙은 약 110만 엔이다. 거액의 요양비 제도 때문에 환자의 한 달 자가 부담액은 어느 쪽을 선택해도 같지만, 제약회사 매출에는 큰 차이가 난다. 비싼 약을 오래 쓰게 하려고 혈액종양내과 의사와 결탁해서 치료 방침을 망가트리고 있다. 게다가 일본 임상시험에서는 '완전 관해로 2년 이상 무사한 경우 이매티닙을 멈추어도 3년 이내 재발률은 약 3분의 1'에 불과했다. 완전 관해가 지속된다면 약을 멈출 시점이다.

만성골수성백혈병, 전립샘암

분자 표적 치료제 다사티닙 때문에 쇠약해져서 약을 끊었다

✅ 암을 발견한 계기

65세까지 공무원이었다. 아내와 장모님을 간병하고 임종도 지켰다. 여러 해 동안 사케 360밀리리터(소주 한 병분)를 저녁마다 반주로 마셨고 꾸준히 등산을 즐겼다.

○〈만성골수성백혈병〉 2017년 8월(68세): 지역 건강검진 결과 '백혈구 수가 2만 마이크로리터당(20,000μl, 기준치는 3천5백~9천 마이크로리터당)에 가까운 비정상 수치'라는 말을 듣고 T병원에서 혈액검사와 골수검사를 받았다.

○〈전립샘암〉 2021년 8월(72세): 지역 건강검진에서 '전립샘특이항원 (PSA)* 수치 12.5나노그램 밀리리터당(12.5ng/ml), 기준치는 4 이하. 정밀 검사를 요함'이라는 결과가 나와, T병원에서 침 생체검사(Needle Biopsy, 이하 침 생검)를 받았다.

✅ 증상 및 치료 경과

---

* PSA(Prostate-specific Antigen)는 혈액검사를 통해 나타나는 혈액 내 전립샘 특이항원 농도를 말하며, PSA 수치가 높을수록 전립샘암 가능성이 크다.

○ 〈**만성골수성백혈병**〉 진단은 '만성골수성백혈병 모세포기(정상적인 혈액세포가 감소하고 급성백혈병과 비슷한 증상이 출현)', '미성숙 모세포 45퍼센트(20퍼센트 이상에서 급성골수성백혈병 특징이 발현되기 쉽다)'로 나왔다.

○ **2017년 8월 28일~9월 8일(68세):** T병원에 입원. 강력한 신약이라는 분자 표적 치료제 다사티닙을 매일 복용했다. 퇴원 후 컨디션이 급격히 나빠지고 식욕부진, 동계(가슴 두근거림), 보행 장애로 집 계단도 내려가지 못하게 되었다. 곤도 선생님 책에서 항암제 독성으로 갑자기 쇠약해지거나 급사한 여러 사례를 읽었기에 담당 의사와 상의 없이 10월에 맘대로 약을 중단했다.

○ **12월:** 담당 의사에게 약을 끊었다고 알린 후 다른 분자 표적 치료제 닐로티닙으로 복용을 재개했다. 2023년 현재도 이어가고 있다.

○ **2018년 9월(69세):** 이후 백혈병세포가 검출되지 않는 관해가 이어지고 있다.

○ **2021~2023년(72~74세):** 담당 의사에게도 곤도 선생님에게도 닐로티닙 속행을 권고받았으나 독성이 걱정되어 스스로 하루 800밀리그램을 400밀리그램으로 줄여서 복용 중이다. 5년이 흘렀으나 재발하지 않고 있다.

○ 〈**전립샘암**〉 **2021년 8월(72세):** 암 진행 단계가 T2b*(종양이 한쪽 전립샘 절반 이상에 침범)라는 진단이 나왔다.

○ **2022년 1월 10일(72세):** 곤도 선생님과 상담 후 치료 없이 상태를 살펴보기로 했다.

---

* TNM 병기 분류법에 따른 진행 단계로, T는 종양 크기와 침윤 정도, N은 주위 림프절 전이 정도(개수), M은 다른 장기로의 전이 여부를 나타낸다.

❶ T병원 의사가 "만성골수성백혈병은 낫는 병이니까 관해를 목표로 노력합시다. 우선 목표는 5년 생존!"이라고 하면서 다사티닙을 강력하게 권해서 지독한 부작용에 시달렸습니다. 부정적인 부분에 대한 설명은 설명서를 보여주는 정도였습니다. 모든 의사가 이런 식인가요?

❷ 만성골수성백혈병에 대한 분자 표적 치료제인 닐로티닙은 계속 복용하는 게 나을까요?

❸ 전립샘암 치료는 ① 로봇수술 ② IMRT(세기 조절 방사선 치료. 여러 방향에서 세기를 조절하면서 방사선을 종양에 집중 조사) + 호르몬 치료 두 가지 방법 중 선택할 수 있다고 합니다. 담당 의사는 치료하지 않으면 암이 금방 증대해서 위험해진다고 하는데, 있을 수 있나요?

❹ 암을 방치하면 요도까지 퍼져서 배뇨장해를 일으키지는 않을까요?

❺ 내부에서 한쪽 전립샘에만 방사선을 쬐는 근접치료는 어떤가요?

곤도 선생님 책에 '혈액암은 항암제로 낫는다'라고 적혀 있어서 치료를 시작했다. 계속 복용해도 괜찮을지 망설이다가 전립샘암 치료에 관해서도 물어볼 겸 상담하러 왔다.

☑ 치료를 시작하기 전에 안 좋은 점을 잘 알아두세요

❶ 스스로 다사티닙을 멈춘 것은 현명한 판단입니다. 연예기자 나시모토 마사루(梨本 勝) 씨처럼 항암제 부작용으로 숨도 제대로 못 쉬는데 약을 못 끊게 해서 급사한 환자는 수를 헤아릴 수 없이 많습니다. 생명에 위기를 느끼거나 더 이상 힘들겠다 싶으면 당장 복용을 멈추세요. 의사가 치료의 장점만 떠벌리고 후유증이나 부작용, 삶의 질 저하 등 단점을 거의 설명하지 않는다는 이야기를 환자분들한테 종종 듣습니다. '설마, 이렇게 될 줄이야!' 하고 한탄할 때는 늦으니, 치료를 시작하기 전에 안 좋은 부분을 자세히 조사해두세요.

❷ 제가 쓴 책을 통해 이매티닙으로 2년 이상 관해가 지속된다면 약을 중단해도 3년 이내의 재발률이 30퍼센트임을 아셨군요. 담당 의사에게 확인했다가 급성으로 바뀌었으니 복용해야 한다는 말을 들으셨고요. 일리 있는 말이니 치료를 이어가도 좋겠습니다.

❸ 암을 치료하지 않으면 점점 커져서 고통받다가 죽는다는 말은 의료업계에서 오랜 세월 동안 만들어낸 괴담입니다. 특히 증상 없는 검진 발견 암은 상태를 보면 일 년에 수 밀리미터 정도로 아주 느리게 커지거나 반대로 작아지기도 하고 자연스레 없어지기도 합니다. 전립샘암 수술은 요실금 등의 배뇨장해나 발기부전을 초래하기 쉽고 IMRT 또한 배뇨장해 등의 위험이 있습니다. MM 씨는 무증상 PSA 발견 암이므로 방치해도 아무 일도 일어나지 않을 것입니다.

❹ 만일 암이 퍼지거나 배뇨 문제 등이 생기면 그때 가장 몸을 해하지 않는 치료를 검토하면 됩니다. 서둘러 치료를 시작해도 생존율은 바뀌지 않습니다.

❺ 방사선근접치료는 전립샘, 유방, 자궁, 구강 등의 암 병소 부근에 알갱이 모양의 방사성물질을 집어넣어 내부에서 조사합니다. 수술보다 위험이 적기는 해도 전립샘암에서는 수년 후에 발기장애가 일어날 가능성이 20~30퍼센트입니다. MM 씨에게는 단점이 더 많겠네요.

만성골수성백혈병 치료제는 이매티닙을 최우선으로 선택하면 충분하다. 유럽에서 약 750명이 참여해 분자 표적 치료제를 중단해보는 임상실험이 진행되었다. 암 종류를 불문하고 3년 동안 치료제를 복용한 후 2년 연속으로 완전 관해가 지속된 환자를 실험 대상으로 했다. '분자 표적 치료제를 중단했다가 백혈병세포가 늘어나면 복용을 재개한다'는 규칙을 전제로, 2년 후 재발하지 않은 비율이 50퍼센트였다.

곤도 선생님 치료 방침을 따른 결과

☑ 암 치료의 진실을 알고 건진 생명. 자유로이 걸을 수 있는 하루하루에 감사

두 종류 암에 관한 곤도 선생님 방침은 적절했던 것 같아 고마움을 느낀다. 다사티닙 부작용으로 몸이 약해졌을 때 복용을 끊고 목숨을 건질 수 있었던 것도 선생님 저서 덕분이다.

전립샘암에 관한 상담차 방문했을 때 선생님은, 수술은 논외, 방사선 치료도 암세포를 태워 죽이는 것이고 주변 정상세포에도 방사선이 닿는다, 전립샘암의 99퍼센트는 유사암이라 치료는 무의미하다, 남은 1퍼센트가 진짜암이므로 잘라내면 날뛴다, 그러니 암에 대해서는 잊어버리기,

검사받지 않기, 의사를 가까이하지 않기가 최선이라고 하셨다. 그래서 나는 '그렇구나. 99퍼센트가 유사암이라는데 태워죽이는 끔찍한 치료는 그만두어야겠다'라는 결심이 섰고, 그로부터 2년이 지났어도 날마다 자유롭게 외출한다.

현재 의료업계는 억 엔 단위의 기기를 도입해서 본전을 뽑기 위해 쓸데없이 CT(컴퓨터 단층촬영) 검사나 로봇수술을 권하고, 효과가 아니라 고가(高價)를 기준으로 위험한 신약을 투여하고 있다. 모두 환자가 아니라 돈 위주, 경영 우선이다. 의료업계를 적으로 돌리고 진실을 주장한 곤도 선생님 의견은 믿을 만하다. 그분 저서들을 꼭 읽어보길 바란다.

> **· 항암제로 나을 가능성이 있는 고형암 ·**

융모막암종

융모막암종은

① 임신이나 유산을 계기로 자궁에 발생하거나

② 자연적으로 발생한다. 항암제 치료를 하면

①의 대부분은 낫고 ②는 거의 낫지 못한다.

표준치료

증상은, 임신이 계기라면 자궁으로부터 부정 출혈 등이 발생한다. 장기로 전이하는 사례도 많은데, 폐 전이의 경우 기침이나 혈담(피가래) 등도 나온다. 자연적으로 발생하는 타입의 암은 부위에 따라 증상이 다르지만, 뇌에 전이하면 두통이나 구토 등을 유발한다. 발생 빈도가 적어서 표준치료는 확립되어 있지 않다. 항암제를 써서 치료한다.

닥터 곤도의 해설

발생 빈도는 매우 적지만 암의 성질을 공부하는 힌트가 되므로 조금 설명하겠다.

두 가지 타입의 융모막암종은 모두 여러 종류 항암제를 섞은 '다제병용 화학요법'으로 치료한다. 쓰이는 항암제 종류 등은 더듬어 찾는 상태다.

예후는 타입에 따라 완전히 다르다. 임신이나 유산으로 발생하는 임신성 융모막암종은 대부분 치유되지만, 자연발생 타입은 거의 낫지 않는다. 자궁에 발생하는 타입에는 가이드라인이 확립되어 있으므로 그에 따른 치료를 받으면 될 것이다.

예후의 큰 차이는 면역반응 유무라고 추측할 수 있다. 태반은 수정란에서 분화하고 그 세포 유전자의 절반은 부모에게서 온다. 태반의 일부인 융모 세포를 형성하는 단백질도 반은 부모에게서 유래되므로 태아를 품는 모체의 면역 시스템을 이물질 또는 외부의 적으로 인식해 원칙적으로 면역세포가 이를 공격한다. 단지 정상 태반에는 면역 시스템의 공격을 물리칠 특별한 구조가 있다고 보이며 자궁 내에 머물러 있다. 임신 후에 발생하는 융모막암종도 유전자의 절반은 부모에게서 오므로 원칙적으로 면역 시스템에 공격당하지만, 이 역시 살아남아서 증식한다. 그러나 항암제 치료가 시작되어 융모막암종 세포가 감소하면 (구조는 불명확하지만) 면역 시스템이 갑자기 작동해서 치유로 이끄는 것이 아닌가 싶다.

이에 반해 자연발생적인 융모막암종은 100퍼센트 환자 본인에게서 오므로 면역 시스템은 암을 자신으로 인식해 항암제 치료에 대해 면역 시스템이 힘을 보태지 않는다. 그래서 융모막암종 세포가 살아남아 재발하는 것 같다. 이는 고형암이 항암제로 낫지 않는 이유 중 하나이기도 할 것이다.

소아암

여기에서는 소아암 중에서 덩어리를 만드는 고형암에 관해 설명하겠다.

신장모세포종(Wilms Tumor, 윌름즈종양),

골육종 등 종류가 많은데,

일부를 제외하고 수술과 항암제로 치료하면 치유율이 높아진다.

표준치료

증상은 암의 종류에 따라 다르다. 신장모세포종은 복부에 생기는 덩어리로 통증이 없으며, 골육종은 주로 뼈의 통증 및 붓기 등이다. 치료 원칙은 수술로 최대한 도려낸 후 항암제로 어딘가에 숨어 있을지도 모르는 미소한 전이를 박멸하는 것이다. 이것으로 낫기 어렵다고 판단되면 방사선치료를 제안한다.

닥터 곤도의 해설

발생 빈도는 소아(0~14세) 1만 명 중 1.0~1.5명 정도로 낮아서 증상 후 바로 소아암을 의심하는 것은 지나친 염려다. 원인 불명의 통증 또는 붓기가 며칠 동안 이어지거나 증상이 심해지는 것 같다면 검진을 받아보자. 치료 가이드라인에는 자료를 기반으로 정직하게 쓰여 있다.

소아암을 항암제로 낫는 병에 포함했으나 그중에서 명백하게 치료율이 높은 암은 신장모세포종이나 골육종 정도로, 항암제 효과가 불확실한 종류의 암도 있다. 그래도 항암제로 장기 생존율이나 치유율이 높아지는 암이 있다는 것은 대단한 일이다.

하지만 항암제 단독으로 낫게 하는 것은 아니다. 초발 병소를 먼저 수술로 절제하고 항암제 치료는 추가적으로 하며, 상태에 따라 방사선 치료를 보조적으로 쓰면 쓰지 않을 때보다 생존율이 올라간다. '항암제로 나을 가능성이 있다'는 말은 이런 뜻이다. 어쨌거나 소아암에 관한 한, 암 종류에 따라 다르긴 하지만 보조 화학요법을 써서 어딘가에 숨은 미세한 전이 병소를 낫게 할 가능성이 있다.

그러나 성인 고형암에서는 보조적 화학요법으로 아주 작은 전이를 치료할 수는 없다. 항암제 효과가 성인과 어린이에 따라 완전히 다른 이유는 알려지지 않았다.

장기로 전이해도 원칙적으로 자연스레 소멸하는 신경모세포종이라는 소아암도 있다. 유아에게 발생한 4기(장기 전이가 있는) 신경모세포종은 원칙적으로 어떤 치료를 받더라도 낫지 않는다. 그러나 신생아에게 발생했을 때는 방치하면 아무리 전이가 있어도 자연적으로(전이도 함께) 소멸하는 게 원칙이다. 이는 장기로 전이한 성인의 고형암이 아주 드물게 자연스레 사라지는 현상과 관련성이 있는 것으로 보인다.

소아 악성 뇌종양(수모세포종)

고용량 화학요법 + 양자선치료 후 튼튼 씩씩!

☑ 암을 발견한 계기

○ **2021년 6월(3세):** (모친 대필) 3형제 중에서 제일 건강한 막내가 식사 도중 갑자기 토하며 음식물을 폭포처럼 쏟아냈다. 그 후에는 아무렇지 않았지만 소아청소년과를 찾았고, 건강하니까 걱정할 필요 없다는 말을 들었다. 하지만 토하는 횟수가 늘었고 가끔 머리가 아프다고 했다. 소아청소년과를 다섯 군데 돌았으나 원인을 찾지 못했다.

○ **8월:** 또 토해서 기력이 없어 보여 종합병원에서 CT 검사를 했다. '수모세포종으로 수두증(뇌 주위를 채우는 뇌척수액이 과도하게 늘어 뇌압이 올라감) 동반. 바로 대학병원으로'라는 말에 그대로 차를 타고 T대학병원으로 향했다.

☑ 증상 및 치료 경과

○ **2021년 8월~2022년 5월(4세):** 9개월 동안 입원 치료를 받았다. T대학병원에서의 진단은 '수모세포종 크기는 약 3센티미터로, 4단계(조직학적 분류. 치료해서 나을 가능성이 큼)인 소아 악성 뇌종양'이었다. 긴급수술에 이어 '티오테파(Thiotepa)와 멜팔란(Melphalan)을 쓴 고용량 화학요법 + 방

사선 감량 치료'가 이루어지는 의약품임상시험(약의 안전성과 유효성을 입증해 승인을 받기 위한 임상시험)에 참여하기로 동의했다.

O **2022년 4월 2일(4세)**: 척수강 내 약물 주입술(척수와 경막 사이에 약을 주입)을 2회 남기고 곤도 선생님과 상담했다. 남은 회차를 이어서 받은 후 양자선치료를 총 33그레이 받았다.

O **5월**: 퇴원. 치료 후 아들은 건강하고 씩씩하게 지내고 있다.

척수액을 뽑는 긴급수술 → 수모세포종을 제거하는 수술 → 항암제 치료와 양자선치료까지, 총 9개월 동안 코로나바이러스 감염증-19(이하 코로나19) 대유행과 겹쳐 혼자서 아들 곁을 지켰다. 첫째와 둘째 아들은 남편과 친정엄마가 돌봐주고 내 도시락을 엄마가 매일 날라다 주었다. 아들은 항암제를 맞는 2주 동안에는 머리카락이 빠지고 입안에서 항문 내부까지 점막염증으로 아파했다. 약물을 멈춘 일주일 동안 몰라보게 회복되어 기쁨과 놀람이 동시에 찾아왔다.

곤도 선생님에게 문의한 내용

❶ 늦은 감은 있지만, 어린아이에게 강력한 항암제 치료를 받게 해도 괜찮았는지 불안해서 방문했습니다. 척수강 내 약물 주입술을 두 번 더 받아야 하는데 멈추는 게 좋을까요?

❷ 수년 후, 수십 년 후에 아들에게 항암제의 심각한 부작용이 나타나지는 않을까요? 모호한 답변보다는 아무리 가혹한 현실이라도 알려주시면 감사하겠습니다.

아들이 'JCCG MB19'*라는 치료를 받았는데, 담당 의사 말로는 '소아 수모세포종에 기존보다 강한 항암제를 고용량 투여. 방사선 치료는 집중도가 높은 양자선치료로 바꾸어서 조사하는 영역을 매우 좁힘. 그 유효성과 안전성을 검토하는 임상시험'이라고 한다.

항암제 치료 과정이 기존의 4차에서 5차까지 늘어나고 티오테파, 멜팔란, 메토트렉세이트(Methotrexate) 등을 투여하고 있는데, 갑자기 독성이 걱정되었다. 항암제 치료 부작용을 인터넷상에서 강력하게 경고하는 U 선생님 클리닉에 문의했더니 곤도 선생님이 운영하는 세컨드 오피니언 외래를 알려주셔서 예약했다.

닥터 곤도의 답변 및 해설

☑ 어린아이 암은 치유율이 높지만, 장애를 초래할 위험도 있다

❶ 소아암은 미지의 영역이고 치료를 위한 판단을 내리기도 매우 어렵습니다. 무엇보다 어른의 암과 아이의 암은 다릅니다. 수모세포종은 소아 악성 뇌종양으로, 고형암입니다. 어른의 고형암은 항암제의 수명 연장 효과가 증명되지 않았기 때문에 권하지 않습니다. 하지만 소아암은 항암제에 따라 치유율이 높아지는 암 종류가 많고 전체적으로 최근 치유율은 70~80퍼센트로 보고되었습니다. 항암제를 썼을 때 치유 효과가 어른과 다른 이유는 밝혀지지 않았습니다. 따라서 IF 군의 남은 치료에 대해서도

---

* 일본 소아암 연구 그룹(Japan Children's Cancer Group)에서 진행한 약물 승인용 임상시험 제목의 약어가 'MB19'이다.

'모른다'가 저의 솔직한 답변입니다.

❷ 소아암의 항암제 치료에 따른 부작용으로 미래에 백혈병 등의 다른 암(2차 암)이 발생할 가능성이 아예 없다고 할 수는 없습니다.

이상의 답변을 드렸다. 덧붙이자면 소아는 발육하는 과정에 있으므로 수술이나 방사선 등으로 심신에 다양한 장애를 일으킬 위험이 있다. 같은 치료를 받더라도 나이가 어릴수록 심각한 장애가 발현되기 쉽다. 가령 두부에 방사선을 쏘는 것도 나이가 어릴수록 나중에 지능 장애 위험이 커진다. 뼈에 조사하면 뼈 성장이 억제되어 저신장 등을 초래하기 쉽다.

의료 종사자는 일반적으로 생명 구하기, 생존율 최상으로 끌어올리기를 최우선으로 강력한 치료를 추진한다. 그러나 결과에 대해서는 의료 실수 외에는 책임지지 않는다.

요는 소아의 암 치료에서는 나을 가능성을 추구하느냐, 나을 가능성을 조금 희생해서라도 장애 위험을 피하느냐의 선택이 된다. 실제로 자녀의 뇌종양 적출 후 장애 발생 위험이 걱정되어 높은 재발률을 각오하고 방사선 치료를 거절하는 부모도 있다. 나 자신이 같은 입장이라고 상상해보아도 이렇게 어려운 문제가 또 있을까 싶다.

그런데 어째서 소아암에서는 항암제로 전이 병소까지 소멸할 수 있는 걸까. 가설을 들자면, 암세포에 붙는 유전자가 ① 특정 시기에는 전이를 일으키도록 작용하다가 ② 다른 시기에는 암이 자연스레 소멸하도록 작용한다. 유전자 구조가 이런 식으로 형성되어 있다고 추측할 수 있다.

성인의 고형암을 방치했더니 장기 전이가 자연스레 없어진 환자를 나는 몇 명이나 알고 있다. 이 현상의 원인 또한 유전자 구조에 있는지도 모른다.

☑ 의료 실정을 솔직하게 말씀해주셔서 친근감이 생겼다

아들은 전조도 없이 심하게 토하더니 나중에는 아무렇지도 않아 했다. 혈액검사 수치도 정상이었기에 다섯 곳의 소아청소년과 의사로부터 걱정할 필요 없다는 말을 들었다. 하지만 아들이 처음에 토했을 때 평소와 다름을 직감했다. 지식뿐 아니라 제6감(sixth sense)도 중요하게 여겨야겠다.

항암제 치료에 앞서, 치료 중에는 장이 활동하지 않는다는 이유로 절식 기간을 2~3주 거쳐야 했다. 영양 섭취는 튜브를 이용해 코로 주입했고 의사가 입으로 먹어도 괜찮은 건 사탕뿐이라고 했다. 왜 사탕만 되는지 알려주지도 않기에 곤도 선생님에게 물었더니 후후, 하고 웃으면서, "묘하네요. 의사 대부분은 수상해 보이는 일에도 옳다고 믿으면 의심하지 않지요. 의사가 읽는 교과서는 몇십 년이 흘렀어도 달라지지 않는 부분이 많아요"라면서 의료계 현실 같은 이야기도 해주셔서 친근감이 들었다.

어른의 암과 아이의 암은 다르다고 하셔서 남은 항암제 치료도 받기로 했다. 곤도 선생님의 이야기를 들은 시간이 매우 소중했다. 선생님이 '모른다'라는 표현을 쓰시기까지의 과정을 자세하게 설명해주셔서 깊은 무게감을 느꼈다.

· 항암제로 나을 가능성이 있는 고형암 ·

정소(고환)종양

고형암 중에서 드물게 전이암을

항암제로 완치할 수 있는 암이다.

조직형은 크게 세미노마(Seminoma, 정상 피종)와

비세미노마(Non-Seminoma, 비정상 피종)로 나뉜다.

표준치료

증상은 고환이 붓고 단단하면서 통증이 없다. 정소종양은 병리진단과 종양표지자 검사 수치에 따라 크게 세미노마와 비세미노마 두 종류로 분류된다. 고환을 적출(절제)해서 조직형을 결정하고, 그 후에는 조직 형태에 따라 치료법을 달리한다. 1기는 95~98퍼센트가 완치된다.

닥터 곤도의 해설

고형암 중에서는 드물게 타 장기로 전이해도 항암제로 완치되는 암이다. 현재는 고환 적출 후 바로 추가적인 치료는 하지 않고 복부림프절에 재발하지 않는지 정기적인 CT 검사 등으로 확인하는 경과 관찰이 주류

다. 이는 일종의 방치요법이다. 가이드라인에서 제시하는 방침에는 대체로 이견이 없으나, 두 가지 점을 지적해두겠다.

첫째, 항암제 치료는 전이한 암을 낫게 할 수도 있으나 부작용으로 죽을 위험도 있다. 부작용으로 사망할 확률이 서양에서는 수 퍼센트에 불과하다. 항암제가 필요해지는 사례가 적은데도 나는 두 건이나 유족과 상담했으니, 일본에서는 부작용 사망 빈도가 높은 게 아닌지 의심스럽다. 본격적인 항암제 치료는 보통 블레오마이신(Bleomycin), 에토포시드(Etoposide), 시스플라틴(Cisplatin) 3제로 병용요법을 쓰지만, 블레오마이신은 매우 심각한 폐 장애가 생기기 쉬워 위험하므로 이것을 뺀 2제의 병용요법도 이루어지고 있다. 후자가 더 안전할 것이다.

둘째, 가이드라인에서는 복부림프절 전이가 있는 2기의 경우 항암제 치료 후에 림프절 곽청을 하라고 권고하지만, 여러 후유증이 생기므로 필요성이 의심스럽다. 실제 미국에서는 정소종양에서 화학요법의 아버지라 불리는 내과 의사*가 많은 사례에서 경과 관찰이 바람직하다고 보고했다.[14] 이런 견해 차이는 일본의 가이드라인 작성 위원 대부분이 수술을 관장하는 비뇨의학과 의사인 점에서 유래한다고 나는 생각한다.

---

* 미국 종양학자 로렌스 아인혼(Lawrence Einhorn)을 말하는 듯. 그는 고환암에 시스플라틴을 기반으로 한 화학요법을 개발해 암 치료 연구의 선구자로 인정받았다.

정소(고환)종양, 전이 없음

수술할 수 있으며 항암제가 효과적이라고 해서 깜짝 놀랐다

☑ 암을 발견한 계기

○ **2015년 겨울(58세):** 음낭(고환) 안의 덩어리가 신경 쓰여 S병원 비뇨의학과에서 초음파검사와 혈액검사를 받았는데 정소종양이라고 진단받았다. 이듬해 1월 11일 곤도 선생님에게 상담해 수술하기로 결단했다.

☑ 증상 및 치료 경과

○ **2016년 1월 28일(59세):** 왼쪽 고환 적출술(다리의 샅굴부위를 절개해서 왼쪽 정소를 적출). 정소종양 IA기(종양이 고환 내에 국한됨). 종양 크기 26밀리미터. 세미노마(종양세포의 100퍼센트가 정자를 만드는 세포 유래). 전이 없음. 그 후 7년 동안 경과 관찰 중이며 전혀 이상 없음. 한쪽 정소만 적출했기 때문에 남성 호르몬 테스토스테론 수치, 근력, 성기능 모두 달라지지 않았으나, 수술 흔적이 켈로이드 상태가 되어 3년째에 스테로이드 주사로 처치했다.

❶ 담당 의사가 "조기에 발견해서 전이도 없고 조건이 좋습니다, 정소 종양은 전이하기 쉬우니 바로 수술하고 나중에는 경과 관찰만으로도 괜찮을 겁니다"라고 합니다. 수술이 필요한가요?

❷ 전이가 발견되면 치료하는 게 나을까요? 방사선 치료는 적절한가요?

30년쯤 전에 어머니가 유방암일 때 곤도 선생님께 도움받은 게 인연이 되어 상담했다. 의외로 방치가 아니라 수술해도 좋다고 하시면서, 혈액암과 정소종양, 융모막암종은 항암제가 잘 든다고 알려주셔서 깜짝 놀랐다. 선생님 저서를 자세히 읽었더니, 정소종양은 고형암 중에서는 매우 희귀하게 곤도 선생님이 가이드라인에 거의 이견이 없다고 표명하신 암이었다. 그래서 '수술을 받자, 재발이나 전이가 생겨도 어떻게든 되겠지'라는 결심과 정신적 지지를 얻을 수 있었다.

닥터 곤도의 답변 및 해설

☑ 림프절 전이가 없으면 상황을 지켜보자

❶ 처음에는 방치하든 수술하든 괜찮습니다. 생존율은 달라지지 않거든요. 절제 후 CT 검사 등으로 림프절 전이가 없으면 지켜보기로 하시죠.

❷ 만일 림프절 전이가 발견된다면 타 장기로 전이했을 가능성이 높으니 항암제 치료를 권합니다. 복부림프절 방사선 조사는 후유증이나 방사선 발암 문제가 있어 권할 만한 치료법이 아닙니다.

곤도 선생님 치료 방침을 따른 결과

어머니가 유방암일 때 곤도 선생님에게 예후를 알고 싶다는 취지의 편지를 보냈다. 그 후 게이오대학 병원 연구실에서 시한부 1년이라는 예측과 이에 관해 자세하게 설명 들었고 거의 그대로 경과를 밟았다. 내 경우에는 담당 의사와 곤도 선생님 설명이 일치했기에 걱정 없이 경과 관찰을 이어가고 있다. 두 번의 대면을 통해 받은 선생님 인상은 평온하고 환자에게 친절하다는 느낌이었다. 저서에 나타난 과격함이 전혀 느껴지지 않는 본모습이었다.

· 증언 6 · ST 씨(40대 남성)

정소(고환)종양, 전이 발견

수술 6개월 후 복막으로 전이. 죽음을 각오했으나 완치

☑ 암을 발견한 계기

○ **2016년 5월(40세):** 당질 제한을 통해 5~6킬로그램 살을 뺐는데, 음
낭(주머니처럼 아래로 처진 피부 주머니)이 크게 딱딱해졌고 5센티미터 이상
의 덩어리가 만져졌다. K병원에서 초음파 및 혈액검사 결과 정소종양이
라고 진단받았다.

☑ 증상 및 치료 경과

○ **2016년 6월(40세):** 왼쪽 고환 적출술을 받았다. 첫 수술 시 진단은 'I
단계 종양(국소 종양), 조직형은 세미노마. CT 검사 이상 없음. 종양표지자
수치 정상'으로 나왔다.

○ **12월:** 복막* 바깥쪽에 있는 좌후(左後) 복막에 8센티미터 전이가
발견되어 ⅡC 단계(종양 크기가 5센티미터 이상, 림프절 전이)로 바뀌었다.
2017년 1~4월에 세 종류 항암제인 블레오마이신(Bleomycin), 에토포시드
(Etoposide), 시스플라틴(Cisplatin)을 조합해 치료하는 비이피 요법(BEP regi-

---

* 복강을 둘러싼 장액(맑은 액)성 막으로 되어 있어 복부에 있는 장기 대부분을 지지하며, 여러
  신경과 혈관, 림프관이 지나는 도관 역할을 한다.

men)으로 4차까지 받았다. 매번 초반에는 구토 증세에 시달렸으나, 그 후 5년 넘게 이상 없다.

<h2>곤도 선생님에게 문의한 내용</h2>

❶ 2014년에 아내가 십이지장암 의심 단계로 '췌두 십이지장 절제술 (췌장 머리, 담낭, 총담관, 림프절, 신경, 지방조직을 절제하는 큰 수술)'을 권고받아서 곤도 선생님에게 상담.

❶ 2016년 5월(40세): K병원에서 권유받은 정소종양 적출술 상담.

❸ 2017년 1월(41세): 전이에 대한 항암제 치료 BEP 요법 상담.

아내의 암이 의심되었을 때 읽은 관련 도서 중《암과 싸우지 마라》, 《의사에게 살해당하지 않는 47가지 방법》이 있어 '이 의사는 사실을 말한다. 논리적으로 가장 타당성이 있고 문장도 이해하기 쉽다'는 생각이 들어 저서를 8권 독파했다. 외래 상담 후 아내는 가혹한 수술을 피할 수 있었다. 암 치료에 관해 신뢰할 수 있는 사람은 곤도 선생님뿐이라 나도 바로 의견을 구했다.

<h2>닥터 곤도의 답변 및 해설</h2>

☑ 항암제로 낫는 암, 운이 좋았다

❶ 사모님께 췌두 십이지장 절제술은 하지 않는 게 낫다고 전해드렸는데, 몸을 자극하지 않는 최소한의 내시경수술을 선택하셨네요. 암세포는 나오지 않았고요. 다행입니다.

❷ 적출술은 해보아도 괜찮겠어요. 이 수술로 병의 단계나 조직 형태도 알게 됩니다.

❸ 항암제로 나을 가능성이 있는 암이니, 운이 좋습니다. 치료해보셔도 좋을 것 같습니다.

곤도 선생님 치료 방침을 따른 결과

바로 치료해도 괜찮다는 말을 들어서 아주 든든했다. 재발해서 죽음을 각오했을 때 "환자분 운이 좋으시네요"라는 말도 "나으실 겁니다"라는 복음으로 들려서 구원받는 느낌이었다.

의료계에 하이에나 같은 사람들이 넘쳐나는 시대에, 곤도 선생님은 환자를 구하기 위해 거침없이 옳은 정보를 전파한 유일한 의사라고 생각한다.

> **· 폐암, 위암 등 거의 모든 고형암 ·**

항암제로는 낫지 않는 암

거의 모든 암의 표준치료로 항암제 치료가 포함되어 있다.

이 글을 통해 항암제나 그 밖의 치료 위험을

이해하고 수명 연장으로 이어지는 선택에

도움이 되길 바란다.

90퍼센트 암에 항암제는 효과가 없다

☑ 커다란 암도 미세한 전이도 박멸 불가, 치유 불가

여기에서는 항암제로 나을 확률이 높아지지 않고 거꾸로 생존율이 떨어져버리는 암에 관해 설명하겠다. 암에는 항암제를 써야 하며 전이암의 표준치료는 항암제 요법이다, 라는 말은 상식으로 통한다. 실제로 암에 걸리거나 재발한 환자 대부분은 항암제 치료를 받을 것이다.

그러나 90퍼센트 암에 항암제는 듣지 않는다. 내가 이렇게 단정짓는 근거는 어디에 있을까? 항암제의 수명 연장 효과를 증명하는 최종 수단인 임상시험 결과를 보면, 암의 90퍼센트를 차지하는 고형암에서 극히 일부 예외를 제외하고 수명 연장 효과를 인정하지 않고 있기 때문이다.

사실 1990년대에는 전문가들도 항암제가 고형암 진행을 멈추지 못한다는 사실을 인정했다. 그런데 항암제가 표준치료라는 왕좌에 오르자, 하나같이 목소리를 높여 항암제에는 수명 연장 효과가 있다, 항암제는 표준치료다, 라고 주장하기 시작했다.

혈액암은 항암제로 나을 가능성이 있으나, 폐암, 위암 등의 덩어리를 만드는 고형암은 대부분 항암제로는 낫지 않는다. 초발·재발 병소로서 발견되는 수 센티미터짜리 비교적 큰 암도, 어딘가에 숨어 있는 미세한 전이도 고치지 못한다. 정소(고환)종양이나 융모막암종처럼 전이했어도 항암제만으로 완치하는 아주 소수의 고형암과 무엇이 다른지 어떤 의미에서는 신기하기까지 하다.

혈액암에서 주의해야 할 점은 소아 급성백혈병처럼 항암제로 잘 낫는 암도 있지만, 같은 혈액암이라도 다발골수종 등 항암제로 낫지 않는 일부 암이 있다는 것이다. 그 이유는 불명확하지만, 낫지도 않는데 강력한 항암제를 쓰고 있으니 오히려 사망률을 높이는 행위라고 나는 판단한다. 상세하게는 암의 각 항목을 참고하길 바란다.

> ・항암제로 낫지 않는 혈액암 ・

악성림프종(소포림프종)

소포림프종은 악성림프종 중

10~20퍼센트를 차지하며 말트(MALT) 림프종*과 함께

1년 단위로 서서히 진행하는

저등급 림프종으로 분류된다.

표준치료

경부나 복부의 림프절이 부어서 발견되는 경우가 많다. 한국기(1~2기)일 때 치료 선택지는 ① 방사선 ② 무치료 및 경과 관찰 ③ 리툭시맙 단독 ④ 다제병용 항암제가 있다. 진행성(3~4기)일 때는 ① 무치료 및 경과 관찰 ② 리툭시맙 단독 ③ 다제병용 항암제 중에서 선택한다.

닥터 곤도의 해설

한국기(특히 1기)에는 방사선 치료로 낫기도 하지만 2기가 되면 낫기

---

* 위, 기관지 등 점막 관련 림프조직(MALT)에서 발병하는 림프종이다.

힘들다. 진행기(3~4기)에는 항암제를 쓰면 종양이 쉽게 축소·소실되나, 백 퍼센트 다시 커진다. 그래서 진행성 암은 낫지 않는 림프종으로 간주하며, 표준치료에 '치료하지 않고 경과 관찰', 즉 방치요법 기간이 설정되어 있다.

단지 혈액종양내과 의사는 방치 및 경과 관찰 중에 이루어지는 정기 검사에서 종양이 조금이라도 커지면 바로 항암제 치료로 전환하고자 한다. 게다가 R-CHOP 요법처럼 강력한 다제병용 요법을 한 회당 3주(21일)씩 6~8차례나 실시하기도 한다. 그러면 항암제 독성 때문에 환자들이 일찍 죽을 가능성이 높아진다.

소포림프종은 아무리 커져도 장기를 침범하지 않으면 죽지 않으므로 항암제는 1~2회로 끝내고 '종양이 작아져서 삶의 질이 회복되면 행복한 일'이라고 생각하자.

진행성 암인 경우, 다음과 같은 규칙을 지키면 훨씬 안전하게 오래 살 수 있을 것이다.

진행기에 지킬 오래 살기 규칙

❶ 방치 치료 중에 종양이 다소 커져도 삶의 질이 악화하지 않는 한 항암제 치료를 시작하지 않는다.

❷ 항암제는 R-CHOP 요법 같은 강력한 것이 아니라 훨씬 약한 방법으로 한다.

❸ 매번 치료를 마칠 때마다 평가해서 삶의 질이 개선되면 중지한다.

❹ 항암제 치료를 피하려면 상황에 따라 자각증상 원인이 된 곳에 방사선을 조사해서 림프종을 축소하거나 소실시킨다. 1회에 2그레이씩 2회 정도의 방사선 조사로 효과를 기대할 수 있다.

소포림프종

10년 동안 한 번도 치료받지 않고 무증상. 앞으로도 항암제는 피하고 싶다

☑ 암을 발견한 계기

전업주부로, 식사는 영양 균형을 고려해서 손수 지어 먹었다. 60세 때 폐암 검진 CT 촬영을 권유받았고 M의과대학 병원에서 복부에 악성림프종이 있다는 말을 들었다. K암센터에서 조직검사와 골수 검사 결과 "소포림프종 ⅢA기로, 가로막을 경계로 상하 림프절 영역에 병변이 있습니다"라고 진단받았다.

우선 치료 없이 경과를 지켜보면서 3개월마다 혈액검사로 면역 글로불린(Immunoglobulin, 인체에 침입한 세균에 면역반응하는 단백질) 등의 수치를 측정. 반년마다 조형제를 이용한 CT 검사, 일 년에 한 번 양전자 컴퓨터 단층촬영(PET-CT)* 검사를 권유받았다.

☑ 증상 및 치료 경과

○ **2013년(60세):** 소포림프종이라고 진단받았으나, 10년 동안 한 번도 치료받지 않았고 증상도 나타나지 않았다.

---

*   양전자 단층 촬영(PET)과 컴퓨터 단층 촬영(CT)을 결합한 촬영법. PET는 양전자를 방출하는 방사성 의약품을 몸에 투여해 몸의 미세한 변화를 영상으로 찾아낼 수 있으나 해상도가 낮아 정확한 위치를 알기 어려웠다. 이 단점을 CT 기술로 보완했다.

○ **2015년 9월(62세):** K암센터에서 2년 가까이 경과 관찰했는데 종양 수가 늘고 있었다. 악성도가 낮은 종양도 모이면 나쁜 게 나올 가능성이 있다면서 항암제 치료를 권유받았으나 거절했다.

○ **2016년 6월 16일(63세):** 곤도 선생님과 상담. 이후 7년 동안 무치료로 상태를 지켜보고 있다.

권유받은 치료는 ① R-CHOP 요법(리툭시맙+엔도키산+독소루비신+빈크리스틴+프레드니솔론) 8회 + 리툭시맙 유지 요법(최대 12회)의 강력처방과 ② 리툭시맙 단독요법이었다.

N의료센터와 T병원에서 2차 소견*을 물으니, 약속이라도 한 듯 당연히 R-CHOP 요법을 시작해야 한다고 했다. 단지 N의료센터에서는 '7년에 한 번씩 화학요법을 쓰는 게 정석', T병원에서는 'R-CHOP 요법은 6회로 끝내야 한다'고 의견이 나뉘었다. 국제적인 치료 기준이 없으니 다들 알음알음 찾는 것 같다. 소포림프종 치료 사이트에는 '증상이 있건 없건, 치료하건 안 하건 생존율은 같다'는 정보도 있었다.

곤도 선생님에게 문의한 내용

❶ 2차 소견을 받은 T병원에서 "리툭시맙은 악성도가 낮은 림프종에 효과적이라는데 4차례 시도해보는 게 어떻습니까?"라고 제안받았습니다. 정말 효과가 있을까요?

---

* 처음에 암을 진단받은 병원과 다른 의료기관에서 전문의가 제시하는 두 번째 소견. 단독 진료의 오진 위험을 줄일 수 있다.

❷소포림프종이 진행해서 죽음에 이르기까지 어떤 과정을 밟나요?

❸치료를 시작한다면 어느 타이밍에 어느 치료법을 선택해야 좋을까요?

세 군데 병원에서 항암제 치료를 권하면서도, 악성도가 높지는 않으니 서두를 필요는 없다, 90세를 넘길 때까지 길게 가자, 라고도 해서 정말 치료가 필요한지 의문이 생겼다. 의사인 친척에게 상담했더니 곤도 선생님의 《암 방치요법을 권함》이라는 책을 소개해주셨다. 책을 다 읽고 "이럴 수가!"라는 말밖에 나오지 않았다. 혁명과도 같은 내용에 충격을 받았다.

여태껏 태평하게 '의사는 좋은 사람이다, 환자에게 최선의 치료를 해준다'고 굳게 믿었다. 수술이나 항암제로 수명이 줄어들 줄은 상상도 하지 못했다. 꼭 직접 이야기를 듣고 싶어서 바로 곤도 선생님 외래를 예약했다.

닥터 곤도의 답변 및 해설

☑ 배가 붓기 시작하면 방사선 2그레이씩 2회로 림프종은 작아진다

❶ 지금 단계에서 항암제 치료는 저라면 권하지 않습니다. 환자분과 마찬가지로 진행기(3~4기)에서 체력 저하 등의 자각증상이 없는 환자들을 대상으로 진행한 비교 시험이 있습니다. ① 항암제 치료를 당장 시작하는 그룹과 ② 암이 진행하면 치료하기로 한 그룹으로 나누어 경과를 지켜보았더니 두 그룹 생존율 그래프가 딱 맞게 겹쳤습니다. 실험에 참여한 환자 중 10퍼센트가 1년 만에, 50퍼센트가 5년 만에 돌아가셨습니다. 이

사망률 수치는 너무 높습니다. ②의 환자들도 암이 조금만 커져도 바로 강력한 항암제 치료를 받게 해서 부작용으로 수명을 단축했다고 볼 수 있습니다.

❷ 소포림프종은 아무리 커져도 장기를 침범하지 않으면 죽는 일은 없습니다. 환자분의 요관과 종양은 떨어져 있고 신장이 침범당해도 남은 한쪽으로 살아갈 수 있습니다. 림프종이 뇌에 발생한다면 죽음에 이르기도 하지만, 그런 일은 거의 일어나지 않습니다. 만에 하나 그렇게 되어도 고통은 없고 의식이 점점 희미해져 잠자듯 임종을 맞습니다.

❸ 소포림프종은 대체로 배에서 자랍니다. 만일 배가 부풀어오르면 방사선 2그레이를 2회 쏘이면 림프종이 작아집니다. 1회 만에 줄어들 수도 있습니다.

꼭 항암제 치료를 받아야 한다면 R-CHOP 같은 강력한 것이 아니라 약한 것을 1~2회로 해주세요. 종양이 축소해서 삶의 질이 개선되면 치료를 끊는 게 안전합니다. 강력한 항암제 치료를 하면 정상세포가 손상되어 수명이 단축되므로 방치하는 게 낫습니다. 소포림프종은 약해서 조직을 파괴하면서까지 성장하지는 않습니다. 게다가 치료한다고 해도 거의 재발합니다. 저는 항암제가 오히려 악성화 요인이 되는 게 아닌가, 하고 생각합니다. 이 암은 아무리 조사해도 명확하지 않은 부분이 많습니다. 다른 환자 중에는 방치를 선택했는데 림프종이 환자분의 열 배 정도로 커져도 증상이 나타나지 않은 사람도 있습니다.

진행성 소포림프종 환자에게 할 수 있는 조언은, ① 항암제 치료를 하려면 약한 방법을 골라 매번 평가해서 삶의 질이 개선되면 중지할 것 ②

병변이 한 곳이라면 증상이 나타난 후 방사선 치료만 해서 상태를 보는 게 안전 ③ 온몸에 퍼진다면 체력을 보존하면서 증상에 맞추어 치료법을 검토할 것, 이 세 가지다.

곤도 선생님 치료 방침을 따른 결과

☑ '낫지 않는 암'이라니 스트레스지만, 느긋하게 잘 공생하고 싶다

곤도 선생님은 미소 띤 얼굴로 자상하게, 내가 목숨을 지킬 방법을 가르쳐주셨다.

무치료 10년, 내 몸에 정말로 암이 있나, 싶을 정도로 변화를 느끼지 못한다. 곤도 선생님 가르침은 깊이 이해했으나 낫지 않는 암을 안고 살아가는 것은 역시 스트레스라 항우울제에 기대기도 한다. 이 병과 함께하는 과정은 고되다. 하지만 K암센터에서는 90세를 넘길 때까지 함께한다는 마음을 가지라고 했고, N의료센터에서도 아마 오래 살 것이라고 말해주셨기 때문에 느긋하게 잘 공생하고자 한다.

배가 불룩해지면 곤도 선생님 조언대로 방사선 2그레이씩 2회 조사하는 방식을 실현할 병원을 찾을 것이다. 그리고 "어떤 결과가 기다리더라도 책임지고 받아들이겠습니다"라고 말하겠다.

보편적인 암 치료 의사는 큰 수술이나 강력한 항암제 치료를 서두르라고 재촉한다. 환자가 "일찍 치료했더라면" 하고 원망하거나 호소하는 게 겁나기도 할 것이다. 목숨을 건 치료니까. 내 힘으로 세심하게 조사하고 고민해서 어떤 결과도 수긍한다는 각오로 선택에 임하고 싶다.

· 항암제로 낫지 않는 혈액암 ·

다발골수종

뼛속 혈액 공장인 골수에서

골수종세포가 증식하는 병.

적혈구, 백혈구, 혈소판을 만들지 못하게 되고

빈혈, 출혈 증상, 뼈 파괴로 인한 뼈의 통증 등이 발생한다.

표준치료

다발골수종이라고 진단받아도 무증후성 골수종(증상이 거의 없고 장기 장애가 없음) 단계라면 치료를 시작하지 않는다. 고칼슘혈증, 신부전, 빈혈, 골병변 중 한 가지 이상 증상이 있는 증후성 골수종일 때는 항암제 치료를 개시한다. 자가 조혈모세포 이식을 적용하느냐에 따라 치료 방침이 나뉜다.

닥터 곤도의 해설

다발골수종에 대한 주요한 대처법은 ① 뼈의 통증 등 자각증상을 줄여주는 데 집중하는 완화 케어 ② 항암제나 분자 표적 치료제를 이용한 치료 ③ 다량의 항암제를 사용하는 자가 조혈모세포 이식이 있다. 그러나

③의 치료법을 적용해도 낫지 않는다는 게 의학 전문가들의 공통된 인식이다.

항암제 단독으로 치료해도, 고용량 항암제와 자가 조혈모세포 이식을 병행해도 생존율은 똑같다. 세계 각국의 비교 시험 결과 밝혀진 사실이고 일본 진료 가이드라인에도 명시되어 있는 내용이다. 그런데도 어째서 ① 부작용이 강하고 ② 치료사할 위험성이 있으며 ③ 수명 연장 효과도 없는 데다 ④ 치료 후 삶의 질도 (후유증의 신경장애 등으로) 상당히 나쁜 조혈모세포 이식이 표준치료가 되었을까?

자가 조혈모세포 이식을 하면 환자가 죽음을 직면하는 순간이 온다. 내과의사에게는 그것을 극복하는 일이 가치 있는 절대 사업인 게 분명하다. 또 최근에는 한 회에 50~100만 엔이나 하는 분자 표적 치료제인 벨케이드(Velcade, 보르테조밉 성분)나 레블리미드(Revlimid, 레날리도마이드 성분)가 사용되고 있다. 조혈모세포 이식을 늘릴수록 병원 경영은 날개를 달고 담당 의사는 병원이나 학회에서 으스댈 수 있는 것이다.

그러나 벨케이드 경우, 약으로 승인받기 위해 입증한 비교 시험 결과를 면밀하게 조사해보면 모든 실험 대상자 중에서 10퍼센트에 해당하는 사망자가 생존자 수에 포함되었다. 수정해서 계산한 연구에서는 벨케이드를 쓰지 않은 환자들과 생존율이 달라지지 않았다. 완전 관해율은 높은 것 같으나, 치료 내용이 강력해지는 만큼 부작용에 따른 죽음은 늘어난다고 생각할 수 있다.

다발골수종은 다른 낫지 않는 암과 마찬가지로 치료를 받지 않고 완화케어에만 집중해도 생존율이 달라지지 않는다고 한다. 뼈 통증에는 방사선 치료가 효과적이라는 것도 기억해두길 바란다.

· 증언 8 · MY 씨(70대 여성)

다발골수종

혈액 상태가 회복되자 항암제 치료 중단했다

☑ 암을 발견한 계기

○ **2019년 8월(75세):** 밖을 걸어 다니면 눈이 따끔따끔하고 숨이 거칠어지며 심장이나 어깻죽지에 찌르는 듯한 통증을 느꼈다.

주치의에게 진료받았더니 빈혈로 헤모글로빈 수치가 7그램 데시리터당(7g/*dl*, 고령자는 수치가 11 이하에 빈혈을 일으킴. 7 이하가 되면 수혈을 검토)으로 나왔다. 의사는 조혈제 주사나 수혈도 가능하니 잠시 지켜보자고 했지만 걱정되어 소견서를 부탁해서 J병원으로 갔다.

☑ 증상 및 치료 경과

○ **2019년 8월(75세):** J병원에서 혈액, 소변, 골수, 뼈 엑스선(X-ray), CT, MRI(자기공명영상) 등의 검사 결과, 다발골수종 3단계(국제병기 Ⅰ∼Ⅲ기 중 가장 진행된 단계)로 진단받았다.

혈액 중 백혈구에서 채취한 염색체 영상에서는 1, 5, 13, 17번이 파괴되어 있었다. 특히 17번 결실(찢어져 누락)은 고위험 염색체 이상이라고 했다.

또 주치의는, 혈청 유리 경쇄(Free Light Chain, FLC)* 검사에서 '면역 글로불린 유리경쇄 카파 대 람다 비율(κ/Λ ratio)'의 정상 비율은 1 대 1인데 내 비율은 엉망진창이고, 가슴뼈에서 녹아내린 듯한 곳이 한 곳 있다는 소견도 보였다.

○ **10월**: 네 종류 항암제를 조합한 화학요법 DMPB(다라투무맙+알케란정+벨케이드+프레드니솔론)를 개시했다.

○ **2020년 1월 6일(76세)**: 곤도 선생님에게 상담 후 치료를 속행하기로 정했다.

○ **5월**: 예정보다 수개월 일찍 치료를 종료했다. 혈액 상태는 정상으로 돌아왔고(완전 관해), 헤모글로빈 수치도 10까지 회복했다. 주치의가 이 병은 10년 안에 반드시 재발하지만, 탈리도마이드 계통의 약으로 다시 치료할 수 있다고 했다. 그 후 3년 동안 빈혈을 일으키지도 않고 평소처럼 생활 중이다.

곤도 선생님에게 문의한 내용

❶ 다발골수종 3단계라고 들었는데, 평균 수명은 어느 정도인가요?

❷ 네 종류 항암제로 하는 DMPB 화학요법을 12주 받았는데 주치의가 "앞으로 48주 남았지만, 저라면 혈액 상태가 원래대로 돌아오면 항암제

---

* 면역 글로불린은 중쇄와 경쇄 결합으로 이루어지며, 경쇄는 카파와 람다로 구분된다. 면역 글로불린을 생성할 때 중쇄와 결합하지 못한 경쇄를 유리경쇄라고 한다. 카파와 람다 각각의 농도 및 카파/람다 비율 및 차이를 계산해서 진단이나 치료에 적용한다.

치료를 멈출 것입니다"라고 하더군요. 일찍 중단할 수 있을지도 모르겠습니다. 좋은 선생님을 만난 것 같아요. 주치의 치료 방침은 적절한가요?

❸ 앞으로 제 몸은 어떻게 될 것 같은가요? 뼈 통증이 심각해지면 어떻게 해야 할까요?

유방 온존 요법을 제창한 1980년대부터 곤도 선생님을 알게 되어 신뢰하던 차에 인터넷에서 시부야에 있는 세컨드 오피니언 외래를 알았다. 항암제 치료 중인데, 치료를 오랫동안 받아도 괜찮을지 걱정도 되고 내 몸이 앞으로 어떻게 될지도 알고 싶어졌다.

곤도 선생님의 오랜 팬으로서 만나뵙고 싶어 늦게나마 검진받았다.

닥터 곤도의 답변 및 해설

✅ 월 단위로 생존율이 떨어지는 한편 10년 후에도 살아 있을 가능성은 있다

❶ 다발골수종에 관한 데이터는 적지만, 3기인 경우 월 단위로 생존율이 떨어지는 한편 10년 후에도 생존하는 환자도 있습니다. 다발성골수종 전체의 5년 생존율은 40~50퍼센트입니다.

❷ 혈액종양내과 의사는 보통 항암제 치료를 밀어붙이고자 하므로, 혈액 상태가 회복되면 그만둔다고 환자에게 솔직히 전하는 의사는 드뭅니다. 방침에 따라도 좋을 것 같습니다. 단지 저라면 약을 네 종류로 쓰지 않고 기존의 멜팔란과 프레드니솔론만으로 치료할 것입니다. 표준치료에서 새롭게 사용된 다라투무맙, 벨케이드 등의 조합에 신뢰할 만한 치료

효과 데이터가 없습니다. 1년 후에 효과가 반대로 떨어질 위험이 있습니다.

❸ 암이 진행하면 뼈가 파괴되어 몸 여기저기에 뼈 통증이 생깁니다. 방사선 치료의 통증 제거 효과는 약제보다 강력하고 부작용도 거의 없으므로 방사선 치료를 검토해보세요. 그밖에 생기기 쉬운 부작용은 빈혈, 코피나 잇몸출혈, 폐렴이나 패혈증 등의 감염증, 면역 글로불린 산출에 따른 신장 장애 등이 있습니다.

MY 씨가 받는 항암제 단독 치료에 수명 연장 효과가 있을까.

이와 관련해 완화 치료에 집중하는 그룹과 항암제 치료 그룹으로 나누어 연구한 비교 시험은 존재하지 않는다. 50년쯤 전에 다발골수종 항암제에 수명 연장 효과가 있다고 착각한 의사들이 갑자기 항암제 치료를 개시했기 때문이다.

최초의 표준치료는 멜팔란(Melphalan)이라는 항암제와 스테로이드제인 프레드니솔론을 병용하는 엠피 요법(MP 요법)이었다(스테로이드는 혈액암 세포를 줄이는 작용이 있으며 그 경우 항암제로 쓰인다. 악성 림프종의 CHOP 요법에도 스테로이드가 사용된다).

그 후 항암제 종류나 수량 등을 바꾸어 MP 요법과 비교하는 비교 시험이 몇 가지 시행되었다. 그러나 결과는 모두 '생존 기간에 차이 없음'으로 나왔다. 새로운 방법을 도입하면 완전 관해율은 향상하지만, 부작용이 심각하므로 치료로 인한 사망도 늘어서 생존 기간은 늘지 않은 것이다.

이 결과는 ① 항암제만 처방 ② 고용량의 항암제 + 자가 조혈모세포 이식이라는 두 조건의 비교 시험에서도 같았다. 치료 내용이 강력해지고 완전 관해율이 올라가면 부작용으로 인한 죽음도 늘어났다. 그래서 나는 다발성골수종 항암제 치료의 수명 연장 효과를 인정하기 어렵다.

곤도 선생의 치료 방침을 따른 결과

☑ 고형암이 아니니까 방치요법 대상은 아니라고 판단했다

실제로 만난 곤도 선생님은 저서에서 느낀 과격한 말투와 완전히 다른 상냥한 분위기로, 전형적인 게이오 보이*였다. 선생님은 제약회사에서 주도한 데이터를 보여주고 신약의 의심스러운 점을 설명해주셨다. '이렇게 하는 게 좋겠다'라고 강력하게 권하지 않아서 직감으로 네 가지 항암제로 치료를 이어갔다. 부작용이 설사 정도로 가벼웠던 것도 있어 '내 경우는 고형암은 아니니까 방치요법 대상은 아니구나. 지금 치료를 이어가도 좋을 것 같다'고 판단했다.

다발골수종은 면역 세포 동료인 혈액세포가 암으로 흑화한 병이므로 감염병에 걸리기 쉽다고 한다. 항암제 치료와 코로나19 시기가 겹쳤기에 집에서 편안하게 지냈다. 반드시 재발한다고 주치의가 말했지만, 머지않아 80세를 바라본다. 재발 시 치료법은 있으므로 다시 치료해서 관해하고, 바로 죽어도 괴로울 게 뭐 있겠어, 하고 태연하게 지내고 있다.

사실 두 살 위 오빠도 같은 병이어서 같은 치료법을 1년 이상 받았는데, 나아지지 않는다. 네 살 아래 남동생도 경증 다발골수종이다. 가족력이 관계하는 병인지 곤도 선생님에게 확인하고 싶었다.

---

* 게이오대학에 다니는 남학생을 가리키며, 보통 돈 많은 부모 밑에서 질 높은 교육을 받아 교양 있는 이미지다.

· 항암제로 낫지 않는 고형암 ·

악성 뇌종양 (글리오블라스토마=교모세포종)

뇌종양의 조직 형태는 다양하므로

여기에서는 환자 수가 많은

글리오블라스토마(Glioblastoma=교모세포종)에 관해 다루겠다.

가장 악성도가 높고 치료하기 힘든 암이다.

표준치료

종양이 뇌 오른쪽에 생기면 왼쪽 손과 발에 이상 증상이 생기는 등 증상은 반대로 나타난다. 뇌 앞부분인 전두엽에 생기면 인격 변화나 기억 장애 등이 생긴다. 두개골 일부를 잘라 떼어내는 개두술(開頭術)로 종양과 그 주위를 절제하고 수술 후 방사선과 항암제로 치료한다.

닥터 곤도의 해설

글리오블라스토마는 기본적으로 낫지 않고 표준치료를 받은 환자들 대부분은 2년 이내에 사망한다. 이 점을 염두에 두고 시작해야 한다.

CT나 MRI로 거의 진단이 나오지만, 조직을 확인하고 싶다면 두개골에 작은 구멍을 뚫어 조직을 채취하는 방법도 있다. 그러나 개두술에 동의하면 암도 절제되어버린다. 글리오블라스토마는 정상적인 뇌 조직에 침투하듯 퍼져 있으므로 수술하면 정상적으로 활동했을 뇌세포도 적출되고 신경 증상은 거의 확실히 악화한다. 그러므로 개두술은 받을 의미가 없다고 생각한다.

하지만 방사선 치료는 종양 크기를 줄이기 위해 괜찮을 수 있다. 받느냐 마느냐 판단 기준은 자각증상을 개선할 여지가 있느냐에 달렸다. 즉 치료 목적은 증상 완화이지만, 증상을 완화하는 데 성공해도 방사선을 쪼인 부위에는 대부분 암세포가 남아 있어 다시 자란다. 그러니 방사선 치료를 받지 않는다는 판단도 있을 수 있다.

또 표준치료로 쓰이는 항암제 테모달(Temodal)과 아바스틴(Avastin)은 구토, 손발 저림 등 부작용이 심각해서 삶의 질이 반드시 떨어진다.

자각증상이 없고 뇌 검사를 통해 발견되었다면 자각증상이 나타날 때까지 상당히 시간이 걸릴 것이다. 적어도 자각증상이 없다면 치료하지 않는 게 삶의 질을 유지하면서 조금이라도 오래 사는 길이다.

글리오블라스토마(교모세포종)

항암제 치료는 4차에서 그만두겠다고 병원에 전했다

☑ 암을 발견한 계기

전업주부이고 큰 병을 앓은 적은 없다. 음주나 흡연은 하지 않지만, 딱히 건강에 신경을 쓰는 편도 아니었다.

○ **2021년(60세):** 여름으로 접어들면서 글씨 쓰는 게 힘들거나 오른손이 조금 떨리고 몸이 휘청거리기도 하며 걸을 때 사람과 자주 부딪히는 등 일상적인 동작에 이변이 차례차례 일어났다. 시야도 좁아지고 건망증도 늘어서 10월에 근처 뇌신경외과를 찾았다.

CT 검사에서 좌측 두엽에 병변이 발견되었고 소개받은 J대학병원에 10월 15일 입원했다.

☑ 증상 및 치료 경과

○ **2021년 10월 22일(60세):** 개두술로 좌측 머리 종양 적출 후 '좌후두엽종양 4등급(교모세포종, 글리오블라스토마, 조직학적 등급 중 가장 악성)'으로 진단받았다. 뇌량 팽대부(좌우 대뇌반구를 연결하는 뇌량에서 뒷부분)에 있는 종양은 적출 실패했다. 다음날 CT, MRI, 뇌혈관조영술 검사에서는 '경과 양호'로 집중치료실(ICU)에서 일반병동으로 옮겼다. 수술 전의 휘청거림

이나 오른손 떨림은 개선되었고 11월 3일 퇴원했다.

○ **11월 4일:** 곤도 선생님과 상담했고 항암제는 피하기로 했다.

○ **11월~12월:** 외과 수술 후 단독 방사선 치료를 시작하자 수술 전 증상은 사라졌다. 담당 의사가 향후 방사선 치료는 항암제를 4~5차까지 해야 한다고 했다. 자녀들의 강력한 희망도 있어 테모달을 4차까지(5일간 복용 후 23일 휴약, 4회 반복) 하고 나서 항암제 치료는 거부했다. 방사선은 1회 2그레이씩 총 60그레이 조사했다.

○ **2022년 7월(61세):** 통원하기에는 체력적으로 힘들어 재택 치료로 전환했다.

○ **2023년 1월(62세):** 어지러움, 건망증 등의 증상이 다시 나타나기 시작해서 사이버 나이프(Cyber Knife, 로봇 팔에 방사선 발생장치를 장착한 표적 조사 장치)로 단독 치료를 검토 중이다.

곤도 선생님에게 문의한 내용

❶ 글리오블라스토마를 검색해보니 최악의 뇌종양으로 '증상 발현 후 생존 기간 중앙치(환자의 50퍼센트가 사망하는 기간)는 약 1년'이라고 나와 있었습니다. 이게 사실인가요?

❷ 수술 후 담당 의사가 "표준치료는 화학 방사선요법(방사선 치료와 병행하면서 항암제인 테모달을 42일간 복용, 그 후 매월 5일간 복용, 23일 휴약 반복)으로 합니다. 하지 않으면 죽어요"라고 협박하네요. 하라는 대로 치료를 선택하는 게 나을지, 의료업계와 거의 정반대 생각을 가진 곤도 선생님

의견을 듣고 싶어졌습니다. 화학 방사선요법은 필요할까요?

남편이 치과의사인데, 곤도 선생님이 유방 온존 요법을 일본에 확대한 1980년대부터 선생님에 관한 신문 기사 등을 읽으면서 주목하고 있었다. 부부가 함께 일반적인 암 치료에 의문을 느끼기도 했기에 남편이 나를 대신해 상담하러 가주었다.

담당 의사의 죽는다는 폭언에 상처받은 속내를 물리치료사에게 털어 놓았는데, 익명으로 병원에 전달해주어서인지 담당 의사가 말을 조심하는 것 같다. 의사 표현의 중요성을 실감했다.

닥터 곤도의 답변 및 해설

☑ 뇌에 방사선 조사 후 항암제 투여는 치매를 유발한다

❶ 진실을 알고 싶어 하시는 것 같으니 있는 그대로 전하겠습니다. 확실히 글리오블라스토마는 뇌종양 중에서 가장 까다롭고 예후가 상당히 비관적입니다. 수술, 방사선, 항암제를 조합해서 치료해도 일찍 돌아가시는 사례도 많고 10년 후 생존율은 제로에 가깝습니다. 치료해서 종양을 제거하거나 축소해도 종양세포가 MRI에 나타나지 않는 곳에도 침투해 있어서 반드시 재발합니다. 치료의 수명 연장 효과는 불투명한 반면 위험은 크지요.

수술, 방사선, 항암제를 불문하고 치료를 시작하자마자 손발 마비, 언어 장애, 치매 증상 등이 나타난 환자를 몇 명이나 알고 있습니다. 지인인 뇌외과 의사는 자신이 글리오블라스토마에 걸려 수술과 방사선으로 치료했으나 바로 재발했습니다. 심각한 뇌 기능 장애가 나타나는 것을 알면서도 재수술했고 바로 사망했습니다. 저라면 최초 수술을 받지 않았을 겁니다. 남은 중요한 나날이 허무해지지 않도록 신중하게 치료를 선택하시길 바랍니다.

❷ 암 치료 의사는 틈만 나면 "지금 당장 치료하지 않으면 죽어요"라면서 비정한 말로 환자를 겁줍니다. 하지만 그것은 환자를 치료로 몰아넣으려고 아무렇게나 말한 것이거나 단순한 착각입니다. 화학 방사선요법에서도 수명 연장 효과는 불확실합니다.

이와 관련해서 문예춘추에서 비정기로 출간하는 무크(mook)*지 《나는 당신을 암 치료로 죽게 할 수 없다》에 자세하게 설명했습니다. 화학 방사선요법에 관한 세 가지 비교 시험 그래프도 실었는데, 사기성이 짙음을 지적하고 테모달, 아바스틴에 수명 연장 효과가 없음을 분명히 밝혔습니다.

뇌에 방사선을 조사한 후 항암제 치료를 받으면 심각한 뇌장애가 일어나 바로 치매에 걸리는 사람도 많습니다. 게이오대학교 시절에 저를 찾은 환자는 방사선 치료 후 테모달을 먹기 시작했고 이어서 아바스틴 주사를 맞은 당일에 치매로 간병이 필요한 상태까지 갔습니다.

뇌 혈관에는 물질 이동에 관여하는 '혈액뇌관문'이 있어 유독물질이 뇌세포에 들어가는 것을 막는다. 그러나 방사선을 맞으면 혈액뇌관문이

---

* magazine과 book의 합성어로, 내용은 잡지에 가까우면서 단행본으로 출간되는 도서. 판매 시기가 불규칙적이고 내용이 한 가지 주제에 집중된다. 해당 내용에 관해서는 2016년에 출간됨

파괴되어 맹독인 항암제가 끊임없이 뇌세포로 흘러 들어간다. 모든 뇌종양에 대해 방사선 치료 후의 항암제 치료는 절대 금기라 할 수 있다. 치료를 받는다면 방사선 치료 단독으로 종양과 주변에만 국소적으로 조사하는 방법을 권한다.

곤도 선생의 치료 방침을 따른 결과

☑ 화학 방사선 치료를 시작하지 않아서 다행이다. 치료를 선택하는 시대가 오기를

화학 방사선 치료에 돌입하지 않아서 다행이다. 곤도 선생님께 감사하다.

선생님을 만나러 남편이 가주었는데, 선생님은 우선 예후의 심각성을 포장하지도 숨기지도 않고 이야기해주셨고 항암제는 독이라고 말씀하셨다. 생존율 등의 데이터에는 수많은 사기성이 있다고, 항암제의 비교 시험 그래프를 보여주면서 자세하게 가르쳐주셨다고 한다.

남편이 "돌아올 때 의자에서 일어나 가까이 오시더니 힘내세요, 하고 손을 잡아주시더군. 처음의 솔직한 설명까지, 정말 따뜻한 선생님이야. 서양 문헌도 자세히 읽고 본인 생각으로 말하는 의사는 귀한 존재지. 설득력이 있어." 하며 감격했다.

주변에서 항암제로 고통스러워하고 몸을 망가트리는 사람을 많이 본다. 그렇다 보니 내겐 이단아라는 말을 듣는 곤도 선생님 의견이 정통성이 있어 보인다. 암이라고 진단받았을 때 환자들이 담당 의사에게 외과수술 외의 방법은 없는지, 표준치료밖에 선택권이 없는지 물을 기회가 있고, 몇 가지 선택지를 제시받을 수 있는 시대가 오면 좋겠다.

> **· 항암제로 낫지 않는 고형암 ·**

설암

혀 가장자리에 딱딱하게

통증 없는 종양이 생긴다.

환자 수가 많은 1기(종양이 2센티미터 이하, 림프절 전이 없음)와

2기(종양이 2~4센티미터, 림프절 전이 없음) 위주로 설명하겠다.

표준치료

〈**수술**〉 1기와 2기 모두 환부를 포함한 혀 부분 절개 또는 혀의 반쪽 절개를 실시한다. 검사에서 림프절 전이가 나타나지 않아도 재발 예방이라는 명목으로 암과 같은 쪽의 경부림프절이 잘려나가기 쉽다.

〈**방사선 치료**〉 방사선을 방출하는 바늘이나 입자를 사용하는 소선원조사요법이 있지만, 실시하는 병원이 많지 않다.

닥터 곤도의 해설

결론부터 말하자면, 설암 1기와 2기에서 치료를 받기로 결정했다면, 소선원조사요법을 하는 병원을 찾는 게 열쇠다. 실시하는 병원은 전국에

서도 열 군데 미만이다. 인터넷 검색창에 '소선원조사요법이 가능한 시설, 구강암'을 치면 찾을 수 있을 것이다.

왜 수술이 아니라 방사선 치료를 권할까? 수술 후유증이 지독하기 때문이다.

○ 혀를 잘라내면 저작(음식물을 씹는 행위), 연하(삼킴), 대화 기능이 확연하게 떨어지고, 오연성 폐렴(구강 내 음식물이 기관으로 들어가 발생하는 폐렴) 등으로 사망하기도 한다.

○ 혀 재건술을 통해 이식받은 근육은 움직이지 않으므로 대화 기능 등은 개선되기 어렵다.

○ 어휘가 불명료해져서 타인이 알아듣기 힘들고 공무원 외에는 직장을 잃기 쉽다.

○ 림프절 곽청을 받으면 어깨가 올라가지 않거나 목이 잘 움직이지 않는 등의 후유증으로 괴롭다.

한편, 수술과 소선원조사요법의 생존 기간이나 생존율은 같은 대신 소선원조사요법을 쓰면 저작, 연하, 대화 기능 저하가 일어나지 않는다. 통상적인 외부 방사선 조사와 달리 방사선이 나오는 선원(금속제 작은 바늘이나 입자)을 환부에 일시적으로 심는 등의 방식으로 조사한다. 외부 조사보다 암에 대한 효과가 강력해서 후유증이 적다는 장점이 있다.

방사선 외부 조사는 간편하지만, 설암에서는 재발하기 쉬우므로 받지 않는 게 낫다.

일본에서는 전체 환자의 90퍼센트가 수술받는다. 설암을 최초로 발견한 치과의사나 이비인후과 의사가 암 전문병원이나 대학병원 수술 의사를 소개하면 환자는 저절로 수술로 유도되는 것이다.

TK 씨(50대 여성)

설암

> ### 세 명의 의사가 당장 수술하지 않으면
> ### 수개월 안에 죽는다고 했으나 혀를 자르지 않고도 5년 무사

☑ 암을 발견한 계기

전업주부로, 가족에게 영양이 골고루 들어간 식단을 제공하고자 힘썼다. 담배는 반 갑 정도를 일주일에 몇 번 피운다.

○ **2017년 10월(54세):** 처음으로 간 치과에서 혀에 안 좋은 증상, 즉 구내염 같은 병변이 있으니 서둘러 대학병원에서 검진을 받아보라면서 N대학 치과병원으로 소견서를 써주었다. 진찰과 조직검사에서 '우측 혀, 우측 볼 점막, 우측 아랫니 잇몸에 종양 발견. 설암 4기'라고 진단받았다. 그때부터 최선의 치료법을 나름대로 찾고자 몇 번이나 병원을 옮겼다.

☑ 증상 및 치료 경과

○ **2017년 11월(54세):** N대학 치과병원에서는 수술이 먼저라면서 A병원 두경부외과를 소개해주었다. 담당 의사에게 항암제나 방사선, 한방치료 가능성을 물었으나 "이 증상 사례는 외과수술밖에 없습니다. 한방 따위로 나을 리가 없어요"라는 대답을 들었다. 내 희망을 너무도 크게 벗어나서 포기했다. 내가 직접 알아보고 Y대학병원 치과대에서 실시하는 '초

선택적 동주(動注) 화학요법(암 조직에 영양을 보내는 동맥에 직접 항암제를 주입해 암세포를 선택적으로 공격하고 동시에 방사선을 조사)'을 찾아내어 전원하기로 했다.

○ **12월 2일:** 곤도 선생님과 상담했다. 방치하거나 "방사선으로 조금 지지세요."라고 조언해주셨다.

○ **12월~2018년 1월 9일(55세):** 당시 Y대학병원에서 주도하던 초선택적 동주 화학요법을 받기 위한 검사를 진행했고 1월 중순에 치료를 개시하기로 결정되었다. 그러나 O대학병원의 M교수가 제창한 혀를 자르지 않고 낫는 방사선 치료에 관해 알게 되어 입원 전날 취소했다.

○ **1월 15일 :** O대학병원의 M교수에게 진찰받았다. "제가 존경하는 T대학 부속병원의 M교수가 소선원조사요법이라는 방사선 치료를 합니다. 그쪽이 다니기 편하시지 않을까요?"라고 제안해주셨다.

○ **1월 19일~3월 25일:** T대학병원 M교수에게 진료받은 후 3월 18일 ~25일까지 소선원조사요법으로 치료받았다.

곤도 선생님에게 문의한 내용

❶ 의사 세 명이 당장 수술하지 않으면 수개월 만에 죽는다고 합니다. 정말인가요?

❷ 전이했을 가능성이 있나요?

❸ 수술 외 치료법이 있나요?

전에 TV 예능 프로그램 〈긴스마〉*에 곤도 선생님이 게스트로 나와서 유사암에 대해 말씀하신 장면이 강하게 뇌리에 남아 있었다. 암에 걸린 후 세 명의 의사가 수술밖에 방법이 없다, 수술하면 혀와 얼굴 반쪽을 잃게 된다, 방치하면 수개월 후에는 목숨이 위태로울 정도로 돌이킬 수 없어진다는 식으로 말해서 두려움으로 머릿속이 하얘지고 암흑을 헤매는 것 같았다.

수긍할 만한 치료법을 찾지 못해 수술할 바에는 죽는 게 낫다고 낙심하다가 '곤도 선생님에게 상담하면 새로운 치료법이나 묘책이 나올지도 몰라'라는 생각이 번뜩였다.

동행한 남편과 함께 다른 의사들과는 전혀 다른 2차 소견을 얻었다. 앞으로의 치료 방향성이 보이는 것 같아서 어깨에 들어갔던 긴장이 풀렸다.

닥터 곤도의 답변 및 해설

☑ 수술로 혀와 얼굴이 크게 잘려나가면 정신이 나락으로 곤두박질친다

❶ 수술은 하지 않는 게 좋습니다. 수술하지 않아도 안 죽는데, 외과수술로 혀와 얼굴을 크게 도려내면 특히 여성은 정신적으로 처참함을 느낍니다. 거울을 보지도, 외출하지도 못하게 되고 인생이 바뀌어버립니다.

❷ 환자분의 설암은 상피(표면을 덮은 세포)에 머무는 형태로, 심층부에는 침윤하지 않는 유사암입니다. 전이 능력이 없으므로 방치한다고 죽을

---

* 프로그램 정식 이름은 〈나카이 마사히로의 금요일의 스마일들에게(仲居正広の金曜日のスマイルたちへ)〉. 줄여서 '긴스마'로 통한다. 나카이 마사히로는 1990년대부터 20여 년 동안 국민적 남성 아이돌그룹이었던 스맙(SMAP)의 멤버이자 연기자다.

일은 없습니다.

❸ 가장 좋은 방법은 이대로 치료하지 않고 스트레스도 안 받으면서 웃으며 지내는 것이지만, 암이 신경 쓰인다면 방사선으로 살짝 지져달라고 하세요.

설암의 방사선 치료를 희망한다면 소선원조사요법을 선택하자. 통상적인 방사선 치료는 최첨단 선형 가속기인 리니악 등을 이용해 몸 바깥에서 방사선을 쪼이는 외부 조사다. 떨어진 선원으로부터 방사선을 내어 환부에 조사한다.

한편, 소선원조사요법은 방사선이 나오는 작은 선원을 금속 바늘이나 알갱이로 밀봉해 몸 안 환부에 심어 넣는 등의 방식으로 조사한다. 그래서 외부 조사보다 효과가 강력하면서도 후유증은 적다.

외부 조사를 하는 설암 치료는 재발하기 쉽고 양자선·중입자선, 사이버 나이프 등을 이용한 표적 조사 또한 효과가 불안정하고 심각한 후유증이 생기기 쉬우므로 피하는 게 좋다.

혹시 예방 차원이라면서 림프절 곽청을 권유받는다면 거절해야 한다. 림프절을 그대로 덜어내는 이 수술은 무의미한 데다가 삶의 질을 크게 떨어트린다. 만일 림프절 전이가 확실하다면 곽청으로 인해 암이 날뛸 우려도 있으므로 신중하게 검토하길 바란다.

또 작은 설암을 국소마취 후 수술받았는데 의사가 "절제한 조직을 살펴봤더니 남겨졌을 가능성이 있습니다, 전신마취 후에 다시 크게 절제하죠." 하고 반드시 재발할 것처럼 말한다면 상황을 보든가 소선원조사요법으로 변경하자. 재발하지 않는 경우가 훨씬 많다.

혀는 근육 덩어리라 재생되지 않으므로 크게 도려내면 평생 말투가 어눌해진 채 살아야 한다.

소선원조사요법이라면 나을 확률이 수술과 차이 없으면서 혀를 온전히 남길 수 있다. 하지만 외과의사는 그런 사실을 알려주면 수술받겠다는 환자가 없어지므로 입을 열지 않는다. 본인이 알아서 상세하게 조사하자.

곤도 선생님 치료 방침을 따른 결과

☑ 소선원조사요법 후 5년, 재발도 없고 얼굴도 변화 없이 건강하다

소선원조사요법을 받은 후 5년이 흘러 2023년이 되어서도 암은 전이하거나 재발하지 않았고 내 모습도 바뀌지 않은 채 건강하게 살고 있다. 내 경우 통증이 없었기 때문에 여유롭게 구내염이겠지, 라고 생각했다. 그러다가 느닷없이 혀 절반과 얼굴 반쪽까지 절제, 재건하는 수술이 필요하다는 충격적인 고지를 들었다. 너무도 엄청난 반전이었다.

곤도 선생님은 환자인 내가 어떻게 치료하고 싶은지 잘 들어주셨다. 내가 절대로 혀를 자르는 수술 말고 다른 방법으로 낫고 싶다고 말하니, 선생님은 검지를 내 혀 위에 대고 1밀리미터씩 찬찬히 짚어가며 환부의 감촉을 확인하셨다. 이어서 입안 전체를 손가락으로 확인하는데, 마치 신의 손이 암 진행 정도를 판별하는 것 같았다.

그렇게 환자 마음을 어루만지는 자세나 의사로서의 오랜 경험이 깃든 장인의 손길에서 위대한 사명감이 전해졌다. "웃으면서 살자고요." 하고 선생님이 남겨주신 조언이 나의 영원한 바이블이 되었다.

구인두암

구인두는 입을 벌리면 안쪽 끝에 바로 보이는 부위다.

위쪽으로 연구개(목젖), 바로 앞에 혀의 뿌리부(설근),

측면으로 편도선이 있어 저작,

연하, 발성을 담당한다.

표준치료

〈수술〉 정상조직까지 포함해서 광범위하게 아래턱뼈, 혀, 목구멍까지 절제되기도 한다.

〈방사선 치료〉 타액선 기능 장애를 막기 위해 IMRT(p.58)를 실시한다.

〈화학 방사선 치료〉 방사선 치료 효과를 높이기 위해 항암제와 병용도 흔하다.

닥터 곤도의 해설

구인두는 저작 및 연하, 발성이라는 주요 기능을 맡고 있어서 수술 후 유증이 매우 크다. 아래턱뼈가 절단되면 입을 여닫거나 음식을 잘게 부수어 삼키는 작업이 불편해진다. 혀가 절제되면 대화하기도 힘들어지고 오연성 폐렴으로 사망하는 일도 있다.

후두의 전체 적출 사례에서는 성대까지 절제되므로 자연스러운 발성이 어렵다. 하인두를 잘라내면 음식물 통로가 끊기므로 개복해서 소장 일부를 절제하여 목으로 이식하는 수술을 진행한다. 호흡할 공기를 넣고 빼기 위해 목 아래쪽에 구멍을 뚫어서 영구 기관절개관을 만든 경우, 물이 한 방울이라도 들어가면 사레들리기 때문에 입욕할 때도 조심해야 한다.

목의 림프절 곽청 또한 통증, 신경마비, 견디기 힘든 어깨결림 등의 후유증이 심각하다. 그러니 치료를 받는다면 방사선이 효과적일 것이다. 하지만 이 역시 방사선 조사 방식에 따라 타액이 잘 분비되지 않아 입안이 건조해져서 힘들다.

IMRT 도입으로 후유증은 줄었겠지만, 병원마다 방사선을 어떤 방식으로 쏘는지 모르니 보장하기는 힘들다. 방사선 치료에도 '도박' 요소가 있는 것이다.

구인두암 방사선 치료에서도 항암제를 추가하는 화학 방사선요법이 유행이지만, 많은 비교 시험 결과를 해석한 연구에서는 항암제를 추가하건 추가하지 않건 나을 확률이 같았다.[15] 항암제를 추가하면 삼키는 게 어려워져서 위루관(p.193)을 시술해야 하는 등 부작용이 어마어마하다. 그러니 방사선 단독 치료를 추천한다. 이때도 방사선 치료의사에게 항암제 병용은 싫다고 딱 잘라 말하자.

· 증언 11 · SK 씨(60대 남성)

구인두암(인유두종바이러스)

61세 때 받은 첫 검진에서 목에 큰 덩어리 발견.
방사선 단독 치료로 5년 건강

☑ 암을 발견한 계기

육식을 좋아해서 밤낮으로 스테이크를 300그램씩 먹는 날이 많았다. 술은 매일 와인을 두세 잔 마셨다. 채소나 생선은 거의 먹지 않고 지병이 있다면 통풍과 역류성 식도염이다. 신장 171센티미터, 체중은 82킬로그램이었다. 체력에 자신이 있었고 직접 세운 회사를 위해 분투하느라 건강 관리에는 무지했다.

○ **2018년 5월(61세):** 태어나 처음으로 지역 무료 건강검진을 받았는데 목에 큰 덩어리가 발견되었다. 자각증상은 없었다.

☑ 증상 및 치료 경과

○ **2018년 8월(61세):** 건강검진 클리닉 권유로 대학병원 이비인후과에서 CT 검사와 조직검사를 받았다. 진단은 '인두암 3기 혹은 4기. 크기 5센티미터, 왼쪽 림프에 전이 가능성 있음'으로 나왔다. 해당 병원에서는 암을 치료하지 못하니까 암센터에 가서 하루라도 빨리 치료를 시작하라고 했다.

○ **8월 25일:** 곤도 선생님과 상담했더니 쏙쏙 이해되었고 방치하면서 상황을 보기로 했다. 그 후 2년 동안 곤도 선생님이 "체력이 중요하니까 살이 빠지지 않게 하세요"라고 했는데 내 멋대로 확대해석해서 먹고 싶은 것을 마음껏 먹자는 의지로 고기도 먹던 양보다 훨씬 많이 먹었다.

○ **2020년 3월(63세):** 폭음과 폭식이 문제가 되어 심근경색으로 대학병원에 긴급 이송되었다.

○ **6월:** 혈액이 맑아지는 약(항혈전제) 때문에 인두암에서 상당한 출혈이 발생했고 3회 수혈받았다.

○ **7월:** 대학병원 주치의에게 암을 보고했다. 구인두암 3단계라고 진단받았다. 지혈을 위해 나흘간 플루오로유라실(Fluorouracil, 5FU로 표기)과 카보플라틴(Carboplatin)으로 항암제 치료를 받았다. 암이 절반으로 줄어들고 목 출혈도 진정되었다.

○ **7월~9월:** 방사선 단독 치료를 주치의가 승인해주었다. 한 회에 2그레이씩 35회, 총 70그레이 방사선을 맞았다. 곤도 선생님 책에 적힌 최대치 선량이었다. 치료 종료 후에는 이변 없이 지낸다.

곤도 선생님에게 문의한 내용

❶ 주치의가 3개월 입원해서 수술과 항암제 치료를 하지 않으면 암 뿌리를 뽑지 못한다고 합니다. 자각증상이 없는 데다 기운도 좋고 체력도 충분하니 상태를 지켜보는 건 어떨지 상담하고 싶습니다.

❷ 검진에 따른 조기 발견, 조기 치료는 정말로 백해무익한가요?

❸ 앞으로 암과 어떻게 공생해야 할지 조언을 부탁드립니다.

❹ 식사할 때 주의점이 있나요(곤도 선생님에게 통풍이 있다고 말씀드리지는 않았다)?

주치의에게는 곤도 선생님의 세컨드 오피니언 외래를 찾은 일에 대해서는 말하지 않았다. 하지만 눈치챘을 것이다. 주치의 치료 방침을 들으면서 곤도 선생님 생각이 진리에 가깝다는 느낌이 들어서 '통증이 나타나면 통증을 없애면 된다. 방사선 치료만 받자'라고 생각했다. 주치의에게 수술도 항암제도 받을 의사가 없다고 말해준 아내에게도 고맙다.

의사에게는 각자의 신념이 있고 저마다 자부심도 높다. 주치의에게 권유받은 치료를 거절하고 내가 바라는 치료를 실현하기 위해서 신경전 같은 밀당이 필요함을 통감했다.

닥터 곤도의 답변 및 해설

☑ 자각증상이 없으므로 상태를 지켜보겠다는 판단은 현명

❶ 자각증상이 없어 상태를 지켜보겠다는 현명한 판단을 하셨네요. 환자분의 암은 바이러스성(Human Papilloma Virus, HPV=인유두종바이러스)으로, 거의 재발하지 않는 타입입니다. 마음을 편히 가지세요.

❷ 인간독으로 암을 조기에 발견하고 치료해서 조기에 사망한 사람이 유명인 중에도 많습니다. 18대 가부키 배우 나카무라 간자부로 씨, 전 스모 선수 지요노후지 미쓰구 씨, 배우 가와시마 나오미 씨 등이 있지요. 암

을 일찍 발견해서 치료하면 나을 수 있다는 말은 의료업계가 만들어낸 환상입니다.

서양에서 건강검진을 받은 사람, 받지 않은 사람의 비교 시험을 정리해 해석한 결과를 보아도 암, 심장병, 뇌졸중 모두 건강검진으로 일찍 발견했기에 수명이 늘었다고 증명된 사례는 한 건도 없습니다. 건강검진을 받은 사람들이 오히려 일찍 죽었다는 보고는 몇 건 됩니다. 증상도 없는데 병자 취급받고 쓸데없이 검사나 투약, 수술로 심신을 다치게 하기 쉽거든요. 일본은 세계 제일의 의료 피폭* 대국으로, CT 검사만 받고도 암을 초래할 위험이 큽니다.

❸ 환자분이 앞으로 제일 안전하고 편안하게 오래 사는 방법은 밤에도 잠들지 못할 만큼 고통스러운 증상이 나타나지 않는 한 의사에게 접근하지 않는 것입니다. 검사도 건강진단도 받지 말고, 멋모르고 수술받지도 말고, 항암제도 맞지 말아야 해요. 치료를 원하신다면 방사선 단독으로 하거나 통증이 나타나면 그 통증만 없앨 방법을 생각해야 합니다. 몸에 갖추어진 저항력을 믿고 가능한 한 몸을 상처입히지 않으면서 과도한 약제 등으로 부담을 주지 말아야겠다는 마음만 가지세요.

❹ 암 환자는 현미 채식 같은 다이어트용 식이요법에 매달리기 쉽지만, 이는 자살행위입니다. 단식은 말할 것도 없습니다. 암은 정상세포를 밀어내듯 퍼지므로 튼튼한 정상세포야말로 암의 가장 강력한 방파제입니다. 저는 암에 걸린 환자에게 조금 살을 찌우라고 합니다. 좋아하는 것을 마음껏 드시면서 체력을 유지하세요.

---

* 진단이나 치료를 위해 방사선을 맞아서 방사능에 노출되는 것

인두란 코 안쪽부터 식도까지의 범위로 비인두, 구인두, 하인두로 나뉜다. 부위에 따라 암이 다르게 발생하며 치료 방법도 다르다. 구인두암의 주요 원인은 음주와 흡연이지만, 피부나 점막에 있는 세포를 매개로 사람에서 사람으로 접촉 감염하는 인유두종바이러스(HPV)로 인해 생기기도 한다. 인유두종바이러스가 원인인 경우, 음주나 흡연이 원인인 구인두암보다 훨씬 예후가 좋다.

곤도 선생님 치료 방침을 따른 결과

☑ 진단 후 5년, 수술과 항암제는 딱 잘라 거절했고 몸 상태는 양호하다

구인두암이라고 진단받고 5년, 몸 상태는 아주 좋다. 곤도 선생님에게 진심으로 감사하다.

암 치료는 두경부 암이라면 수술로 성대를 잃지 않을지, 식사는 할 수 있을지 등 지금까지 생활이 어디까지 보장될지 반드시 직접 알아보고 후회 없는 결정을 하길 바란다. 수술과 항암제를 통한 표준치료가 제일이라고 믿는 의사가 너무 많기 때문이다.

곤도 선생님 첫인상은 '건강한 사람, 여유롭게 자신의 길을 추구하는 자유인' 느낌이었다. 키가 크고 듬직한 체격으로, "체력을 잃지 않도록 저도 좋아하는 것이나 단것을 즐겨 먹어요. 단팥빵도 자주 먹습니다"라고 살갑게 건네신 말씀이 인상에 남는다.

심근경색 치료제가 요인이 되어 목에서 출혈이 심했을 때는 정말 불안했다. 주치의 방침은 우선 수술한 후 항암제를 3개월 동안 매일 투여하자는 것이었으나, "방사선 단독 치료가 가장 안전하니 항암제 병용은 싫다고 딱 잘라 거절하세요"라는 곤도 선생님 조언대로 할 수 있었다. 선생님의 갑작스러운 운명은 정말 충격이었으나 그의 신념은 굳건하게 이어받았다.

구인두암(인유두종바이러스)

암이 급속히 커져 항암제 없이 방사선 치료만 받았는데 보란 듯이 축소

☑ 암을 발견한 계기

40대부터 고혈압, 50대부터 당뇨병, 또 지병인 심부전으로 약을 여러 종류 복용했다. 택시 운전사여서 불규칙한 생활이 길었고 자주 술을 마시며 밤샘 마작도 했다.

○ **2021년 11월(67세):** 이 시기부터 목 오른쪽에 위화감을 느끼기 시작해서 2022년 1월에 가까운 이비인후과에서 진료받았다. 염증을 억제하는 약을 처방받았으나 개선되지 않았다.

○ **2022년 2월(68세):** A클리닉에서 암이 의심된다고 해서 F종합병원에 갔다.

☑ 증상 및 치료 경과

○ **2022년 2월(68세):** F종합병원에서 MRI, PET, 위카메라 검사, 조직 검사 결과 '오른쪽 구인두암(점막조직에서 발생한 편평상피암) 3센티미터, 1기, 림프절 등에 전이는 없음. 인유두종바이러스 감염이 원인'이라고 진단받았다. 수술해야 하지만 그 병원에 이비인후과가 없어 Y대학병원을 소개받았다. 수술 외 방법도 검토하고 싶었기에 2차 소견 의뢰용 검사 결

과를 문의했더니 자기 병원에서 진료받지 않으면 내어줄 수 없다는 답변이 돌아왔다. Y대학병원에서는 '수술만이 답이다'라는 방침이었기에 외과를 예약할 수밖에 없었다. 하지만 F종합병원에서 검사한 자료를 받은 후 Y대학병원 외과 예약은 취소했다.

○ **3월 19일:** 곤도 선생님과 상담 후 상황을 지켜보기로 했다.

○ **12월 7일~2023년 1월 30일:** 상담 후 9개월 방치했더니 암이 목을 막을 것 같은 기세로 커졌다. I병원에서 항암제는 병용하지 않고 방사선 단독 치료를 받았다. 29회 총 선량 60그레이였다. 치료 중에는 목의 염증이 몹시 아팠으나, 암은 놀랍도록 작아졌다.

곤도 선생님에게 문의한 내용

❶ 수술할 필요가 있습니까? 수술하면 어떤 후유증 또는 경과를 예상해야 하나요?

❷ 수술하지 않으면 어떤 상태까지 가나요?

❸ 항암제는 거부하면 되지만, 방사선 치료는 괜찮은가요?

F종합병원과 Y대학병원에서는 "방치하면 정말 엄청난 사태를 초래합니다. 암이 비대해져서 피나 고름이 줄줄 흐르고 냄새도 심해요. 말도 못하게 지독하다고요"라는 말을 들었다.

수술 외 방법을 물어도 응대해주지 않고 Y대학병원에서는 "첫 번째 수술 때는 방사선 치료를 병행하지 않습니다. 재발하면 방사선을 두 번 쏘일 수 없거든요"라고 했다. 수술해도 재발하기 쉽다는 의미가 숨어 있는 설명이라 매우 의심스러웠다.

아내 친구가 Y대학병원에서 의사가 하라는 대로 순순히 암 수술을 받고 3년 반 만에 작고한 일이 떠올랐다. 이 치료를 받는 게 좋다는 말은 아니었으니 치료하건 하지 않건 어렵겠구나 싶었다.

닥터 곤도의 답변 및 해설

☑ 수술은 논외. 방사선 치료는 조사 방식이나 선량에 주의해야

❶ 수술은 논외입니다. 구인두는 음식을 씹어 부수어서 꿀꺽 삼키거나 발성 등의 중요한 기능을 유지하게 해줍니다. 수술하면 아래턱뼈나 성대를 잘라내는 경우도 많고 식사나 말하는 게 부자연스러워지는 등 후유증이 너무 심합니다. 수술 후 다른 부위에 재발하는 일도 흔합니다.

❷ 수술하지 않으면 암이 커질지도 모르지만, 종양이 독을 내뿜는 건 아니므로 커졌다고 해서 죽지는 않습니다. 증상이 나타난 다음에 대처법을 생각해도 충분합니다.

❸ 항암제는 무의미하니까 거절하는 게 답입니다. 방사선 단독으로 치료하고 수술에 비해 후유증도 적습니다. 단지 조사 방식이나 선량을 잘못 맞추면 타액 분비가 힘들어질 수 있습니다. 늘 목이 마르고 5분마다 분무기로 칙칙 뿌려서 축여주어야 하는 환자도 보았기에 신중하게 검토하셔야 합니다. 방사선 치료하실 때 또 상담하러 오세요.

코나 입 안쪽 부위를 인두라고 하는데, 사람이 목을 졸리거나 잘리면 수분 만에 죽어버리는 것처럼, 이 부위 역시 생명과 직결된다. 인두 중에서도 구인두는 입을 벌렸을 때 안쪽 끝부분에 해당한다. 암 증상이라면, 삼킬 때 위화감이나 목이 찌릿한 느낌이 있고 입을 벌리기 힘들어지기도 하며, 통증은 없는데 목 림프절이 부어서 딱딱한 덩어리가 만져지기도 한다.

암이 작으면 입으로 기구를 집어넣어 절제할 수 있으나, 4센티미터보다 커져서 수술하면 정상범위까지 넓게 잘려나간다. 설근(혀의 뿌리) 부분도 구인두에 속하므로 혀와 목구멍 모두 전체 적출되는 사례도 있는데 그러면 성대까지 잃는다. 또 구인두암은 경부림프절로 전이되는 경우가 많아서 전이가 발견되지 않았어도 림프절 곽청을 함께 받기 쉽다. 그러면 목이 잘 움직이지 않는 등의 후유증까지 겹쳐 고생한 끝에 보통 2년 이내에 재발한다.

그래서 나는 치료하고 싶어 하는 환자에게는 방사선 단독 치료를 제안한다. 구인두암의 방사선 치료는 수술과 마찬가지로 1기부터 3기까지가 대상이다. 항암제 병용은 유해하며 무익하다. 병용하건 하지 않건 치료 성적은 똑같다는 비교 시험 결과도 나와 있다. 방사선 단독 치료를 인정해주고 데미지를 덜 받도록 조사 방식이나 선량을 고민해주는 의사를 찾는 게 관건이다.

곤도 선생님 치료 방침을 따른 결과

☑ 장인어른도 곤도 선생님 조언으로 평안히 영면하셨다. 선생님의 갑작스러

운 사망으로 공허함이 너무 크다

2014년, 89세인 장인어른이 방광암에 걸려 아내가 S암센터에 모시고 갔다. 의사는 "방치하면 고추에서 피가 물컹물컹 나와 큰일납니다. 나빠지기만 하니까 절제 수술을 하시죠." 하고 강력하게 말했다. 그러나 아버님은 고령으로 당뇨병도 있고 심장도 약했기에 상황을 지켜보고 싶다고 하니 의사가 "뭐, 수술해도 재발할 수 있으니까요"라고 했단다.

아내는 환자를 바보 취급했다고 화를 내었고, 곤도 선생님 저서를 발견하고는 상담했다. 장인어른은 무치료를 선택해 4년 동안 출혈 등의 증상을 전혀 일으키지 않은 채 93세에 오연성 폐렴으로 영면하셨다.

아내는 방치하길 잘했다면서 곤도 선생님 저서를 열 권 이상 애독했고 내 구인두암에 대해서도 부부가 함께 2차 소견을 받았다. 방치하면서 상황을 지켜보던 중에 증상이 나타나 중요한 것은 직접 여쭙기로 이야기 나누던 차였는데, 갑작스러운 선생님 사망 소식에 큰 충격을 받았다. 선생님의 연구소 직원 H씨로부터 선생님이 생전에 소개하신 병원 정보를 받아 방사선 치료를 받았다. 곤도 선생님이 세상을 떠나셨다는 헛헛함이 너무 크다.

하인두암

하인두는 식사나 침 등 삼킨 내용물이

지나가는 통로다.

구인두 아래, 식도 위에 위치하며

바로 앞쪽이 성대가 위치하는 후두다.

표준치료

〈**화학 방사선요법**〉 1~2기에 실시하는 경우가 많고, 경부림프절 영역까지 넓게 조사한다.

〈**수술**〉 주로 3~4기에 실시하지만, 1~2기에 하기도 한다. 치료법 선택은 병원에 따라 다르다.

닥터 곤도의 해설

일반적인 수술은 ① 하인두(및 식도 일부)와 후두를 전체 적출하고 ② 경부림프절을 곽청한다. 음식물이 통과하는 길이 단절되므로 ③ 개복해서 소장 일부를 잘라내어 목에 이식한다. 후두 전체를 통째로 들어내기 때문에 ④ 목 아래에 구멍을 만들어 영구 기관절개관을 끼운다. 암 진행 속도가 느리면 하인두를 남겨두는 내시경 점막절제술*을 시행하기도 하는데, 이 수술은 후두를 보존할 수 있다.

이렇게 부담이 큰 수술을 해도 하인두암의 치료 성적은 좋지 않아서, 4기의 경우 5년 생존율은 20퍼센트 정도다.

따라서 하인두암은 진행성이라 해도 수술을 받지 않는 게 정답이라고 생각한다. 그럼 어떻게 해야 할까. 선택지로는 ① 화학 방사선요법 ② 방사선 단독 치료 ③ 방치요법이 있다.

방사선 치료를 하면서 항암제를 같이 쓰는 화학 방사선요법은 수술과 달리 하인두나 후두를 남길 수 있고 진행성 암이라 해도 생존율이 수술과 같다. 그러나 방사선을 광범위하게 쏘이므로 침이 분비되지 않거나 미각을 잃는 등 삶의 질은 상당히 떨어진다.

하인두암을 방치한 환자 예후를 들을 때마다 그들이 건강할 뿐더러 높은 삶의 질을 유지하고 있다는 사실에 놀란다. 4기라도 5년 생존율은 50퍼센트를 넘는 것 같다. 문제는 경부림프절 전이가 증대하기 쉽다는 점이다. 옛날이야기 '혹부리 영감' 주인공처럼 되는 사례도 있다. 그러나 통증은 없고 몸도 약해지지 않으므로 아무것도 하지 않는 게 가장 안전하다고 나는 말한다. 이렇게 검토하다 보면 방치요법이 얼마나 효율적인지 깨닫는다.

---

* 내시경을 통해 종양세포 아래 점막하층에 식염수를 주입해 종양이 부풀어오르게 한 뒤 올가미에 전류를 흘려 떼어내는 수술

· 증언 13 · SY 씨(70대 남성)

하인두암, 식도암

암을 방치했다. 식도는 20년 동안 무사하고 하인두는 6개월 만에 커졌다

☑ 암을 발견한 계기

57세에 식도암을 발견하기까지 직장인이었는데 스트레스가 많았다. 술은 사케를 하루에 360밀리리터 정도 마셨고 담배는 30년 동안 하루에 25개비씩 피웠다. 58세에 조기퇴직 후 담배를 끊고 술을 줄였다. 운동도 시작했다.

○ 〈식도암〉 2000년(57세): 종합건강검진 결과 식도암이 발견되었다. 동시에 곤도 선생님 저서를 애독하게 되어 전체 적출 수술과 항암제 치료는 하지 않기로 결심했다.

○ 〈하인두암〉 2021년 3월(78세): 목소리가 계속 갈라져서 정밀검사를 받았더니 하인두암으로 판명되었다.

☑ 증상 및 치료 경과

○ 〈식도암〉 2000년(57세): K대학병원에서 정밀검사 후 '식도암 1기. 개복수술로 전체 적출 요함'이라고 진단받았으나 개복수술은 거절했다. 2008년까지 내시경 점막절제술(Endoscopic Mucosal Resection, EMR), 내시경

점막하박리술(Endoscopic Submucosal Dissection, ESD)*을 여러 차례 받았고 그후에는 아무것도 하지 않았다.

○ 〈하인두암〉 2021년 2월(78세): 2개월 동안 목소리가 갈라져서 동네 이비인후과에서 위카메라 검사를 받았다. 식도와 인두 모두 문제없다고 했으나 목소리가 갈라지는 증상은 여전했다.

○ 3월 17일: K대학병원에서 CT, PET, MRI, 초음파검사 후 '하인두암. 편평상피암(점막조직에서 발생)으로 길이 5센티미터, 일부 식도에 걸쳐진 4기. 전이가 아니라 다른 암'이라는 결과가 나왔다. 의사에게 종양을 항암제로 작게 한 후 수술하자고 권유받았다.

○ 3월 27일: 곤도 선생님과 상담 후 방치하기로 했다.

○ 2022년 3월 24일(79세): 두 번째 상담. 암 진행이 빨라 식사를 죽으로 바꾸었다.

○ 7월 27일: 위루관 시술(위에 구멍을 뚫어서 외부에서 영양을 흘려 넣음)을 시도했으나 내시경이 들어가지 않아 선생님에게 몇 번인가 이메일로 상담했다. 결국 기관절개를 통해 위루관을 달았다.

곤도 선생님에게 문의한 내용

❶ 식도암 전체 적출 수술을 거절했는데 건강합니다. 이번에는 하인두암 방사선 치료에 관한 상담입니다.

❷ 1년 사이 암이 상당히 커졌습니다. 앞으로 식사와 호흡을 어떻게 확

---

* 수술 내용은 점막절제술과 같으나, 2센티미터 이상 큰 종양을 특수 칼로 넓게 도려낸다.

보해야 할까요?

❸ 결국 액체밖에 못 넘기게 되었습니다. 위루관 설치에 관한 조언을 부탁드립니다.

2번 질문에 대해 곤도 선생님은 완화 케어로서 방사선 치료를 권하셨다. 하지만 K대학병원 답변은 "영상의학과에서는 완화 치료를 하지 않습니다. 환자분은 기관절개를 거부하셨으니, 방사선을 조사할 때 기도가 부어도 긴급절개를 못하잖아요. 가래도 늘어서 취침 중에 기도가 막혀 죽을 수도 있어요. 기관을 절개하면 기도는 확보되지만, 목소리는 나오지 않습니다. 삼키는 것도 나아지지 않고요. 그래도 기관절개를 받을지 말지 결정해주셔야 합니다"라는 내용이었다.

곤도 선생님에게 전달하자, "왜 그런 식으로 말하는지 모르겠네요. 환자분 종양은 방사선으로 작아질 가능성이 높은데요. 영상의학과 의사의 경험이 적거나, 이비인후과 의사가 멋대로 영상의학과 의견이 이렇다, 하고 말했을 가능성이 있습니다"라고 하셨다. 표준치료를 등지는 게 정말 힘들다.

닥터 곤도의 답변 및 해설

☑ 위루관으로 영양을 확보해서 몇십 년이나 건강하게 사는 사람도 많다

❶ 하인두암 4기 때 치료하면 5년 후에 살아 있을 확률은 20퍼센트 전후입니다. 잠들어 있는 암이 날뛰기 때문입니다. 수술과 항암제는 논외

이고, 방사선도 폐 근처까지 쏘이기 때문에 IMRT로도 부작용이 상당합니다.

확실히 오래 살려면 아무것도 하지 말아야 합니다. 아무것도 안 하면 죽음을 재촉하는 요소가 없으니까요. 단지 1~2년 안에 식사를 제대로 하지 못하게 되거나 림프가 혹처럼 부어 튀어나올지도 모릅니다. 식사 문제는, 위루관을 삽입해 영양을 확보하면서 몇십 년이나 건강하게 사는 사람도 많으니 안심하세요.

❷ 호흡이나 목 넘김을 개선하고 싶으시면 방사선 치료를 선택하세요. 림프절까지 방사선을 조사하면 미각 상실, 구내 건조 등의 부작용이 심각하므로 완화 치료로서 원발 병터에만 한 회당 2그레이씩 총 25회 타격해야 합니다. 의사에게 말해도 좋아요. 항암제는 부작용으로 죽음을 앞당기니까 안 됩니다. 항암제 병용은 거절하고 방사선 단독으로 치료하겠다고 하세요.

아니면 일시적인 기관절개는 해결책이 될 수 있습니다. 방사선을 쏘되 종양이 축소하면 기관절개부를 원래대로 돌려달라고 이비인후과와 약속해놓으세요. 기관절개라는 아주 작은 수술로는 암이 날뛰지 않을 겁니다.

❸ 위루관은 설치하는 게 좋습니다. 위루관 시술을 위한 개복은 위 절제에 비해 훨씬 작은 부위만 절개합니다.

항암제나 방사선에 찬성하지 못하는 이유는 ① 항암제는 독성이 강하므로 한 번만 복용해도 죽을 가능성이 있고 ② 종양을 작게 하는 힘이 약하기 때문이다. 또 방사선은 항암제보다 효력이 강하지만 효과가 나타날 때까지 몇 주나 걸릴 가능성이 크다. 더욱이 방사선을 하인두에만 조사해주는 병원이 있을지도 의심스럽다. 귀 아랫부분부터 넓게 방사선을 조사해 구내염, 미각 상실, 입안 건조가 평생 이어지는 등의 후유증이 반드시 남는다고 보기 때문이다.

최근에는 내시경검사로 초기 하인두암을 발견하는 사례도 급증했다. 하인두를 남길 수 있다는 말에 내시경으로 점막절제술을 받았다가 상처가 딱딱하게 쪼그라들고 하인두가 좁아져 식사하기 불편해진다. 내시경으로 절제할 수 있는 병변이라면 유사암이므로 치료할 필요 없다.

곤도 선생님의 치료 방침을 따른 결과

☑ **식도암은 전체 적출을 거절한 게 신의 한 수였다. 하인두암 진행은 상상을 초월했다**

내 경우 식도암과 하인두암이라는 각기 다른 암을 경험해서 증상과 진행 상황이 완전히 달랐다.

선생님 저서 《암의 역습》에 나온 "암을 치료하지 않으면 점점 커지고 악화해 빨리 죽어버리지 않을까?", "그건 만들어낸 이야기로 사실은 반대다"라는 내용이 식도암 경우와 딱 맞아떨어졌다. 전체 적출 수술을 거절한 후 20년 이상 무사히 지냈다.

한편 하인두암은 진행이 매우 빨랐다. 만일 2021년 3월에 식도 일부와 후두를 잘라내는 대수술을 받았더라면 암이 날뛰었을까? 아내의 지인은 하인두암 수술 후 2년 만에 돌아가셨다. 하지만 방치한 내 암도 점점 커졌다.

무언가를 삼키기 어려워지자마자 바로 K대학병원에 갔더라면 적어도 기관절개 없이 위루관을 만들었을지도 모른다. 하인두암 수술은 전적으로 거부하지 않는 게 좋았을까. 내 안에서 어려운 이 문제에 답을 내기까지 앞으로 몇 년 더 걸릴 것 같다.

· 항암제로 낫지 않는 고형암 ·

후두암(성문암)

발성 장치인 성대와 그 부근에 생기는 후두암.

목소리가 갈라지므로 조기에 발견할 수 있어

대부분은 1기에 발견된다.

후두 전체 적출은 피하길 바란다.

표준치료

〈**방사선 치료**〉 1~2기에는 방사선 치료가 첫 번째 선택지다. 3~4기로 넘어가면 화학 방사선요법이 많다.

〈**수술**〉 1~2기의 1차 치료는 후두 온존 수술, 3~4기 1차 치료는 후두 전체 적출.

〈**항암제 치료**〉 재발해도 수술하지 못하는 경우 항암제 치료로 넘어 간다.

닥터 곤도의 해설

후두암은 성대를 중심으로 목 부위에 생기는 암이다. 암이 발생하기 쉬운 곳은 성대와 성대 위로, 부위에 따라 위에서부터 성문상부암, 성문암, 성문하부암으로 나뉜다. 여기에서는 비율이 가장 많은 성문암에 관해 설명하겠다.

목에 생기는 암은 치료법을 통해 자연스러운 호흡과 목소리, 식사 기능을 남길 수 있는지가 관건이다. 1~4기 모두 무조건 후두 전체 적출은 피해야 한다. 목 전체를 절제하므로 자연스러운 발성이 나지 않으며 '호흡은 기도로, 음식은 식도로'의 구별 기능도 상실한다. 목에 뚫은 10원짜리 동전 크기의 구멍(영구 기관절개관)으로 호흡하고 호스(위루관)를 통해 영양을 섭취해야 할지도 모른다.

지금은 일본 내 이비인후과 의사들이 진행성 암이라도 후두를 남겨두는 데 초점을 맞춘다고 한다. 그러나 이비인후과 의사는 본질적으로 수술을 좋아한다. 후두 전체 적출로 유도당하지 않도록 주의하자.

내가 의사로 일하기 시작한 1970년대 중반, 게이오대학 병원 이비인후과에서는 조기 후두암에 대해 교수는 방사선 치료를, 조교수는 후두 전체 적출을 제안할 정도로 의사에 따라 치료 방침이 달랐다. 내가 조교수에게 진행성 암도 방사선으로 고칠 수 있다고 했더니 그는, "젊은 의사들이 훈련하기 위해서라도 수술은 필요하니까"라고 했다. 나중에 그는 다른 대학에 교수로 승진해서 갔다. 젊은 의사 육성을 위해 전체 적출을 이어온 공로를 인정받은 것이리라.[16]

1~2기는 방사선 치료만 받건 전체 적출 수술을 받건 나을 확률이 같다. 당연히 방사선을 선택해야 한다. 3~4기 역시 ① 후두 전체 적출과 ② 방사선 치료 생존율이 같으므로 마찬가지다.

·증언 14·	OS 씨(80대 남성)

후두암, 전립샘암

전립샘암 9년, 후두암 7년. 하고 싶은 일을 할 수 있다는 행복감

☑ 암을 발견한 계기

○ 정년퇴직 후에도 70대 후반까지 종합상사 등에 근무했으나 부정맥이 생겨 은퇴했다. 아침 6시 30분에 기상해 매일 산책하는 규칙적인 생활을 보냈다. 균형 잡힌 식습관을 갖도록 했고 담배는 피우지 않았으며 술은 70대 초반에 끊었다.

○ 〈전립샘암〉 2002년(65세): 이 시기부터 PSA 수치가 높아지고 A병원에서 일 년에 여러 번 직장수지검사(의사가 항문으로 손가락을 넣어 전립샘을 확인하는 검사)를, 몇 년에 한 번 조직검사를 받았다.

○ 〈후두암〉 2013년(76세): 쉰 목소리가 나기 시작했고 목에 위화감을 느꼈다.

☑ 증상 및 치료 경과

○ 〈전립샘암〉 2014년 3월(77세): 전립샘암 진단. 진행도에 관한 설명은 없었음. PSA 수치가 정상범위 4에서 44나노그램 밀리리터당(44ng/ml)까지 올라 정밀검사로 판명했다. 채혈, 조직검사, MRI, 전신의 뼈 신티그래피(Bone Scintigraphy, 특수 카메라로 뼈 전이를 조사함), 초음파, 채뇨 등의 검

사를 진행했다.

○ **3~8월:** 호르몬요법을 진행했다. 주사는 류프로렐린(Leuprorelin), 내복약은 비칼루타미드(Bicalutamide)를 썼다. PSA 수치가 3 이하로 떨어졌다. 호르몬요법을 2년 더 받고 방사선 치료를 권유받았으나 바로 대답하지 못했다.

○ **8월 14일:** 곤도 선생님과 상의해서 이후에는 방치했다. 정기 검사도 일 년만 더 받고 그만두었는데 9년 내내 무사하다.

○ **〈후두암〉 2016년 11월(79세):** 가까운 클리닉에서 목 불편을 호소하니 이비인후과로 가라고 했다. T대학병원 내시경검사에서 '후두암, 오른쪽 후두에 종양' 진단을 받았다.

○ **2017년 1월 17일(80세):** 입으로 기구를 집어넣어 레이저를 쏘는 레이저 후두 절제술로 오른쪽 후두 종양을 제거했다. 수술 자체는 10분 정도에 끝났고 24일에 퇴원했다. 입원 중에는 필담으로 소통했으나 발성 훈련을 통해 회복했다.

○ **2월 2일:** 방사선 치료에 관해 곤도 선생님과 상담했다.

○ **2~3월:** C의료센터에서 방사선을 1회 2그레이씩 총 60그레이 조사했다. 그 후 6년간 아무 일 없다.

곤도 선생님에게 문의한 내용

❶ **〈전립샘암〉** 호르몬요법 2년 추가와 IMRT를 전립샘과 정낭에 1회 2그레이씩 39회, 총 78그레이 권유받았습니다. 둘 다 부작용이 심할 것

같아 보류 중입니다. 치료를 받아야 할까요?

❷〈후두암〉주치의가 "악성 암세포가 수술로 완전히 제거되지 않았으니, 방사선 치료를 30회 정도 받는 게 어떨까요?"라고 합니다. 이 추가 치료는 필요한가요?

전립샘암 추가 치료를 망설이던 때 둘째 아들이 연락해서 도서《암 치료가 당신을 죽인다》를 빨리 읽어보라고 하기에 바로 구매했다. 만일 암이 악화한다면 책에 쓰여 있던 고환절제술(정소 제거로 남성 호르몬 분비를 억제해 암세포 증식을 막는 수술)이 결과가 빨리 나오고 경제적이라 나을 듯했다. 이론으로 무장한 후 주치의와 얘기하고 싶어서 외래 센터를 예약했다. 상담 후 전립샘암 추가 치료를 받지 않고 방치했는데, 3년이 지난 현재 몸 상태도 좋고 하고 싶은 일이 생겼다. 후두암 추가 치료에 관해서도 의견을 여쭙고 싶다.

닥터 곤도의 답변 및 해설

☑ 후두암에는 방사선이 효과적. 재발 시 항암제 치료는 피할 것

❶ PSA 검사에서 발견된 전립샘암은 거의 병리 검사에서 암이라고 진단받았다고 해도 다른 장기로 전이 능력이 없는 유사암입니다. 내버려두어도 죽지 않습니다. 앞으로는 검사도 치료도 전혀 필요 없습니다. 의사와 가까이하지 않도록 하세요.

❷ 환자분의 후두암은 방사선만으로 98퍼센트 이상 치유를 기대할 만

합니다. 수술 후 방사선 치료에 대해서는 데이터가 적지만 이번에는 방사선 치료를 추가해도 좋겠네요.

후두암은 1기 때 방사선 치료를 하면 10퍼센트 정도가 성대에 재발하지만, 그 단계에서 새로 수술하면 거의 모든 사람이 낫는다. 수술도 재발 방식에 따라 다르지만, 꼭 성대 전부를 절제할 필요도 없다. 담당 의사에게 성대를 남기고 싶다고 강력하게 주장하자.

문제가 되는 것은 2기 이상의 치료다. 특히 3~4기에 이르면 수술하는 환자가 늘지만, 먼저 방사선을 조사해보고 나을 것 같지 않으면 수술하는 방침을 따르자. 처음부터 수술하는 것과 같은 치료 성적이 나온다. 의사가 하라는 대로 수술에 돌입하지 말아야 한다.

방사선에 항암제를 추가하는 화학 방사선요법에 대해서는 ① 방사선 치료 단독일 경우와 ② 방사선과 항암제를 병용한 경우를 비교한 비교 시험이 있다. 후두를 남길 확률은 ②의 항암제를 더하는 쪽이 10퍼센트 이상 높았다. 그러나 ②는 후두암 외 원인이나 치료로 사망할 확률이 높고 결과적으로 ①과 ②의 생존율은 차이가 나지 않았다.

생존율에 차이가 없다면 후두를 남길 수 있는 화학 방사선요법을 선택하고 싶어질 것이다. 그러나 다른 보고에서는 방사선과 항암제 치료를 병행하면 네 명 중 한 명꼴로 목 근육이 딱딱해지고 음식물을 제대로 삼키지 못한다고 밝혀졌다.[17] 결과적으로 오연성 폐렴이 생기거나 위에 구멍을 뚫어 몸 밖에서 튜브로 유동식을 흘려 넣는 위루관 생활에 의지해야 한다.

따라서 진행성 암을 치료할 경우, 방사선 치료를 선택하는 게 당연하다고 해도 항암제를 같이 쓰느냐 마느냐가 매우 고민스러운 일이다. 심각한 후유증이나 부작용으로 죽음에 이르렀을 때 책임을 짊어져야 하는 사람은 본인이다. 판단을 의사에게 맡기지 말고 스스로 잘 생각해 결정해야 한다. 게다가 재발했을 때 항암제 치료는 무의미하며 해롭기만 하므로 받지 말자.

곤도 선생님 치료 방침을 따른 결과

☑ 독자적인 곤도 이론을 지지하는 사람이 의외로 많지 않을까

암 환자 경력 9년째다. 시민강좌나 남성 요리 교실에도 다니면서 하고 싶은 대로 한다.

곤도 선생님은 증거를 존중하는 것 같아 선생님 의견을 신뢰했다. 그래서 두 가지 암의 치료가 끝난 후에는 정기 검사를 1~2년 만에 그만두었다. 검사할 때마다 1만 엔 가까이 드는 데다 어떻게든 꼬투리를 잡혀 이러쿵저러쿵 말을 듣는 게 귀찮아서다. 아내도 병원에 동행하는 수고가 줄었다면서 좋아한다.

실제로 곤도 선생님을 만나보니 일반 사람보다 두 배 더 넓은 인격이 전해졌다. 미국의 최신 시설에서 공부한 경험도 학문에 임하는 자세를 키우는 데 영향을 주었으리라. 일본 사회에는 규정이 많아서 따르지 않으면 큰 저항을 만난다. 하지만 곤도 선생님은 독자적인 길을 개척한 분이다. 의료계에서 미움받으면서도 기쿠치 칸 상도 받았다. 의외로 폭넓은 지지자가 있는 게 아닐까 싶다.

두 번째로 선생님 외래 센터를 방문했을 때 "선생님 이론에 믿음이 가서 또 찾았습니다." 하고 말했더니 매우 기뻐하셨다. 정중하게 손수 그림까지 그려가면서 설명해주셨다. 합이 맞는다고 할까, 마음이 통한 것 같았다. 만날 수 있어 영광이었다.

・항암제로 낫지 않는 고형암・

갑상샘암(유두암)

압도적 다수는 덩어리가 없고

건강검진 등에서 초음파검사로 발견된다.

암 종류는 조직형에 따라 다양하지만,

90퍼센트 이상을 차지하는 유두암에 관해 다루겠다.

표준치료

〈수술〉 증상발견 암이건 검진 발견 암이건 정상적인 갑상샘 부분까지 절제한다. 검진 발견 암이라도 기관 주위에 있는 림프절을 곽청하는 경우가 많다.

〈비수술 요법〉 방사선 감수성*이 낮으므로 방사선 외부 조사는 선택할 수 없다. 항암제도 쓰지 못한다.

닥터 곤도의 해설

---

* 방사선이 조사되었을 때 민감하게 반응하는 정도를 나타내며 세포분열 빈도가 크거나 분열 수가 많을수록 감수성이 높다. 반대개념은 방사선 저항성

검사기기가 없었던 수십 년 전까지 갑상샘암은 거의 목젖 아래쪽에 통증 없는 단단한 덩어리가 생겨 발견되었다(증상 발견 암). 지금은 덩어리가 없는데도 건강검진 등의 초음파검사에서 발견되어 수술까지 하는 바람에 힘든 상황에 맞닥트리는 사람이 많다(검진 발견 암).

그러나 건강검진에서 발견되는 갑상샘암을 수술해보았자 무의미하다. 가령 한국에서는 1990년대부터 건강검진이 활발해지면서 갑상샘암 발견 횟수가 15배로 뛰어올랐다. 그러나 사망 건수는 전혀 줄지 않았다.[18]

그런데도 수술 합병증이나 후유증은 심각하다고 알려졌다. 호르몬을 분비하는 부갑상샘까지 절제하면 부갑상샘 기능이 떨어져서 평생 약물에 빠져 사는 사람이 11퍼센트다. 성대를 움직이는 되돌이후두신경(Recurrent Laryngeal nerve, RLN)*이 잘려 정상적인 목소리를 잃는 사람도 2퍼센트 있다.

사실, 성인 세 명 중 한 명은 미세하면서 해롭지 않은 갑상샘암을 보유한다(잠재 암). 검사받지 않으면 평생 알아채지 못하고 무사히 지낼 수 있는데 발견된 탓에 수술까지 해서 힘들어진다.

만일 건강검진에서 갑상샘암이 발견되었다고 해도 잊고 살자. 나는 갑상샘암이 발견되어도 수술은 받지 않기로 정해놓았다. 덧붙이자면 유사암은 내버려둔다고 해서 새로 전이가 생겨 진짜암으로 바뀌거나 하지 않는다. 그러니 검진에서 유사암을 아무리 다량으로 일찍 발견해 수술해도 암사망률을 줄이는 효과는 없다.

---

* 뇌의 미주신경에서 갈라져 나오는 신경 가지로, 후두의 오른쪽과 왼쪽에 한 개씩 있으며, 나온 방향과 반대 방향인 후두를 향해 돌아 올라간다.

갑상샘 유두암

4기인데도 방치했더니 암이 두 개 사라졌다

☑ 암을 발견한 계기

헤어디자이너로 일하느라 30년 동안 생활이 불규칙했다. 밥을 지어 먹으며 체력을 키웠고 점심 도시락도 손수 준비했다. 40대에는 미용실을 열어 숨 돌릴 틈도 없이 일했다. 엄마가 2008년에 대장암 말기라고 진단받아 입원했고 항암제 치료로 몸이 계속 마르더니 한 달 만에 돌아가셨다. 암 치료에 크게 의문을 품게 되었다.

○ 2018년 1월(49세): 피로가 풀리지 않아서 가까운 병원에서 상담하니 갑상샘 검사를 권유받았다. I병원에서 소변검사, 혈액검사, 초음파검사, 세포진* 검사를 받았다.

☑ 증상 및 치료 경과

○ 2018년 1월 29일(49세): I병원에서 내린 진단은 '갑상샘 유두암. 좌엽에 두 개 확인. 전체 적출 수술을 추천하지만, 우리 병원에서는 수술 환자가 밀려 있어서 당장은 불가능'이라는 내용이었다. N의대로 소견서를

---

* 세포를 채취해 악성 세포가 있는지, 추정되는 조직 진단이 무엇인지 세포학적으로 진단하는 검사

넘겨주었다.

○ **2월 5일:** N의과대학에서 수술 일정과 방침을 의논했다. 초진까지 수 주간 기다려야 했고 의사 설명도 받아들이기 힘들어 수술을 거절했다.

○ **2월 12일:** 곤도 선생님과 상담해 방치를 결심했다. 2019년과 2020년에도 상담했다.

○ **11월:** I병원으로 돌아가 다시 검사했더니 갑상샘 우엽에도 암이 발견되었는데, "4기입니다. 돌아가시겠네요"라고 선고받았다.

○ **2020년 2월(51세):** 증상이 나타나지 않아 방치를 이어오다가 다른 병원에서 검사했더니 좌엽 암은 사라졌고 우엽은 안쪽에 무언가 있는 것 같다고만 했다.

○ **2023년 7월(54세):** 치료받지 않고 5년 반이 흘렀고, 아무 문제 없이 한여름에도 불볕더위를 견디며 자원봉사를 할 수 있을 정도로 건강하다.

곤도 선생님에게 문의한 내용

❶ 자각증상도 없는데 갑상샘 전체 적출을 권유받은 후부터 환자를 치료로 몰아붙이는 현대 의료체계에 강한 위화감을 느낍니다. 치료할 필요가 있을까요?

❷ 암 방치요법에 관해 자세하게 여쭙고 싶습니다.

❸ 수술하지 않는 선택을 알려주는 의사가 왜 한 명도 없나요?

엄마가 돌아가시기 전 마지막 한 달, 나는 일을 쉬면서 엄마를 돌보았다. 몸 상태가 좋지 않다고 하면서도 몇 년이나 일상생활을 누리셨는데 항암제를 맞자마자 거동하지 못하고 식사도 제대로 못하다가 한 달 만에 내 곁을 떠나버리셨다. 엄마의 죽음을 받아들일 수 없어서 몇 년 동안이나 우울 상태였다.

이번에는 내가 갑상샘암 전체 적출술을 권유받으니, '도나도나(Dona, Dona)'* 노래에서 마차 위에 탄 슬픈 눈의 송아지가 된 기분이었다. 이런 저런 정보를 찾다가, '어째서 다른 길을 제시하는 의사가 없는 거야?' 하는 의문이 샘물처럼 솟아나던 와중에 마침 곤도 선생님이 출연한 예능 토크쇼 '긴스마' 동영상을 발견했다. 이거야! 라는 생각에 동영상 보기를 마친 후 그 자리에서 예약했다.

<h2 style="text-align:center">닥터 곤도의 답변 및 해설</h2>

☑ 수술해도 생존율은 올라가지 않는데 후유증은 무시무시함

❶ 방치하는 게 좋습니다. 검사에서 발견되는 갑상샘암은 유사암이므로 크게 자라지 않습니다. 상태를 지켜보다 보면 사라지기도 하거든요. 수술해도 생존율은 오르지 않는데 후유증은 심합니다. 갑상샘 주변에는 여러 신경과 근육, 림프절이 둘러싸여 있거든요. 그것들이 손상되면 목소리가 갈라지거나 어깨를 들어올리지 못하기도 하고 호르몬 불균형이 생기는 등 말도 못합니다. ① 잊어버릴 것 ② 검사받지 말 것 ③ 의사와 친해

---

* 시장으로 끌려가 도살되는 송아지의 애절함을 노래한 유대 민요로, 미국 가수이자 인권운동가 존 바에즈가 이 노래를 커버해 부르면서 세계적으로 유명해졌다. '도나'는 히브리어로 '이랴'라는 뜻이다.

지지 말 것, 이것을 지켜주세요.

❷ 암이라고 진단받아도 증상이 없다면 방치하고 상황을 보세요. 통증이나 호흡곤란 등의 증상은 완화 케어로 철저하게 막으면 됩니다.

치료한다고 해도 몸을 상하게 하지 않고 체력도 유지하면서 장기를 건드리지 않는 방법을 선택해야 합니다. 이것이 암 방치요법입니다.

❸ 갑상샘암이라고 진단받으면 하나같이 정상적인 부위까지 절제합니다. 이것이 일본이건 미국이건 표준치료로 되어 있습니다. 조직형에 따라 몇 가지 종류로 분류되는데, 90퍼센트 이상이 갑상샘 유두암입니다. 이 암은 방사선 민감도가 낮아서 방사선 외부 조사는 채택하지 않습니다. 항암제도 쓰지 않고요. 즉 갑상샘암 수술을 하지 않는다는 것은 치료하지 않는다는 것입니다. 그런 말을 하면 저처럼 의료계 이단아 취급을 받으니까 평범한 의사는 생활하기 힘들죠.

갑상샘에는 좌엽과 우엽이 있는데 미국에서는 보통 좌우 양쪽의 갑상샘을 적출한다(전체 적출). 일본에서는 암이 있는 쪽만 적출하는 경우가 많으므로(반 적출) 그나마 낫지만, 전체 적출술도 실시되고 있다. 검진 발견 암이라도 기관 주위 림프절을 곽청하는 경우가 많으므로 후유증이 한층 심각해지는 것이다.

증상 발견 암은 암이 기관을 잠식해버리는 등 악화한 상태로 발견되는 사례도 있다. 하지만 진행도에 상관없이 수술하면 수명이 연장된다는 증거는 없다.

꼭 수술해야 한다면 누구에게, 어느 부위까지 수술받을지가 큰 문제다. 갑상샘은 목의 얕은 곳에 있어서 수술이 간단해 보이지만, 방심은 금물이다. 갑상샘 주위를 지나는 신경을 건드리면 성대가 움직이지 않게 되기도 한다. 신중히 의사를 선택하고 수술 범위를 결정하길 바란다.

곤도 선생님 치료 방침을 따른 결과

☑ 사실은 허구보다 기묘하다. 의사 세 명이 죽는다고 했는데 이렇게 쌩쌩하다니

나는 의사 세 명으로부터 죽음을 선고받았다. 첫 번째는 N의대에서 "수술하지 않으면 시한부 10년", "어떤 식으로 죽음을 선택할지?", "목 혈관이 파열해 질식사합니다"라는 말을 들었다. 두 번째는 I병원에서 "4기니까 돌아가시겠죠. 아시겠어요? 수술하지 않으려면 더 이상 오지 마세요"라고 했다. 세 번째는 완화 케어 클리닉에서 "고향에서 마지막 가시는 길을 돌봐줄 의사를 찾아 준비하세요"라는 말까지 들었다.

귓속으로 들어오는 한마디 한마디가 불안한 마음에 대못을 박는 듯했고 기분은 나락으로 떨어졌으나, 친구들 도움으로 겨우 다시 일어났다. 하지만 사실은 소설보다 기묘하다. 갑상샘 좌엽 암은 사라졌고 일과 자원봉사 활동에 매진하면서 5년 반이 흐른 지금, 나는 쌩쌩하다!

수간호사인 지인은 갑상샘암에 걸려 전체 적출을 받았는데 한동안 목소리가 나오지 않았다. 2년 지난 지금도 손끝 저림이나 허리 통증이 낫지 않아 재활치료를 이어가고 있다. 목에는 도드라진 흉터가 있다. 만일 내가 전체 적출을 받았다면 미용사 일을 계속할 수 있었을까?

곤도 선생님이 손수 써주신 메모를 다시 보니 말의 깊이와 진심이 5년 전보다 더욱 사무친다.

> **· 항암제로 낫지 않는 고형암 ·**

소세포폐암

폐암 중 15퍼센트를 차지하며

암세포 크기가 작은 것을 소세포폐암이라고 부른다.

암 진행 단계는 전통적으로

제한성과 확장성으로만 나뉜다.

표준치료

〈**제한성**〉 1~2기에는 수술이 가능하다. 초발 병소에 가깝게 림프절을 절제한 후 항암제 치료로 넘어간다. 수술할 수 없는 1기는 정위 방사선 치료, 2기는 통상의 방사선 치료, 3기는 화학 방사선요법을 진행한다.

〈**확장성**〉 다제병용 항암제 치료. 증상 완화를 위해 방사선 치료를 하기도 한다.

닥터 곤도의 해설

증상은 기침, 가래, 피 섞인 가래(혈담), 호흡곤란, 흉통 등이며, 자각증상 없이 건강검진에서 발견되기도 한다. 절제에 성공한 소세포폐암 사례의 5년 생존율이 40~50퍼센트나 되긴 하지만, 절제된 사례는 1~2기 환자들이니 수술하지 않았다면 좀 더 오래 살지 않았을까. 이런 의문이 강하게 든 이유는 수술 후 1년 이내에 사망한 환자 역시 거의 20퍼센트나 되기 때문이다.[19]

1~2기에서 수술이 가능한 사례는 검진 시 발견되는 암이 압도적으로 많으므로 환자가 건강했음을 의미한다. 그런 경우에는 내 경험상 내버려 두어도 (전이가 숨어 있는 진짜암이라 해도) 몇 년이나 살 수 있다. 그런데도 수술받으면 바로 죽어버린다는 건 수술이나 항암제 부작용에 치이는 데다가 암이 날뛴 게 확실하다.

또 확장성 소세포폐암은 오래 살지 못한다고 한다. 영국 통계에서는 1년 이내에 80퍼센트가, 5년 이내에 95퍼센트 이상이 사망했다.[20] 이 또한 항암제가 원인이 아닐까? 항암제 치료를 받는다는 건 환자가 건강한 사례로, 만일 기침이나 가래 등의 증상이 나타나도 손대지만 않으면 그렇게 쉽게 죽지 않는다. 항암제가 사망 시기를 앞당기는 것이 확실하다고 본다.

따라서 소세포폐암은 삶의 질이 떨어지는 괴로운 상태가 아니라면 수술이나 항암제 치료를 받지 않아야 한다. 방사선 치료도 암이 날뛸 가능성이 있으니 방치하고 힘든 증상이 나타나면 방사선으로 증상을 완화한다. 완화 케어에 집중하는 게 득이다.

・항암제로 낫지 않는 고형암・

비소세포폐암(선암, 편평상피세포암 등)

전체 폐암의 85퍼센트를 차지하며

암세포 크기가 큰 유형이다.

비소세포폐암은 다시 선암이나 폐 편평상피세포암 등으로 나뉜다.

무증상 검진 발견 암도 상당히 많다.

표준치료

〈수술〉 수술이 가능하면 초발 병소와 가까운 림프절까지 절제하고 항암제 치료가 유도된다.

〈방사선 치료〉 모든 병기가 방사선 치료 대상이다. 1기는 대부분 고밀도 방사선 치료다.

〈화학 방사선요법〉 방사선과 항암제를 병용하는 화학 방사선요법은 3기에 흔히 이루어진다.

닥터 곤도의 해설

결론부터 말하면, 폐암은 모두 방치하고 증상이 나타나면 완화 케어에 집중하는 게 최선이다. 비소세포폐암(선암, 편평상피세포암 등)으로 진단받아 수술이나 항암제 치료를 시작한 환자 대부분은 건강했던 사람이라도 눈에 띄게 쇠약해지거나 사망한다.

내 진료 경험상 증상 없이 검진 때 발견한 암을 방치한 경우, 5년 생존율은 100퍼센트에 가깝다. 그러나 1기의 검진 발견 암이라도 치료를 받으면 5년 생존율은 70퍼센트 전후까지 떨어진다. 그렇게 되는 주요 원인은 ① 수술이나 항암제, 드물게 방사선 부작용이나 후유증에 따른 치료사거나 ② 몸에 숨어 있던 암세포가 치료하면서 깨어나 날뛰기 때문이라고 생각한다.

따라서 검진 발견 암은 치료하지 않는다. 단지 20퍼센트 정도 진짜암이 섞여 있으므로 언젠가는 전이가 발견되거나 버거운 증상이 생길 수 있다. 그때 완화 케어에 집중하면 수술로 인한 죽음이나 항암제 치료에 따른 급사 등은 일어나지 않으며 훨씬 오래 살 수 있다.

한편, 기침이나 흉통 등 증상이 있어 진단받은 경우는 암이 퍼져 있어 수술이 어렵고 약물요법 위주로 치료한다. 그러나 항암제, 분자 표적 치료제, 면역 관문 억제제 등을 신약으로 승인받기 위한 비교 시험 대부분은 제약회사가 주도권을 쥐고 있다. 제약회사와 관계없는 비교 시험에서는 약물을 사용한 환자그룹과 사용하지 않은 환자그룹의 생존곡선에 차이가 없다.

결국 어떤 경우에건 치료는 거부할 것, 힘겨운 증상이 나타나 삶의 질이 떨어진다면 진통제나 방사선 등으로 완화 케어에 집중할 것, 이것이 가장 편안하고 안전하게 오래 사는 길이다.

폐 선암

암 선고 후 방사선 치료만으로 8년, 전이 후 6년째로, 평소처럼 생활한다

☑ 암을 발견한 계기

어린 시절부터 고기를 먹지 못했고 단백질은 달걀이나 생선을 통해 섭취했다. 30대부터 재택근무를 했으며, 식사는 거의 직접 지어서 먹었다. 45세까지 흡연했고 운동은 밤에 하는 스트레칭 정도다.

○ **2014년 4월(53세):** 이 시기부터 손발 저림, 곤봉 손가락(손가락 끝이 북 치는 채처럼 불룩해짐), 체중감소 등이 신경 쓰이기 시작했다. 모두 폐암 환자에게 흔히 나타나는 증상임을 나중에 알았다.

○ **2015년 6월(54세):** 시에서 진행한 엑스선 검사에서 폐에 그림자가 발견되었다. 다른 병원에서 CT 검사를 받았다.

☑ 증상 및 치료 경과

2년 동안 방사선 단독 치료를 받았다. 수술이나 약물치료를 피하면서 8년이 흘렀는데 일상적으로 계속 일하고 있다.

○ **2015년 6월(54세):** CT 검사에서도 폐에 그림자(오른쪽 폐에 3센티미터 종양)가 확인되었다.

○ **7~8월:** N의료센터에서 진행한 조직검사에서 '폐 선암(비소세포폐암

중 선암)' 진단을 받고, 이어서 조영 MRI, PET-CT, 조영 CT 검사 결과 '종양 한 개, 3센티미터 전후로 1B 단계)'라고 진단받았다. 호흡기내과에서는 수술을 권고했으나 방사선으로 치료하고 싶다고 우겨서 영상의학과로 옮겼다.

O **8월 22일:** 곤도 선생님과 상담했다. 방사선 치료를 받는다니까 응원해주셨다.

O **8월 말:** 암 상담센터에 갔다가, 폐암 방사선 치료는 N대학병원이 풍부한 실적을 보유하고 있음을 알았다.

O **9~10월:** N대학병원에서 3차 소견을 듣고 전원해서 방사선 표적 조사(정위 방사선 치료)를 받았다(1회에 8그레이씩 총 64그레이).

O **2017년 7월(56세):** 종양표지자 검사와 CT 검사를 통한 정기 검사에서 폐 전이가 발견되었다.

O **8~9월:** 통상적인 방사선 치료를 받았다(1회 2그레이씩, 총 66그레이).

O **2023년 8월(62세):** 폐암 선고로부터 8년, 전이 치료 후 6년이 흘렀고 컨디션은 좋다.

곤도 선생님에게 문의한 내용

❶ 진짜암, 유사암 가능성은 어느 정도인가요? 저는 손 저림 등의 증상이 있으니 진짜일 가능성이 높은가요?

❷ 치료를 받는다면 수술과 방사선 치료 중 어느 쪽이 나을까요?

❸ 영상의학과를 소개해주려고 하지도 않고, 영상의학과 의사는 또 호

흡기내과 의사 눈치를 보는데 왜 그런가요?

2000년에 처음으로 곤도 선생님 저서를 읽고 '의사 말만 믿고 치료 열차에 탑승하면 끔찍한 일을 겪을 위험이 있음'에 전율했다.

수술을 권유받았으나, 초기 폐암이라면 수술과 방사선 치료로는 치료 성적이 거의 달라지지 않을 것 같았다. 몸에 메스가 들어오면 암이 날뛰어서 수년 이내에 죽지 않을까, 라는 생각에 수술은 하고 싶지 않다고 우겼다. 간신히 영상의학과 전과에 성공했다. 그러나 영상의학과 과장은 불편한 듯 "다른 과와 충돌을 일으키지 마세요"라고 했다. 불신과 불안이 커져서 곤도 선생님께 상담을 신청했다.

닥터 곤도의 답변 및 해설

☑ 비소세포폐암 1기는 70퍼센트가 유사암

❶ 비소세포폐암 1기의 경우 유사암일 가능성이 70퍼센트, 진짜암일 가능성은 30퍼센트입니다. 환자분처럼 증상이 있다면 진짜일 가능성이 조금 커집니다.

❷ 저는 무증상으로 폐암이 발견된 사람에게는 "잊어버리세요. 종양이 10센티미터가 되어도 문제없습니다. 이제 검사는 받지 말고 의사에게 접근하지 마세요"라고 합니다. 하지만 환자분은 증상이 있고 점점 힘들어질 생각을 하니 치료받지 않는 게 좋다고 말할 용기가 없군요. 수술은 상처 부위에 암세포가 집중되거나 전이가 갑자기 커져서 재발이 많아지기

때문에 권하고 싶지 않습니다. 환자분 종양은 3센티미터로, 표적 조사(정위 방사선 치료)가 가능합니다. 반년 후, 1년 후에는 열에 아홉은 지금보다 커지고 방사선 치료를 하기 어려워집니다. 하려면 지금 해야 합니다. 단지 방사선 치료로 모든 환자가 낫는 것이 아니고 부작용도 있으니 치료받는 게 좋다고도 하기 어렵습니다. 도박 같은 면이 있어요. 그 부분은 본인이 고민해주세요.

❸ 영상의학과에서는 호흡기내과를 통해 환자를 나누어 받는 상황이라 어느 병원이든지 입지가 좁습니다. 환자가 영상의학과로 직행하면 구도가 바뀌겠지만요.

일본은 국민 체형이 말라 수술에 적합하다는 이유도 한몫해서 타국에서 꺼리는 진행성 암도 수술해버리는 세계 제일의 수술 대국입니다. 특히 폐암은 잘라낼 수 있으면 잘라버리자는 방침이고 수술 후에는 항암제까지 유도하니까 환자가 힘들어지기 쉽습니다.

폐암 치료 의사들은 '수술, 항암제나 옵디보 투여를 시작하면 환자가 점점 죽음과 가까워지고 1년 이내에 절반 이상이 사망한다. 이는 암 때문이니 당연하다'라고 착각하고 있다. 한편, 치료를 거부한 환자에게는 더이상 오지 말라고 하니까 폐암을 방치한 환자의 경과를 지켜본 적이 없다. 이를테면 양쪽 폐에 전이가 있는 4기 폐암 환자가 무치료와 방치로 몇년 동안이나 생존할 것이라고는 상상하지도 못할 것이다.

만일 무치료와 방치가 똑똑한 치료법임을 인정한다면 양심적인 의사는 암 치료를 그만둘 수밖에 없다. 그래서 무의식중에 방치를 인정하지 않는다는 심리적 제동이 걸렸을 것이라고 나는 추정한다.

곤도 선생의 치료 방침을 따른 결과

☑ 암 치료의 길잡이, 인도자가 갑자기 사라졌다. 슬프고 불안하다

암인 것을 알고 나면 바로 치료하고 싶거나 잘라내버리고 싶어서 초조해진다. 나는 수술한 사람이 "전부 잘라내는 게 속시원해"라고 하는 말도 들었다. 하지만 잘라낸 장기는 원래대로 돌려놓지 못하지 않나.

나는 방사선 치료 중에는 나른하고 목이 메며 기침이 나오는 등 힘들었다. 하지만 치료 후에는 서서히 증상이 사라졌고 컨디션도 회복했으며 걱정하던 폐렴이나 피부염 등의 후유증도 생기지 않았다. 폐는 온전히 남아 있고 전이로부터 6년이 지났지만 건강하다.

2017년, 추적 관찰을 위한 정기 검사에서 종양표지자 검사의 일종인 암배아항원(Carcino-embryonic Antigen, CEA, 소화기계 암이나 폐암, 유방암 등에 걸리면 수치가 높아진다) 수치가 상승하고 전이마저 있음을 확인했을 때는 절망감에 사로잡혔다. 곤도 선생님 저서에서 '암은 타 장기로 원격 전이하면 살아남지 못한다'라는 문장을 읽었기 때문이다. 하지만 내 경우에는 폐 내에서 전이했으므로 괜찮지 않을까 싶어서 두 번째 방사선 치료를 받았다.

곤도 선생님은 암 치료로 방황했을 때의 길잡이라고 내 맘대로 생각했는데, 그 안내인이 갑자기 자취를 감추었다. 슬프고 불안하고, 세상에 갑자기 먹구름이 낀 것 같다.

> **· 항암제로 낫지 않는 고형암 ·**
>
> # 식도암
>
>
>
> 일본인의 식도암은
>
> 약 절반이 식도 중간에서 하부에 걸쳐 생긴다.
>
> 음식이 목에 걸리는 느낌 때문에 발견되는 경우가 많지만,
>
> 초기에는 거의 증상이 없다.

표준치료

진행 단계는 암이 도달한 깊이와 림프절 전이, 장기 전이 유무에 따라 0~4기로 나뉘며, 수술 후 병리 검사에서 1A기, 1B기…… 식으로 세분된다. 1A기부터 수술을 제안하고 2~3기에는 식도를 절제한다. 4기는 항암제 치료 중심이다.

닥터 곤도의 해설

식도암에 걸리면 암이 어느 단계까지 진행했건, 나이가 어리건 많건 무조건 수술 외 치료를 선택하자. 이유는 ① 수술로 인한 사망이 많고 ② 다른 치료법보다 심각한 합병증과 후유증이 자주 발생하며 ③ 방사선 치

료가 편하고 통원 치료도 가능한 데다 ④ 수술로도 방사선 치료로도 생존 성적은 달라지지 않기 때문이다. 수술은 몸에 가해지는 부담이 크므로 잠들어 있던 암도 날뛰기 쉽다.

가부키 배우인 나카무라 간자부로 씨가 수술 4개월 만에 합병증인 폐렴으로 갑자기 사망했듯, 식도 절제술은 어쨌거나 위험하다. 수술 후 1년 이내에 20퍼센트 이상이 합병증이나 후유증으로 사망할 정도다.

방사선 치료를 받고 싶다면 항암제는 거절하고 식도에 있는 초발 병소에만 방사선을 조사하는 게 핵심이다. 단지 방사선 단독으로 치료해도 부작용으로 사망하는 사례나 암이 날뛰는 사례가 아예 없는 것은 아니니 주의하자.

결국 식도암은 방치하는 게 가장 수명 연장 효과가 높다고 생각하지만, 문제는 종양 때문에 음식물이 식도를 통과하지 못하게 되는 경우다. 영양을 섭취하는 방법으로는 ① 방사선 치료 ② 위루관 증설 ③ 스텐트시술 등이 있다.

위루관은 '인공적인 수분과 영양 공급법'에 속하는데, 입으로 넣은 내시경을 사용해 복부 벽과 위벽에 각각 작은 구멍을 뚫어 둘이 수시로 연결되도록 작은 기구를 끼워 넣는다. 기구 구멍을 통해 영양이나 수분 등을 보내는 처치다. 스텐트시술은 좁아져 있는 금속 그물망 기구를 식도의 막힌 부위에 삽입해 우산을 펼치듯 팽창시켜 유치한다.

경부식도암

수술로 목까지 잃는다는 위험성을 알고 나서 화학 방사선 치료 선택

☑ 암을 발견한 계기

40세까지 종합상사에서 일했는데 잦은 회식으로 과음도 자주 했다. 50대가 되어서도 밤마다 사케 540밀리리터씩 마셨다. 담배는 젊었을 때부터 하루에 30개비를 피웠다. 2020년 이후부터 하루에 1만 보 걷기를 실천 중이다.

○ **2020년 4월(61세):** 메밀면이 목에 걸리고부터 음식물을 잘게 쪼개어 먹었다.

○ **6월 22일:** 일 년에 한 번 받는 인간독 경구내시경검사에서 식도에 종양과 협착(가늘게 좁아져 있음)이 발견되었다. T대학병원에서 정밀 검사하도록 지시받았다.

☑ 증상 및 치료 경과

화학 방사선요법을 선택했고 대신 항암제는 줄여달라고 했다. 재발은 없었고 식사도 평범하게 할 수 있다.

○ **2020년 6월 말(61세):** T대학병원에서 경비내시경검사(내시경을 코로 넣어 검사), PET, CT를 통한 정밀검사를 진행했다.

○ **7월 8일:** 병 상태는 '식도 입구 부근에 4×2센티미터 경부식도암, 3~4단계', '식도 상부에 협착, 중하부에 암반응', '암이 기관을 뒤에서 밀고 있음', '목 림프절에 전이 의심', '방치하면 암이 식도를 막아 시한부 5개월', '방사선 치료는 식사하기 불편해짐'이라는 내용이었다.

치료 방침은 '세 가지 약으로 항암제 치료를 2차례 진행해 암을 작게 만든 다음 수술. 소장을 잘라내어 봉합. 경동맥에 가까워서 목을 남기지 못할 가능성 있음. 시간이 지체될수록 수술하기 힘들어짐'이었다.

○ **7월 9일:** 곤도 선생님과 상담 후 선생님께 소개받은 K병원에서 방사선 치료를 받기로 결정했다.

○ **8월~10월:** 표준적인 요법인 화학 방사선요법(방사선+항암제)을 진행했다. 담당 의사에게 방사선 단독으로는 97~98퍼센트 실패한다는 말을 들어서 항암제 치료도 받아들였다. 단지 방사선 치료 종료 후 항암제 2회를 1회로 줄여달라고 했다. 방사선은 1.8그레이씩 28회, 총 50.4그레이 조사했다. 항암제는 시스플라틴(Cisplatin)과 플루오로유라실 두 가지 약제를 썼다.

곤도 선생님에게 문의한 내용

❶ 항암제로 암을 작게 해서 수술하는 게 필요할까요?

❷ 방사선 치료를 받는다면 치료 성적은 어떤가요? 목에 상처 입어서 식사도 어려워진다는 게 정말인가요?

❸ 담당 의사는 두 달이나 방치하면 암이 식도를 막아 목숨을 잃는다

고 하던데요.

전부터 곤도 선생님 기사를 접하면서《의사에게 살해당하지 않는 47가지 방법》이나 18대 가부키 배우 나카무라 간자부로 씨가 식도암 수술 후 4개월 만에 죽은 경위에 대한 해설도 잡지에서 읽었다. 내 지인도 식도암 전체 적출로 위가 들려 올라갔고 목소리도 나오지 않다가 암이 췌장으로 전이해서 수술 후 4년 만에 저세상으로 갔다.

수술을 거절하려고 했던 2020년 7월 6일,《암 부위별 치료 사전》을 서점에서 발견해 구매했고, 곤도 마코토 세컨드 오피니언 외래에 관해 알게 되어 진료를 예약했다.

암에 걸리기 전에 곤도 이론을 접했고, 암 판정 후에는 선생님 의견까지 들을 수 있었다. 그것을 계기로 담당 의사가 강력하게 권하는 수술이 아니라 용기 내어 방사선 치료를 받기로 결단했다. 병원에서는 고집불통 환자라는 소리를 들었지만, 병원에서 하라는 대로 하면 죽는다.

닥터 곤도의 답변 및 해설

☑ 방사선 치료는 수술보다 안전하고 생존율도 높다. 항암제는 거절하자

❶ 식도암 수술은 어떤 경우에건 하지 않는 게 좋습니다. 환자분처럼 식도암 ⅢB와 ⅣA 단계(종양이 주변 침범, 림프절 전이 3~6개)에서 수술과 항암제 치료를 병행한 환자의 5년 생존율은 겨우 5~15퍼센트입니다. 식도암 절제 수술은 가슴을 절개해서 식도를 잘라내고 림프절을 꺼내 위를 호

스처럼 들어올려 목구멍 안쪽에서 봉합하는 아주 까다로우면서 가장 어려운 수술입니다.

식도암 수술로 인한 사망률은 3~10퍼센트까지 올라가며 1기라 해도 수술 후 5년 생존율은 50~60퍼센트에 이릅니다. 암이 날뛰기도 하고 덤핑증후군(먹은 것이 소장으로 뚝 떨어져 복통이나 가슴 떨림으로 고통스러워하는 증상) 때문에 조금씩밖에 먹을 수 없어 급격하게 야위는 등의 합병증·후유증이 원인입니다.

❷ 방사선 치료는 목 통증이나 식도염 등의 위험은 있으나 수술보다 안전하고 생존율도 높습니다. 하지만 부작용이 있는 항암제는 거부하고 방사선 단독으로 해야 안전합니다. 방사선 조사 횟수도 의사 지시대로 다 받을 필요 없습니다. 수술과 달리 도중에 내팽개칠 수도 있습니다.

❸ 암이 어느 정도 커져도 독이 나오는 건 아니므로 커졌다고 해서 죽지 않습니다. 단지 식도는 음식물이 통과하는 길이므로 종양이 막아버리면 식사를 제대로 할 수 없어서 아무 처치도 하지 않으면 영양 부족으로 생명이 위험합니다. 점점 야위어서 마른 가지처럼 죽어가므로 암이라고 진단할 방법이 없던 시대에는 노쇠사라고 했습니다.

식도가 막힌다고 바로 죽다니 말도 안 됩니다. 방사선을 쪼여서 암을 작게 하기, 금속 그물망 모양의 스텐트를 유치해서 음식물이 통과하도록 하기, 풍선(확장기) 고정하기, 위루관(위에 작은 구멍을 뚫어 튜브로 직접 영양소를 흘려보내는 장치) 설치하기 등, 대처법이 여러 가지입니다. 영양만 섭취할 수 있다면 우선 안심입니다. 생명을 빼앗기는 경우는 폐나 간 등의 주요 장기에 숨어 있던 전이가 커져서 호흡이나 해독 기능 등이 멈춘 때이지만, 보통 그렇게 되기까지 몇 년이나 걸립니다.

수술을 거절했을 때 제시되는, 항암제와 방사선을 병용하는 화학 방사선요법은 수술보다는 안전해서 5년 후 생존율도 수술보다 조금 높다.[21] 그러나 방사선 단독 치료와 화학 방사선요법 생존율은 달라지지 않는다.[22] 항암제 부작용으로 고통스러워하거나 생명을 단축하는 것은 손해다.

곤도 선생의 치료 방침을 따른 결과

☑ 만일 수술을 선택했다면 얼마나 힘들었을까?

T대학병원 외과의가 "두 달이나 방치하면 암이 커져서 식도를 막으니, 생명이 위험합니다", "수술이 나은 선택입니다", "방사선 치료는 목에 자극이 너무 강해서 식도염에 걸리고 식사도 힘들어집니다"라는 식으로 너무도 수술을 종용하기에 알아봤더니 나와 같은 경부식도암 수술에 관해 논문을 쓴 의사였다. 어떻게 해서든 수술 건수를 늘리고 싶은 것이었다.

K병원에서는 화학 방사선요법을 마친 순간 의료팀 내과 의사가 바로 재발한다고 했다. 의료의 본질 '처치'에 관한 의식이나 환자에 헌신하는 마음 같은 건 아예 없었다. 병원 경영이나 자신의 실적을 위해 환자를 유도하는 데만 급급하고 교과서나 지침서에 목숨을 건다. 비교데이터나 치료 정도, 생존 햇수 등의 증거(과학적 증거)에 기초한 설명은 한 번도 들을 수 없었다.

반면 증거에 바탕을 둔 곤도 선생님 조언은 자세했다. 만일 수술했다면 재발해서 여전히 치료하고 있었을지도 모른다. 후유증도 얼마나 힘들었을지 상상하면 소름이 돋는다. 내 등을 밀어주셔서 감사하다.

· 증언 18 ·   SM 씨(70대 여성)

식도암

유명 가수도 같은 수술로 건강을 되찾았지만 나는 거절. 컨디션 양호

☑ 암을 발견한 계기

전업주부여서 식사는 기본적으로 손수 만들어 먹었다. 늘 영양의 균형을 신경 썼고, 월요일부터 토요일까지 밤에는 남편과 뜨거운 물로 희석한 소주를 200밀리리터씩 마셨다. 담배는 서른 살에 끊었다. 운동은 라디오 체조와 러닝 머신으로 하루에 30분씩 한다.

○ **2013년 12월(67세):** 점심으로 먹은 피자가 갑자기 목에 걸렸다. 당황해서 물을 마셨는데 목에서 막혀서 물만 되올라왔다. 1분 정도 고통스러워하다가 뭔가 이상함을 깨달았다.

○ **2021년 1월(75세):** 마를 갈아서 먹었는데 목에 걸리더니 2~3일 동안 목 막힘이 이어졌다.

☑ 증상 및 치료 경과

○ **2013년 12월(67세):** 피자가 목에 걸린 게 신경 쓰여서 가까운 병원에 갔더니, 이런 건 괜찮다고 했다. 처방받은 위장약을 먹으면서 두 달 정도 버텼다.

○ **2014년 봄(68세):** 증상은 없었지만 걱정되어서 국립병원에서 내시

경검사를 받았다. "식도암 1기네요. 식도 위쪽을 싹둑 잘라내면 괜찮아요. 가수 구와타 게이스케도 같은 수술(환부를 절제해 위와 식도를 이어주는 수술)을 받았는데 건강하거든요"라고 했다. B의대를 소개받아 갔더니 거기에서도 "식도를 절제해서 위를 끌어당겨 대용합니다. 림프절까지 잘라낼 겁니다. 수술하지 않으면 반년~2년 이내에 먹지 못하게 돼요"라고 했다.

○ **5월 1일:** 곤도 선생님과 상담했다. 선생님은 "내버려두어도 괜찮습니다. 치료하고 싶으면 방사선 치료를 받으세요"라고 했다.

○ **6~8월:** 직접 알아본 도립 K병원에서 화학 방사선요법을 받기로 했다. 항암제는 차마 거절하지 못하고 승낙했으나, 치료를 시작하고 4일 만에 백혈구수치가 높아져서 중지했다. 석 달 입원해서 방사선을 총 50그레이 맞았다. 후유증은 특별히 없고 몸 상태는 줄곧 양호하다.

○ **2021년 4월 15일(75세):** 곤도 선생님과 두 번째 상담했다. 방치해서 건강하게 지내고 있다.

곤도 선생님께 문의한 내용

❶ 병원에서는 수술 외 치료법은 없다는 말만 되풀이하는데, 수술이 필요한가요?

❷ 방사선 치료를 하면 다른 기관에도 방사선이 닿는데, 위험하지 않나요?

❸ 내버려두면 바로 먹지 못하게 된다는 말이 신경 쓰입니다.

❹ 암에는 현미가 좋다고 들었는데 선생님 의견은 어떠신지요?

암에 걸리기 몇 년 전에 남편이 곤도 선생님 좌담회 기사를 읽으면서 "호오, 이런 관점도 있네." 하고 말했다. 부부가 같이 기사를 샅샅이 뒤져 읽으면서 곤도 이론에 심취했고 저서를 사 쟁였다.

나는 키 148센티미터에 체중이 35킬로그램이라서 B의대 담당 의사에게 수술 후에는 제대로 먹지 못하니까 체중이 25킬로그램까지 내려가면 힘들다고 말했더니, 의사는 3~5킬로그램 정도 빠지기는 하지만 바로 회복한다면서 가볍게 넘겼다. 또 도립 K병원에 방사선 치료를 위해 입원한 아침에는 주치의보다 아래 직급인 외과의가 전화하더니 "수술하시는 게 어때요?" 하고 권하길래 "그렇게까지 해서 수술을 시키고 싶으세요?"라고 대답했다. 정말 깜짝 놀랐다.

닥터 곤도의 답변 및 해설

☑ 암에 효과 있는 음식 따위 하나도 증명되지 않았다

❶ 내시경으로 사진을 찍었기에 발견되었을 뿐, 이런 건 아무것도 아닙니다. 내버려두어도 괜찮습니다. 평소처럼 생활하시면 됩니다. 만일 치료받고 싶다면 방사선이 좋겠지요. 수술하면 합병증이나 후유증 때문에 수술하자마자 죽는 사람이 나옵니다. 방사선은 수술에 비하면 훨씬 몸을 상하지 않거든요. 항암제를 추가할 이유는 없습니다. 항암제를 추가하면 수술과 같거나 그 이상으로 위험해요. 고령이 될수록 백혈구 감소나 빈혈

등의 골수 장애, 간질성 폐렴 등의 폐 장애, 심부전, 신부전 등으로 급사하기 쉬우니 부디 조심하시길.

❷ 방사선은 목구멍에서 위 상부까지 넓게 맞지 않고 식도에 있는 초발 병소에만 맞는 게 중요합니다. 단지 아무리 방사선 단독으로 치료한다고 해도 부작용으로 사망하는 사례, 암이 날뛰는 사례가 아예 없는 것은 아니니 주의하셔야 해요.

❸ 환자분 암은 내버려둔다고 식도를 막는 유형은 아니므로 걱정할 필요 없습니다.

❹ 애초에 암에 듣는 음식이란 게 하나도 증명된 바 없고 현미를 먹기 시작한 사람은 현미 채식만 이어가다 점점 야위어갑니다. 야위면 암 환자가 아니라도 일찍 죽습니다. 암에 대한 저항력이 상실되어 암세포가 날뛰기도 합니다. 폐렴 등의 감염병도 초래하기 쉽고 식이요법에 힘쓰는 환자일수록 일찍 죽기 쉽습니다. 저는 이 말에 책임질 수 있습니다. 본인이 맛있다고 느끼는 먹거리를 조화롭게 드시면 됩니다.

식도암 수술에는 식도를 남길 수 있는 내시경 점막하박리술(ESD)이 있다. 암이 식도 점막 최상부인 상피에 머물러 있는(그렇게 보이는) 경우, 내시경으로 관찰하면서 점막하층을 절개해 점막을 떼어내는 수술이 가능하다. 절제 수술보다는 백배 낫다.

그런데 점막하박리술을 받는다고 해도 수술 후에 식도 절제를 강요받거나 합병증으로 식도에 구멍이 생겨 긴급수술로 식도를 절제해야 할 수도 있고, 수술 후에 식도가 좁아져 먹은 음식이 통과하지 못해 삶의 질이 현저하게 떨어지는 등의 문제가 있다. 이런 여러 가지 문제를 고려하면

역시 방치해야 제일 안전하게 오래 살 수 있다는 결론에 이른다.

곤도 선생 치료 방침을 따른 결과

☑ 함께 사진 찍고 싶다고 했더니 친절하게 "좋지요"라고 하셨다

내가 건강한 건, 수술은 수명을 단축한다는 곤도 선생님 가르침을 지켜왔기 때문이라고 믿는다. 하지만 친구들은 암 수술을 했다가 일찍 죽은 사람이 주변에 있어도 결론은 수술밖에 없다고 생각하는 것 같다. 암 치료를 추진하는 선생님들은 곤도 마코토 이름을 꺼내면 수상한 이야기라도 들은 듯 쓴웃음을 짓는다. '내가 옳아'라고 생각하는 걸까? 아니면 병원 방침에 순종하는 것일까? 혹은 곤도 선생님을 인정하기 싫은 걸까? 또는 수술 건수를 올리고 싶은 걸까? 나는 모른다.

곤도 선생님은 말수가 많지는 않으나 한마디 한마디에 진중함이 느껴졌다. 강한 신념을 갖고 본인 의견을 관철하며 사는 분이다. 확신에 찬 강인함을 느꼈다. 다른 선생님과의 대담집이나 비판의 목소리 등을 읽어도 곤도 선생님 연구가 훨씬 깊다는 것을 알았다.

그러면서도 어찌 그리 친절하신지. 남편과 셋이 사진을 찍고 싶다고 부탁드리니 "좋지요." 하고 방긋 웃으면서 응해주셨다. 옆에 가득 놓여 있던 책 중에서 한 권 주시겠다고 했으나 전부 갖고 있었기에 괜찮다고 했더니 "굉장하시네요!" 하고 말씀하셔서 기뻤다.

위 · 식도 접합부 암

방치를 선택해 PET 검사도 취소. 그 후 5년 펄펄 난다

☑ 암을 발견한 계기

2017년(64세)까지 25년 동안 입시학원에 근무하면서 한밤중에 귀가했다. 거의 외식에 의존했고 55세까지 흡연했다.

○ **2015~2016년(62~63세):** 2년 연속으로 식도염이 의심되니 병원에서 검사를 받으라는 말을 들었으나 통증이 없고 이전에 다른 병이 의심되었을 때도 무사했기에 병원에 가지 않았다.

○ **2018년 7월(65세):** 인간독의 위카메라 검사에서 '식도암. 환부는 식도와 위 접합부에 있으며 편평상피암(점막조직에서 발생)'이라고 판정 났다. 정밀검사를 받으러 N병원에 가보라고 권유받았다.

☑ 증상 및 치료 경과

치료는 받지 않았다. 곤도 선생님 방치요법을 따르기로 마음먹었기 때문에 암의 병기 확정을 위한 PET 검사도 취소했다. 그 후 5년, 암 검사는 받지 않는다. 자각증상은 아무것도 없고 규칙적인 생활을 위해 힘쓰고 있으므로 몸 상태는 더할 나위 없이 좋다.

○ **2018년 8월(65세):** 인간독 검진 의사에게 소개받은 N병원에서 위카

메라와 CT 검사를 받았다. 결과는 '위식도 접합부 암(종양 중심이 식도와 위 연결부위에서 상하 2센티미터 이내) 2 또는 3기'라고 나왔다. "기관이 좌우 기관지로 갈라지는 기관분기부 아래와 대동맥궁 아래 림프절에 경도의 림프절 종대(크기가 커짐)가 인정되며, 림프절 전이가 있으면 3기입니다"라고 한다. PET 검사로 정확한 단계를 확정한 후 전이가 없으면 바로 수술해서 완치 가능하다고, 일주일 후로 검사 일정이 잡혔다.

그러나 인터넷 검색으로 곤도 선생님을 알게 되어 책도 읽은 후에는 PET 검사를 취소했다.

○ **9월 26일:** 곤도 선생님과 상담했다. 방치하자는 2차 소견을 받기 전에 거의 결심을 굳힌 상태였기에 그냥 격려받고 싶어서였다. 방치했더니 정말 아무 일도 일어나지 않았다.

곤도 선생님에게 문의한 내용

❶ 림프절 전이가 의심된다는 것은 진짜암일 가능성이 높다는 말인가요?

❷ 전이가 없으면 수술만으로 근치적 치료*를 목표로 할 수 있다는 의사의 말은 신뢰할 수 있습니까?

❸ 방치했다가 암이 커져서 음식물이 통과하지 못하면 어떻게 해야 할까요?

❹ 식이요법은 아예 무의미한가요? 당질 제한은 하는 게 좋지 않을까

---

* 의학적 완치를 위한 치료. 수명 연장과 증상 완화를 위한 치료는 고식적 치료

요?

담당 의사가 "당장 수술이 필요합니다, PET 검사로 전이가 없으면 복부를 열어 식도를 끌어당겨서 환부를 잘라내면 근치적 치료를 기대할 수 있습니다. 림프절로 옮겨가면 그것도 잘라내야 하니까 옆구리를 가르는 대수술이 됩니다"라고 해서 앞이 캄캄해졌다. 인터넷을 뒤지다가 처음으로 곤도 선생님 존재를 알았고 '현재 실행하는 암의 표준치료는 잘못되었다'라는 선생님 주장에 시야가 트이는 것 같았다.

저서를 읽을수록 방치요법에 확신이 강해졌다. 선생님을 찾는 목적도 2차 소견을 얻는다기보다 선생님을 직접 만나 격려받고 싶은 마음이 컸고, 곤도 마코토라는 인물과 그분의 인격을 두 눈으로 보고 느끼고 싶었다.

닥터 곤도의 답변 및 해설

☑ 식도암과 위암 절제 수술은 어떤 경우에도 추천하지 않는다

❶ 자각증상 없는 검진 발견 암인데, 영상을 보는 한 진행 상태가 비교적 초기이므로 유사암일 가능성이 높아 보입니다.

❷ 저는 어떤 경우에건 식도암과 위암의 절제 수술을 권하지 않습니다. 생존율이 높아진다는 증거가 없고 합병증, 후유증이 심각합니다. 소화관을 연결한 봉합 부위로 음식물이 새어 나와 세균감염을 일으켜 폐렴이나 패혈증이 생기기도 하고, 뼈만 앙상하게 마르는 등 조기 사망할 위험 요소가 너무 많습니다.

❸ 유사암이라 해도 만일 암이 커져서 음식물이 목을 통과하지 못하게 되면 위루관(위에 작은 구멍을 뚫어 튜브로 직접 영양을 흘려 넣는 관)을 만듭니다. 그것으로 20년쯤 예전과 다름없는 생활을 이어가는 환자도 있습니다.

❹ 당질은 암의 먹이라고 하면서 당질을 제한하거나 끊도록 권하는 의사가 있으나, 그 말에 따르면 보통 점점 마릅니다. 즉 영양 부족으로 정상 세포와 면역계도 약해져서 암에 대한 저항력을 잃습니다. 암세포가 날뛰기도 하고요. 식이요법은 빠른 죽음을 초래합니다.

암을 방치하기로 결심했다면 추적 관찰을 위한 정기 검사도 받지 말자. 밤에도 잠들지 못할 정도로 힘든 증상이 나타나면 그때 병원에 가도 늦지 않는다.

특히 CT 검사는 피하길 바란다. 방사선을 동원하므로 방사선피폭에 따른 발암 위험도 더해진다. 오스트레일리아에서 진행한 조사에 따르면, 20세 미만에 CT 검사를 받지 않은 소아의 발암률이 100퍼센트라고 할 때 검사를 받은 소아 68만 명의 1회당 발암률이 16퍼센트씩 증가했다. 이때 평균 피폭선량은 아주 미량으로 평균 4.5밀리시벨트(4.5mSv)*였다.

성인은 살아온 기간 동안 정상세포 안에 변이 유전자를 다수 쌓아둔다. 단 한 방의 추가 방사선 때문에 발암하는 정상세포가 늘어난다고 보기에, 나는 오히려 나이를 먹을수록 동일 선량 대비 발암성이 높아진다고 추측한다. 성인의 수술 후 CT 검사로 인한 피폭량은 목에서 골반까지 전

---

* 보통 밀리미터시벨트를 줄여서 '밀리시벨트'라 한다. 1시벨트 이상에 노출되면 구토, 탈모 등 이상 증상이 나타나는데, 1시벨트는 자연적으로 1년간 노출되는 방사선량의 약 300배다. 1시벨트=천밀리시벨트(1,000mSv)=백만마이크로시벨트(1,000,000μSv)

신 CT인 경우 20~30밀리시벨트 이상이다. 조영제를 주입해 재차 CT를 찍으면 40~60밀리시벨트가 넘는다. CT 검사 한 번으로 오스트레일리아에서 조사한 평균 선량의 열 배에 노출될(발암률이 160퍼센트 증가하는) 위험이 있는 것이다.

CT 검사를 하면 전이가 빨리 발견되어 쓸데없이 항암제 치료를 시작하게 되므로 역시 죽을 시기를 앞당긴다. 방치하기로 마음먹었다면 암에 대해서는 잊어버리고 무조건 병원에 접근하지 말아야 한다.

곤도 선생님 치료 방침을 따른 결과

☑ 치료 없이 마음껏 움직인다. 우선 곤도 선생님 책을 읽어보자

도쿄에서 몇십 년 만에 돌아온 지인이 "요즘에는 암을 치료하지 않는 사람도 있더라"라는 말을 한 적이 있다. 직후에 암을 고지받았기에 곤도 선생님 주장에 '이거야!' 하고 무릎을 쳤고 저서 《의사에게 살해당하지 않는 47가지 방법》, 《암 방치요법을 권함》, 《암 치료의 95퍼센트는 틀렸다》를 정신없이 읽었다.

실제로 만난 곤도 선생님은 온화하고 성실한 인상을 풍겼다. 내게 처음으로 꺼낸 말이 "오키나와에서 오셨군요. 오나가 다케시(翁長雄志, 오키나와 전 지사) 씨도 수술하지 않았다면 훨씬 오래 사셨을 텐데 안타깝습니다"라는 내용이었다. 내가 지참한 자료를 확인하고는 "분명 암이긴 하지만, 전 유사암이라고 봅니다", "증상이 나타나지 않을 때는 잊어버리는 게 제일이에요"라고 말씀하셨다.

당사자로서 '암을 잊어버리라니, 가능한가?'라는 의구심이 들었다. 그런데 또 한편으로는 '언제 그날(삼키지 못하는 등의 증상이 나타날 때)이 와도 후회 없도록 지금을 열심히 살자.' 하고 마음을 다잡고 개인적으로 사활을 건 일을 위해 열심히 뛰고 있다. 수술받았다면 뼈만 앙상해져서 아무것도 못했을 생각을 하니 소름이 돋는다. 여러분도 우선 곤도 선생님 책을 읽어보길 바란다.

· 항암제로 낫지 않는 고형암 ·

위암

위암은 위벽 안쪽을 덮은

점막 세포가 어떤 원인으로 암세포가 되어

무질서하게 증식하면서 발생한다.

대부분 건강검진으로 발견된다.

표준치료

암이 점막에 머무는 IA기에서 가이드라인 조건에 부합되면 내시경으로 절제하면 되지만, 점막 아래까지 도달해 있으면 위를 잘라내고 거의 림프절까지 곽청한다. 2~3기에서는 수술 후에 항암제 치료가 추가되고 병기 분류상 마지막 단계인 4기에는 항암제 치료가 주가 된다.

닥터 곤도의 해설

나는 게이오대학 병원에 다니던 때를 포함해 몇백 명의 위암 환자를 상담했다. 그러나 모든 암의 병기를 통틀어 위를 절제하도록 권한 사례는 한 건도 없다. 조기 사망하기 쉽기 때문이다.

210

일본 소화기 외과 의사가 보증하는 '위 절제+림프절 곽청'은, 네덜란드의 비교 시험에서 수술 후 30일 이내 사망률이 위 절제만 했을 때의 두 배 이상이었다. 위 절제 사례는 진짜암일 가능성이 크고 숨어 있던 장기 전이가 수술로 인해 날뛸 위험도 있다.

결론적으로는 위 절제를 거절하는 수밖에 없다. 수술에 동의하면 항암 약물요법을 받기 쉽고 이 치료 역시 생명을 단축한다. 신약이라 불리는 분자 표적 치료제 허셉틴(Herceptin, 성분명 트라스투주맙)이나, 면역 관문 억제제 옵디보도 항암제와 마찬가지로 극약으로 지정될 정도로 부작용이 심하고 수명이 줄어들 위험이 크다. 이 약들의 사용 승인에 근거가 되는 비교 시험은 제약회사에서 실시하는 데다 금전적으로 얽힌 의사들이 협력하고 있어 신뢰하지 못한다.

또 조기에 발견되어 내시경으로 절제가 가능한 병변은 99퍼센트 이상 유사암이다. 치료하지 않아도 죽는 일은 없고 내버려두면 저절로 없어지기도 한다. 한편, 내시경 점막하층 박리술(ESD)은 위에 구멍이 뚫리는 등 '수술 도중 합병증'이 추정 5~10퍼센트다. 실력 좋은 의사가 있는 병원에는 신입 의사도 많으므로 실험체가 될 각오를 하자.

결론은 내시경으로 절제할 수 있다고 해도 거절하는 게 편안하고 안전하게 오래 사는 길이다. 근본적으로는 위암이 발견될 것 같은 검사(건강검진)를 받지 않아야 한다.

위암, 방광암, 요관암

**세 가지 암을 안고 20년. 수술하지 않으면
반드시 전이된다는 말은 거짓이었다**

☑ 암을 발견한 계기

50대에는 관리직에 있으면서 스트레스가 많았고 회식 때는 자주 과음했다. 흡연은 18세 이후 하루에 20~30개비를 피웠다. 2001년, 60세로 정년퇴직하면서 금연했고 주량도 줄였으며 탁구와 걷기운동을 시작했다.

○ **〈방광암〉 2001년 여름(60세):** 배뇨 중에 하복부가 아팠는데 초음파 검사로 발견되었다.

○ **〈위암, 요관암〉 2020년 6월(79세):** 검은 변(소화관 출혈의 징조)이 나오고 현기증도 있어 가까운 내과의원에서 위카메라 검사를 받고 위암이 발견되었다. 소변검사에서 혈뇨도 확인되었다.

☑ 증상 및 치료 경과

○ **〈방광암〉 2001년 8월(60세):** 종합병원에서 '1기(가장 양성에 가까움)'로 진단받아 요도를 통해 내시경을 집어넣어서 암을 잘랐다. 2003, 2004, 2006, 2008년에 재발했고 그때마다 내시경으로 절제했다.

○ **2009년(68세):** 2009년 이후에는 이상이 없었고 마지막 검사를 2011

년(70세)에 받았다.

○ **〈위암, 요관암〉 2020년 6월(79세):** 내과의원 채혈 검사에서 빈혈, 위 카메라 검사에서 위암이 발견되었다. 헤모글로빈 수치가 9~10데시리터 당 그램(9~10g/dL, 남성은 10 이하일 때 중등도~중도重度 빈혈)으로 나와서 수혈받았다.

○ **7월:** 내과의원에서 소개해준 K병원에서 위카메라, PET, CT, 병리 검사를 받았다. '위암 2기. 중앙부에서 약간 아래에 5센티미터 정도, 하부에 작은 종양이 있음'이라고 진단받았다. 치료는 '위 하부에서 위를 3분의 2 절제. 유문(위 출구), 림프절도 절제 후 항암제 치료'를 권유받았다. 비뇨의학과의 CT 검사에서는 '요관 한쪽에 6밀리미터 정도의 요관암'이 발견되었다.

○ **8월 3일:** 곤도 선생님과 상담 후 위암도 요관암도 치료받지 않고 상태를 지켜보기로 했다.

○ **2021년 2월(80세):** 출혈이 심해서 위를 3분의 2만큼 잘라냈다. 요관암은 혈뇨를 무시하고 방치했다.

○ **〈뼈 전이〉 2022년 9월(81세):** 뼈로 전이가 발견되었으나 그다지 아프지 않아서 방치했다.

곤도 선생님에게 문의한 내용

❶ 위 출구를 남기는 수술이 가능한가요?
❷ 방치해서 암이 위 출구를 막았을 때 대처법을 알려주십시오.

❸ 요관암을 방치한 경우의 혈뇨 대책은 무엇인가요?

방광암에 걸리고 나서 곤도 선생님 저서《시한부 3개월은 거짓말》을 계기로 열 권 이상 읽었는데, 선생님 의견에 마음 깊이 이론적 이해를 얻었다.

위암과 요관암 모두 의사들이 수술을 강력하게 권했다. 위 수술 후에는 티에스원(TS-1)이라는 캡슐 항암제와 이 약이 듣지 않으면 옵디보(면역 관문 억제제)도 쓰자고 제안했다. 두 가지 암 모두 서둘러 수술하지 않으면 반드시 전이해서 손을 쓸 수 없게 된다면서 겁을 주더니 몇 장이나 되는 동의서에 사인을 요구했다.

그러나 80세를 눈앞에 두고 두 번이나 수술하기에는 체력적으로도 힘들고 통증이나 후유증에 대해서도 저항이 심해서 딱 잘라 거절했다. 일단 곤도 선생님 의견을 들은 후 결정하기로 했다.

닥터 곤도의 답변 및 해설

☑ 암이 위 출구를 막으면 위·십이지장 스텐트 시술 가능

❶ 위암의 CT 영상을 보니 위벽의 깊은 곳까지 암이 도달했습니다. 이는 성질이 고약한 진짜암이라고 판단되는 유형입니다. 수술하면 5년 생존율이 40~50퍼센트지만, 방치하면 5년은 살아 계실 수 있습니다. 아무것도 하지 않고 상태를 보다가 수혈로 감당하지 못할 정도로 출혈이 심해지면 그때 대처법을 생각하는 게 나으니까 다시 상담하러 오세요.

❷ 암이 위 출구를 막으면 식사를 할 수 없으므로 위절제술을 받기 쉽습니다. 하지만 내시경으로 위·십이지장 스텐트(금속 그물망 형태의 관)를 삽입하면 식사도 가능하고 암이 날뛸 위험도 없지요. 단지 가이드라인에서는 '자를 수 있으면 수술, 불가능하면 항암제'라는 식으로 유도하는 분위기라, 스텐트 시술은 표준치료에 포함되지 않습니다. 시술해주는 의사를 찾아다녀야 해요. 암이 위 입구를 막았을 때도 스텐트 시술을 하기는 하는데, 아직 기술적으로 과도기적 단계라고 생각하는 게 나을 겁니다.

❸ 특히 요관암은 떼어내면 암이 날뛰기 쉽습니다. 위암과 요관암 모두를 절제하면 5년 생존율은 20퍼센트로 낮아집니다. 요관은 한쪽이 못쓰게 되어도 다른 한쪽이 남으니까, 생명에 직접적인 영향은 없습니다. 요관암은 혈뇨를 걱정하지 말고 방치해도 괜찮습니다.

진행 중인 암 증상 완화를 위해서 위에 방사선을 조사하면 암이 눈에 띄게 축소하는 사례가 있다. 단지 의료업계 전체가 지금까지 위절제술 중심이었기 때문에 위를 대상으로 안전한 조사 방법을 아는 방사선 치료의사가 거의 없다는 게 문제다. 방사선을 쏘아서 암을 없앴는데 정작 환자는 큰 출혈로 사망한 사례도 있다.[23] 위의 정상조직은 방사선민감성이 높아 방사선에 구멍이 뚫려서 복막염에 걸리거나 출혈로 사망할 가능성이 있다.

방사선 치료가 효과를 볼지 어떨지는 덩어리 형태로 판단한다. 그러나 이 역시 노하우 범주에 속하므로 경험 없는 영상의학과 의사는 판단하기 힘들다.

안전한 선량은 1회(하루) 2그레이씩 주 5회, 4주 동안 조사해서 총 40그레이까지다. 이 정도라면 괜찮다. 50그레이가 되면 빈도는 낮아져도 궤양이나 출혈이 생길 수 있다. 60그레이는 금기라 생각해야 할 것이다.

곤도 선생님 치료 방침을 따른 결과

☑ 암과 공존하는 길도 있으니, 암이 곧 죽음은 아니다

위암 출혈로 인해 두 번이나 수혈을 받았기 때문에 부분절제를 단행했으나 출혈이 심하지 않았다면 수술을 피했을 것이다. 수술 후에는 음식을 조금씩밖에 못 먹어서, 170센티미터에 55킬로그램이었는데 반년 만에 10킬로그램이 더 빠졌다. 2년이 지나도 4킬로그램만 회복되어서 어질어질하다. 곤도 선생님 말씀대로 수술은 큰 상처다.

요관암은 어쩌다 와인 색 혈뇨가 하루에 두세 번씩 여러 날 지속되지만, 빈혈까지 가지 않기에 방치했다. CT 검사에서 수신증(소변이 통과하는 길이나 신장에 소변이 차서 팽창) 징조가 보였으나 무증상이었기에 이 역시 방치했다. 뼈로 전이된 후에 의사가 추천한 항암제 조메타(졸레드론산일수화물 성분) 등의 화학요법도 거절했다. 항암제는 모든 세포가 손상을 입으므로 조심해야 한다.

암과 공존하는 길도 있고, 암이 곧 죽음을 의미하지는 않는다. 문제는 암이 생긴 장기, 전이한 주요 장기가 기능부전을 일으키는가다. 모두 곤도 선생님이 알려주셨다. 선생님은 일본 의학계의 무수한 비판 속에서도 신념을 굽히지 않고 흔들림 없이 많은 환자에게 올바른 이론을 전했다. 그 모습에 경외감을 느낀다. 갑작스러운 영면을 애도한다.

경성(스킬스)위암 복막 전이 의심

위암이 근육층에 도달해 3~4기. 완전 방치

☑ 암을 발견한 계기

50대 초반에 기계 상사를 설립해 15년 동안 운영했다. 대기업에 매수 합병되어 엄청난 스트레스를 받았다.

○ **2015년(67세):** 건강검진에서 전립샘비대, 만성위염이라고 진단받았으나 내버려두었다.

○ **2020년 2월 12일(72세):** 명치 부분의 묵직한 통증이 두 달 정도 이어져 근처 H병원에서 위카메라와 조직검사, 초음파검사를 받았다. '위암 3기, 복막 전이 가능성이 농후하며 그 경우 4기. 위 출구 가까이에 2~3센티미터 분화구 모양의 종양 발견. 가장 깊은 근육층까지 침범해 있어 긴급수술을 요함'이라고 진단이 나왔다.

☑ 증상 및 치료 경과

위암은 완전히 방치하면서 오프소*(オプソ, 모르핀)로 통증만 억제하고 있다.

○ **2020년 2월, 3월, 11월(72세):** 곤도 선생님과 상담. 조영제 CT 검사

---

*   중추·말초신경계에 있는 오피오이드 수용체에 작용해 극심한 통증을 억제하는 마약성 진통제

등은 거절했다.

  ○ **2022년 2~3월(74세):** 위 주변과 복부, 등까지 통증이 퍼져 T의료센터에서 위카메라와 CT 검사를 받았다. "증상이 진행되고 있습니다. 이대로는 식욕이 없어져 음식을 못 먹게 되고 통증도 심해집니다. 서둘러 수술하셔야 해요"라고 강력히 권유받았다. 아직 진통제는 사용하기 전이다.

  ○ **3월 19일:** 곤도 선생님과 네 번째 상담. 완화 케어 클리닉을 찾는 법을 알려주셨다.

  ○ **4월:** 한낮이나 일어난 직후에 등 양쪽이 심하게 아파서 곤도 선생님이 알려주신 M완화 케어 클리닉을 방문했다. 팽만감, 식욕부진, 구토증세가 이어졌지만, 여전히 진통제는 요구하지 않았다.

  ○ **6월:** 식욕이 없고 쉽게 피로해지며, 잠에서 깰 정도로 등이 아파 M클리닉에서 처음으로 오프소(모르핀 내복액, 한 포에 5밀리그램)를 처방받았다. 여러 차례 복용으로 증상이 나아졌다.

  ○ **9~12월:** 극심한 복통으로 구급차에 실려 응급실에 갔다. 위에 구멍이 뚫리고 복막염도 생겼다. 20일 동안 입원해서 항생물질을 수액으로 맞았다. 퇴원 후에는 영양을 제대로 섭취하는 요령을 알게 되었고 조금 살이 붙어 연말에는 소강상태에 접어들었다.

곤도 선생님에게 문의한 내용

❶ 제가 걸린 위암은 유사암, 진짜암 중 어느 쪽인가요?

❷ 전이된 암세포만 죽이는 특효약이 가까운 미래에 탄생할 가능성이

있나요?

❸ 통증이 심해지거나 위 출구가 막혀 식사를 하지 못하면 어떻게 대처해야 하나요?

2012년에 대담집《어차피 죽는다면 암이 낫다》에 크게 마음이 동했다. 2015년 전립샘비대와 만성위염이 발견되었을 때 서적과 인터넷으로 곤도 선생님 이념을 자세히 알았고 공감했다. 암에 걸리면 방치하기로 속으로 결심했다.

실제로 진행성 암이라고 선고받아도 마음이 흔들리지는 않았다. 명치 부근에 통증이나 위화감을 느껴도 식욕은 있었다. 수술을 받았다면 삶의 질이 뚝 떨어지고 수명 단축 효과밖에 없지 않았을까. 도저히 외과수술에 의지할 마음이 생기지 않았다.

곤도 선생님은 어떤 사람일까, 어떤 업무실에서 일을 할까, 미천한 나의 증상을 전하면 조언을 얻을 수 있을까 등등, 여러 궁금증을 안고 아내와 함께 선생님 외래 센터를 방문했다.

닥터 곤도의 답변 및 해설

☑ 개복수술을 해서 복막 전이가 있으면 거의 모두 3년 이내에 사망한다

❶ 진행암은 진짜암입니다. 하지만 방치한 경우, 제가 진료한 환자는 거의 모두 3년 후에도 살아 계셨습니다. 한편 개복수술을 해서 복막으로 전이가 발견되면 거의 모두 수술 후 3년 이내에 사망했습니다. 병원에서

는 어디나 반드시 수술을 강력하게 권하니 조심하세요.

❷ 환자분처럼 경성 위암이 강하게 의심되는 경우, 대부분 전이했습니다. 단지 CT 영상으로 보면 현재 시점(2022년 3월)에서는 뚜렷한 전이가 보이지 않습니다.

암은 정상세포가 조금씩 변이한 것이므로 암세포만을 죽이는 약 개발은 당분간 어려울 것 같습니다. 꿈의 신약이라던 옵디보 역시 특효약이 되지는 못했지요.

❸ 환자분 암은 유문(위 출구) 바로 앞의 소만(왼쪽 커브)에 있습니다. 유문이 막히면 식사를 제대로 할 수 없어 점점 말라서 소위 노쇠로 마지막을 맞게 됩니다.

유문이 막히는 게 수개월 후인지, 수년 후인지, 아니면 막히지 않는지는 아무도 예측하지 못합니다. 만일 막히면 장루관(배에 작은 구멍을 뚫어 튜브를 소장에 이어주고 직접 영양제를 주입하는 기구)도 만들 수 있으나, 감염증을 초래하는 등 위험 요소가 많아 저는 권하지 않습니다.

식사를 하지 못하게 된다면 재택 의료나 완화 케어 클리닉 등에 의지하게 되므로 전국의 재택 의료 리스트를 소개한《마지막까지 돌보아주는 좋은 의사》(주간 아사히의 무크지)를 참고해서 근처 재택 완화 케어 클리닉을 방문해두면 좋겠지요.

최근에는 완화 케어 병동 환자에게도 의사가 항암제 치료를 권하므로 조심하자. 항암제를 거부한 폐암 4기 환자에게서 들은 바로는, 같은 병원의 완화 케어 의사가 "완화 케어 병동에 들어간 환자의 30퍼센트가 뇌경색을 일으키기 때문에 예방 차원에서도 항암제 치료를 해야 합니다"라고 말하더라는 것이다. 경악할 일이다. 항암제를 거절하거나 치료받지 않고 임종기를 맞이한 사람들을 수없이 보았기 때문이다. 뇌경색이 발병한 분은 한 명도 없었다.

완화 케어 병동에서 뇌경색이 많이 발생하는 것은 항암제 치료로 생명력이 약해지고 먹고 마시는 일조차 거르며 탈수 상태에 있는 사람들을 주로 수용하기 때문일 것이다. 그래서 혈액이 농축해서 뇌 혈관에서 응고한다. 뇌경색은 항암제 부작용인데도 암 때문이라고 둘러대면서 새로운 환자에게 항암제를 권하는 구실로 삼는다. 그런 끔찍한 일이 임상 현장에서 이루어지고 있다.

곤도 선생님 치료 방침을 따른 결과

☑ 경성(스킬스) 위암이 깊이 의심되는 내가 아직도 살아 있다!

H병원 의사는 내게 진행성 암이라고 선고하면서 근치적 치료가 가능하므로 하루라도 빨리 수술하라고 했다. 게다가 "곤도 선생님이 잘못하시는 겁니다. 여기저기서 방치 환자가 죽어가요"라고 단언했다. 치료하지 않는 환자를 두 번 다시 본 적도, 생사를 확인한 적도 없을 텐데 말이다. 치료한 환자는 죽지 않았는가. 말들이 하나같이 경박하고 너무 무책임했다. 다른 병원 의사들도 곤도 선생님 이름을 꺼내니 예외 없이 불쾌한 표정으로 입을 삐죽거리며 소견서는 써줄 수 없다고 했다. 의료계가 이런 곳이었구나, 하고 똑바로 알았다.

곤도 선생님은 서글서글했다. "녹음하셔도 돼요"라고 말씀하셔서 정말 숨기지 않는 선생님이라는 믿음이 늘었다. 설명도 자세했다. 영화 속 '붉은 수염'*은 바로 이런 선생님이 아니었을까?

지금은 식사할 때 한입, 한입마다 너무도 살아 있다는 실감, 살아가는 기쁨을 느낀다. 경성 위암 의심이 짙은 내가 아직도 살아 있다! CT상으로는 전이도 보이지 않았다. 이것이 사실이고, 이로써 '방치는 올바른 선택이었다'라고 믿는다.

---

* 일본을 대표하는 감독 구로사와 아키라가 1965년에 만든 영화 〈붉은 수염〉의 주인공. 에도시대 말기, 도쿠가와 막부에서 세운 의료 양생소에서 붉은 수염을 기른 병원장이 가난한 병자들을 헌신적으로 치료하는 따뜻한 인간애를 그렸다.

· 항암제로 낫지 않는 고형암 ·

대장암(결장암, 직장암)

혈변 또는 평소보다 가늘어진 변 때문에 발견된다.

맹장, 상행결장, 횡행결장, 하행결장, 에스자(S자)결장으로

분류되는 '결장암'과 '직장암'이 있는데,

직장을 절제하면 인공항문을 달게 된다.

표준치료

암이 점막에 머무는 0기에는 내시경으로 절제한다. 1~3기에는 대장 부분절제(대장절제술). 4기라 해도 가능하다면 대장절제술이 시행된다. 2기 에서 항암제와 수술을 제안하기도 하는데 3기는 수술 후에 6개월 정도 다제병용 화학요법을 진행한다. 4기는 항암제 위주로 치료한다.

닥터 곤도의 해설

대장암 진행 정도는 0기와 1~4기로 나뉜다. 0기와 1기 대부분은 분변 잠혈검사*나 건강한 상태에서 내시경검사로 발견되는 무증상 검진 발견

---

* 대변 내에 혈액이 있는지 확인하는 검사로, 대장암을 조기에 발견할 수 있으나 정확도가 떨어진다.

암이다. 검진을 통해 대장암을 찾아내고자 한 의료진들은 검진이 대장암 사망률을 낮춘다고 주장하겠지만, 총사망자 수는 오히려 늘어난다는 사실을 알면서도 검진을 추진한다.[24] 그러니 검진을 받지 않고 지낼 것, 만일 검진받아서 대장암이 발견되어도 잊고 살 것. 그래야 가장 안전하게 오래 살 수 있다.

한편, 변에 피가 섞이는 혈변, 가늘어진 변, 변비, 변비가 심해져서 아예 나오지 않는 등의 증상으로 발견된 증상발견 암은 진짜암일 가능성이 훨씬 높다. 진짜암인 경우, 수술로 인해 잠자던 장기 전이가 날뛰어서 죽음을 앞당긴다. 때로 복막 전이가 숨어 있으면 수술칼 때문에 생긴 상처 부위에 암세포가 들어가서 증식하고, 복막에서 재발해 소장을 밖에서 조여 장폐색을 일으킨다(방치 환자에게는 보이지 않는 폭주 방식).

또 항문과 가까운 직장암 수술은 대부분 인공항문을 달게 되고 배에 붙인 배변주머니에 변을 모아 버리는 게 일상이 된다. 그렇다고 항문을 남기면 괄약근이 느슨해져서 변이 흘러내릴지도 모른다. 스텐트도 항문을 자극해서 통증이 심하니 적합하지 않다.

인공항문을 피하는 유일한 방법은 방사선 치료다. 직장, 항문부에 방사선을 조사하면 30퍼센트 이상 환자에게서 종양이 소실된다(암세포가 남아 있어서 재증대하는 사례 포함). 항암제를 병용하는 화학 방사선요법을 쓰면 완전 소실률이 40퍼센트 정도다.

· 증언 22 · OY 씨(70대 여성)

결장암

수술하지 않으면 남은 생 1년이라는 엉터리 말

☑ 암을 발견한 계기

2009년(65세)까지 공무원이었다. 정년퇴직 후에는 새벽 다섯 시에 기상했고, 식사는 직접 지어 먹었다. 수영이나 걷기운동도 열심히 했기에 건강과 체력에는 자신이 있었다. 흡연은 하지 않았고 음주는 맥주를 하루에 500밀리리터(큰 캔 하나) 마셨다.

○ **2021년 1월(77세):** 항문으로 살점 같은 이물질이 튀어나오더니 소량 출혈이 계속되었다.

○ **2022년 2월(78세):** 치핵인 줄 알았더니 이물질이 커졌고 배변을 볼 때마다 격한 통증과 다량의 출혈이 이어져서 가까운 O소화기내과에 갔다. 의사가 치질이 심각한 상황이니 수술해야 할지도 모른다고 했다.

☑ 증상 및 치료 경과

○ **2022년 2월 22일(78세):** 소개받은 T병원에서 하부소화기내시경검사(대장내시경 검사, 항문으로 내시경을 집어넣어 대장 내부 관찰) 진행 중에 폴립 여러 개를 제거했다. 24일에 CT, 25일에 조영제 CT를 찍었다.

○ **3월 7일:** T병원에서의 진단은 '직장암. 용종이 항문을 가로막고 있

2장 항암제로 낫는 암, 낫지 않는 암 [재발 암, 전이암 증상별 환자 51인의 증언] **225**

는 1형(종양 덩어리가 장내에 튀어나온 형). 진행성 암으로, 수술하지 않으면 생존 기한 1년'이었다.

T병원 의사는 직장 절제술 후 인공항문 설치 및 항암제 치료를 제안했다. 나는 인공항문을 달고 싶지 않고 몸에 칼을 대고 싶지도 않다고 했으나, 의사가 전혀 들어주지 않아서 그대로 귀가했다.

○ **3월 12일**: 곤도 선생님과 상담했다. 방사선 치료를 받을 수 있는 S병원에 소견서를 써주셨다.

○ **3월 22일**: S병원에서 CT 검사와 방사선 치료에 관한 설명을 들었다. 치료 방침에 'Cetuximab 검토'라고 적혀 있어서 무슨 뜻인지 찾아봤더니 분자 표적 치료제인 세툭시맙이었기에 방사선 치료만 부탁했다.

○ **3월 29일**: 방사선 치료 개시. 환부에 총 60그레이, 주변부에 총 45그레이를 목표로 각각 25회씩 5주 동안 예정되어 있었으나 선량에 대한 불안 때문에 곤도 선생님에게 이메일로 재차 문의했다.

○ **4월 말**: 마지막 2회를 포기하고 각 23회에서 종료했다. 그 후에는 수영과 걷기를 재개했고 지금은 건강하다.

곤도 선생님에게 문의한 내용

❶ K병원 의사에게 "이제 나이도 있으니(78세), 전신마취나 몸에 칼을 대는 것, 항암제, 인공항문을 다는 것도 피하고 싶어요"라고 했으나, 의사는 "수술하지 않으면 1년밖에 못 사세요. 더 나이 많은 어르신도 다들 수술받으세요"라는 말만 해서 곤혹스럽습니다.

❷ 직장암인데 맥주를 마셔도 되나요? 채소는 먹어도 되나요?

❸ 〈후일 이메일 문의〉 S병원 선생님에게 곤도 선생님이 손수 그려주신 그림까지 보여주면서 환부에만 방사선 치료를 해달라고 부탁했는데도 주변 부위까지 방사선을 쪼이게 되었습니다. 총 선량도 불안합니다.

30대로 보이는 K병원 의사는 화가 많아 보였는데, "내버려두면 종양이 항문을 막아서 배변에 어려움이 있을지도 모릅니다. 그때는 더 이상 손을 쓰지 못할 수도 있다고요!"라고 하더니 멋대로 입원과 수술 계획까지 짜버렸다. 암 치료 현장의 끔찍한 실태를 짐작할 수 있었다. 딸이 10년쯤 전부터 곤도 선생님 가르침과 삶의 방식에 감명받아 몇 권이나 저서를 읽고 있는데, 이번에 선생님 외래 센터에 예약을 잡아준 덕분에 목숨을 건졌다.

닥터 곤도의 답변 및 해설

☑ 60그레이를 30회로 나누어 쏘이면 후유증이 덜 생긴다

❶ CT 영상을 보니 2기군요. 대장 벽은 안쪽에서부터 점막, 점막하조직, 근육층, 장막으로 되어 있습니다. 2기는 가장 깊은 곳인 장막까지 도달한 상태입니다. 만일 림프절에 전이했다면 3기입니다.

시한부 1년이라니, 멋대로 지어낸 말입니다. 수술하거나 항암제 치료를 시작하면 직후부터 죽는 사람이 나오는데, 그건 수술 합병증이나 항암제 부작용 때문입니다. 대장암 2기에서 암으로 인해 1년 안에 사망하는 건 있을 수 없습니다. 방사선 치료로 암이 작아질 가능성이 있으니 항암제 없이 방사선 치료만 해주는 의사에게 소견서를 적어드리겠습니다.

❷ 맥주 큰 캔으로 하루에 한 캔 정도면 아무 문제 없습니다. 식물섬유는 소화가 나빠서 장에 쌓이니까 채소는 적당히 드시고요. 소화가 잘되고 단백질이 많은 육류, 생선, 달걀을 자주 드시고 체력을 기르세요.

❸ 방사선을 주변까지 조사할 필요는 없을 것 같네요. 하지만 주변부까지 방사선을 조사하는 방식이 표준치료로 되어 있어 국소(환부)만으로 끝내는 치료시설을 발견하기 어렵습니다. 가장 우려되는 점은 국소에 60그레이를 25회 만에 조사하는 방침입니다. 제가 30회로 나누라고 한 것 같은데요. 25회면 한 회 총량이 많아져서 정상세포 반응이 강하게 나와 후유증(직장 출혈이나 협착 등)이 나타나기 쉽습니다. 대신 암 축소 효과는 25회보다 높아질 것입니다. 후유증 위험을 줄이는 게 우선이라면 마지막 2~3회를 임의로 그만두면 피할 수 있습니다(S병원 의사와 1회 선량이나 회수를 논의하는 일은 그 의사의 자존심 문제도 있어 어려울 겁니다).

대장암에서는 암이 대장 안에서 커져 발생하는 장폐색이 발생할 수 있다. 이 장폐색이 생기면 대부분 진짜암이므로 대장절제술을 하면 수술 후에 암이 날뛰기 쉽다.

나는 ① 대장 스텐트 시술(금속 확장 그물망)을 의뢰해서 변비를 해소하거나 ② 가늘게라도 변이 나온다면 변을 부드럽게 하는 설사약을 쓰면서 수술을 피하는 방법 중 한쪽이 좋다고 생각한다. 방사선 치료(항암제 병용 포함)를 선택한 사람의 완전 소실률은 치료 종료 후 반년~1년 후가 최고로, 50퍼센트를 넘는다. 항암제, 분자 표적 치료제는 무의미하면서 유해하다.[25]

곤도 선생님 치료 방침을 따른 결과

☑ 암을 선고받아도 일단 머리를 식히고 검토하자

건강만큼은 자부했기에 K병원의 '시한부 1년' 선고에 크게 충격받았다. 왜 내가? 하고 우울 상태에 빠져 있었다. 곤도 선생님이 "시한부 1년이라니 멋대로 지어낸 말"이라고 말씀하신 후에야 안도했다. 치료와 관계없이 날마다 맥주를 마셔도 되냐는 질문에도 밝게 웃으며 답해주시고 항암제 없는 방사선 치료 길도 열어주셔서 귀가하면서 오랜만에 웃을 수 있었다.

암이라고 선고받았을 때 그 자리에서는 아무것도 결정하지 말아야 한다는 것의 중요성을 통감했다. 일단 머리를 식히고 내가 어느 길을 택하고 싶은지 진지하게 고민하는 시간이 꼭 필요하다.

곤도 선생님이 아니었다면 나는 여전히 출혈이나 배변 장애에 대한 치료의 길조차 못 찾지 않았을까. 항암제를 강요하지 않는 방사선 치료 의사를 찾아 헤맸거나, 표준치료와 싸우다 지쳐서 수술을 단행했을지도 모른다. 그러다가 인공항문을 달고 삶의 낙이었던 수영도 못하게 되어 심신이 쇠약 상태에 빠졌을 모습을 상상하니 머리가 쭈뼛한다. 아직 림프절 전이도 없고 배변 통증도 사라졌으며 증상은 아주 미미한 출혈뿐이다. 감사하다는 말로는 너무 부족하다.

직장암

2년 방치 후 방사선 단독 치료로 인공항문 면했다

✅ 암을 발견한 계기

30대 초에 이혼하고 일하면서 세 아이를 키웠다. 내 식사 챙기기에는 소홀했고 수면 시간도 서너 시간이었으나 건강검진 결과는 늘 'all A'였다. 아이들이 독립하면서 2019년(48세)에 재혼했다.

○ **2019년 11월(48세):** 이 시기부터 배변을 볼 때 피가 몇 방울 떨어졌고 이 증상이 반년 동안 이어졌다. 폐경한 시점이었기에 생리 잔혈(殘血)인 줄 알았다.

○ **2020년 5월(49세):** 배가 땡땡하게 붓고 위가 더부룩해서 근처 소화기내과에 갔다.

✅ 증상 및 치료 경과

○ **2020년 5월(49세):** 소화기내과에서 S적십자병원을 소개받아 25일에 내시경검사를 받았다. 의사가 "직장에 밉살스러운 종양이 있습니다. 채취해서 검사하겠습니다. 다음에는 남편과 함께 오세요"라고 했다. 조직 검사 결과, "직장암 추정 1기로, 수술하겠습니다. 일시적으로 인공항문을 달 것입니다. 그 후에는 항암제 치료를 반년 받으실 예정입니다." 하고 의

사가 교과서를 읽듯 말했다.

○ **6월 13일:** 곤도 선생님과 상담 후 방치하면서 상태를 지켜보기로 했다.

○ **가을:** 항문 부근에 통증을 느끼기 시작했고, 다음 연도 봄까지 체중이 8킬로그램 줄었다.

○ **2022년 4월 21일, 5월 2일(51세):** 곤도 선생님과 상담했다. CT 영상으로는 전이가 보이지 않으므로 통증이 심해지면 방사선 치료 의사를 소개해주겠다고 하셨다. 방치를 이어가기로 했다.

○ **여름~가을:** 항문 부근 통증이 심해져서 방사선 치료를 검토하기 시작했다.

○ **2023년 1~2월(52세):** 곤도 마코토 암 연구소에서 정보를 얻어 E병원에서 항암제 병용 없이 방사선 단독 치료를 받았다. 6주 동안 한 번에 2그레이씩 30회, 총 60그레이 받았다.

○ **8월:** 직장에 있던 종양은 사라졌고 건강도 좋다. 살점의 돌출, 출혈, 항문통증을 약으로 다스리는 중이다.

곤도 선생님에게 문의한 내용

❶ 수술을 받지 않고 방치한다면 저는 얼마나 살 수 있어요?

❷ 방치하고 2년째인데 항문 부근에 통증을 느끼기 시작했습니다. 어떤 대처법이 있나요?

❸ 아무것도 하지 않았는데 반년 만에 6킬로그램 빠졌습니다. 암과 관

계가 있나요?

❹ 통증이나 출혈이 심해지면 어떻게 대처해야 할까요?

2014년에 지금의 남편이 인터넷으로 곤도 선생님을 알게 되었고 저서를 열 권 이상 읽으면서 곤도 이론에 공감하고 있었다. 나도《곤도 마코토의 여성의학》이나《건강검진을 받아서는 안 된다》를 읽고 조기 발견 및 조기 치료의 거짓을 깨달았다. 남편도 나도 만일 나나 친척이 암에 걸리면 곤도 선생님에게 조언을 구하기로 생각하고 있었다.

수술과 항암제는 가능한 한 피하고자 했다. 직장암을 방치했을 때 예상되는 징후, 생기기 쉬운 자각증상과 대처법을 듣고 싶어서 세 번 상담했다.

마지막 상담 3개월 후에 선생님이 갑작스럽게 돌아가셨는데, 그 직전에 통증이 심해져서 망연자실했다.

닥터 곤도의 답변 및 해설

☑ 일본은 '무엇이든 수술' 주의라서 대장암 방사선 치료에 익숙하지 않다

❶ 암에 독성이 있는 것은 아니니 직장에 있는 암만으로는 사람이 죽지 않습니다. 생명이 위험해지는 이유는 종양이 폐나 간 등의 주요 장기로 전이해 커져서 호흡이나 해독 등의 생명 활동을 저해하기 때문입니다. 환자분은 지금 간이나 폐에 뚜렷한 전이가 없고, 만일 있어도 검사로 알아볼 정도인 1센티미터로 자랄 때까지 5년~15년 이상 걸립니다. 사람은

암이 폐와 간을 70~80퍼센트 정도로 뒤덮을 때까지 죽지 않습니다. 조급하게 수술하지 않도록 하세요.

❷ 통증을 멈추려면 우선 진통제인 아세트아미노펜을 복용하세요. 타이레놀이라는 상품명으로 약국에서도 살 수 있습니다. 병원에서는 카로날이라는 이름으로 처방할 것입니다. 복용 중인 다른 약이 없다면 하루에 4천 밀리그램까지 괜찮습니다. 그 약이 듣지 않게 되면 약한 의료용 마약인 인산 코데인(Codeine Phosphate)이나 트라마돌(Tramadol)이 좋습니다. 그래도 듣지 않는다면 모르핀 계통으로 넘어갑니다. 지금은 패치 형태의 펜타닐을 가장 많이 처방합니다.

❸ 간에 전이가 있으면 갑자기 마르긴 하지만, 환자분 CT 영상에 뚜렷한 전이는 없으니 갱년기장애 등 암과 다른 원인이 있겠지요. 식사는 균형을 맞추어 가리지 않고 드시되 당질 제한이나 현미 채식 등은 하지 않는 게 좋습니다. 대부분의 식이요법은 생명을 단축합니다. 영양이 편중되어 대부분 마르고 암에 대한 몸의 저항력이 떨어지니까요.

❹ 치료하려면 직장이나 항문부에 방사선을 조사하면 좋습니다. 종양이 축소해서 통증도 일단 사라질 것입니다. 반대로 커지는 경우도 있지만요. 단지 일본은 무엇이든 수술하는 주의라 대장암 방사선 치료에 익숙하지 않으니까, 실력 좋은 병원을 발견하는 게 어렵습니다. 선량이나 조사방법 문제도 있고요. 방사선 치료를 검토할 때 다시 상담하러 오세요.

브라질에서는 대장암을 치료할 때 원칙적으로 항암제를 병용하는 화학 방사선요법을 채택한다. 치유율은 약 50퍼센트로 방사선 치료 후 수술을 받는 환자도 많다. 거꾸로 말하면 방사선 치료로 절반은 낫는다. 화학 방사선요법으로 10~20퍼센트 치유율이 올라간다는 데이터가 있는데, 항암제에는 부작용도 있다. 병용할지 말지는 환자가 결정할 일이다. 치료를 종료하고 반년부터 1년 정도 지난 시점에 완전 소실률이 제일 높아지는데, 50퍼센트를 넘을 것이다.

곤도 선생님 치료 방침을 따른 결과

✓ 수술과 항암제를 피하면 암과 공생할 수 있다

2022년 여름(51세), 항문이 아프고 살점 같은 이물질도 나와서 근처 외과의사에게 진료받았다. 직장암이라고 하니 의사가 "뭘 그렇게 고민해요? 지금 당장 깔끔하게 잘라버려요!"라고 했다. 항문 통증이나 이물질에 관해서는 신경도 안 쓰기에 무엇이 나온 건지 물었더니 "그건 모르죠!"라고 딱 잘라 말했다. 말이 안 통한다.

곤도 선생님이 갑자기 돌아가셨다. 앞으로 어떻게 될지 낙담했다. 앉기도 고통스러울 정도로 항문이 아팠고, 진통제를 먹는다면 약이 점점 늘어나 마지막엔 모르핀을 먹어야 하나? 통증을 견디면서 10년이나 더 일을 할 수 있을까? 출혈이 더욱 심해지면 어쩌지? 등등 불안이 엄습했다. 암 환자는 늘 불안하다. 곤도 선생님이 계시지 않는다는 공허함이 너무 크다.

가을에 방사선 치료를 모색하기 시작했을 때 곤도 마코토 암 연구소의 H씨가 이 책의 인터뷰를 의뢰했다. 선생님이 생전에 소개하신 병원에 관한 정보를 얻고 방사선 치료를 해서 상당히 개선되었다. 수술과 항암제를 피하면 암과 더불어 살 수 있음을 실감한다.

에스자(S자) 결장암

**수술하지 않으면 반년 만에 장폐색 걸린다고 했으나
방치로 2년 반 무사하다**

☑ 암을 발견한 계기

큰딸을 출산 후 반세기 동안 치핵을 안고 살았으며 항문이 자주 아팠다. 큰딸이 14세에 세상을 떠난 후 폭음과 폭식을 일삼았고 40대에는 키 152센티미터에 체중 100킬로그램 약간 못 미치는 비만이 되었다. 50대에는 당뇨병 및 고혈압을 앓았다.

○ **2016년(69세):** 이 시기부터 배변 볼 때 가끔 새빨간 피가 떨어지고 양도 조금씩 늘었다.

○ **2020년 8월(73세):** 하혈이 심해서 시내 K병원을 찾았더니 대장암이 의심된다고 해서 대장내시경 검사(관장제로 대장을 비우고 항문으로 삽입한 내시경으로 관찰)를 받았다.

☑ 증상 및 치료 경과

○ **2020년 8월(73세):** K병원 진단은 "에스자 결장암 2기입니다. 수술로 림프절 전이가 발견되면 3기가 됩니다"였다. A암센터에서 2차 소견을 구했고 Y병원의 당뇨병 주치의 의견도 물었으나 돌아온 답변은 같았다. 수

술로 에스자결장을 절제하는 수밖에 없다는 것이다. 또 세 곳의 병원 의사들은 모두 예언자처럼 수술하지 않으면 큰일난다고 단언했다. "암이 점점 진행해서 반년 만에 장폐색에 걸려요", "암 크기가 지금은 2센티미터이지만 진행성이라서 1년 만에 5센티미터까지 커지고 배변과 식사에 지장을 초래해서 괴로울 겁니다", "1년 후에는 배변에 어려움을 겪고 먹지 못하게 돼요." 하고 불안해할 말만 늘어놓았다. 병원마다 다른 점은 K병원에서는 복강경수술이 어렵다고 했으나 A암센터에서는 가능하다는 것이었다. 약간의 의료 기술 차이일 뿐이었다.

○ **10월 10일:** 곤도 선생님과 상담 후 방치하기로 했다.

○ **2023년 봄(76세):** 암 선고로부터 2년 반 동안 방치 중인데 출혈은 약으로 처치하면서 건강하게 지낸다. 세 곳 병원에서 들은 장폐색이나 식사 지장, 배변 곤란 등은 하나도 발생하지 않았다.

곤도 선생님에게 문의한 내용

❶ 무조건 통증과 고통이 적은 치료법을 알고 싶습니다.

❷ 수술은 무섭지만, 병원 세 곳에서 수술하지 않으면 반년이나 1년 만에 장폐색에 걸려 고통스럽다고 합니다. 장폐색만은 피하고 싶은데, 수술하는 길밖에 없나요?

❸ 딸한테서 "엄마는 수술하면 누워 지내야 해"라는 말을 들었습니다. 그럴 수도 있나요?

나는 고령으로 당뇨병이 있으며 내시경검사만 받아도 구토하고 드러
눕기 때문에 수술이 무서웠다. 하지만 의사 말을 거역할 수는 없을 것 같
았다. 딸 친구가 유방암 전체 적출과 항암제 치료 후에 암이 뇌에 전이해
서 또 적출 수술했는데 뼈까지 전이했다. 더 이상 손을 쓸 수 없다고 해서
호스피스 병동에서 죽었다. 그 때문에 딸이 수술은 불안하다더니 곤도 선
생님 책을 접한 후 "깜짝 놀랄 만한 이야기뿐이야. 의견을 여쭈어보자"라
면서 바로 예약해주었다.

그런데 당일 K병원에서 받은 진료데이터를 열어보니 중요한 대장내시
경검사 영상이 없었다. 곤도 선생님은 "병원에서 일부러 뺐네요. 이거 심
하네"라고 했다. 큰 충격을 받았다.

닥터 곤도의 답변 및 해설

☑ 방치하면 원래 수명을 다하고 죽으니 안심

❶ 암이 2기나 3기면 아무 치료도 받지 않는 게 제일 좋습니다. 방치하
면 에스자 결장암 때문에 죽을 일은 없습니다. 수명대로 살다가 돌아가실
테니 괜찮습니다. 안심하세요.

❷ 반년이나 1년 후에 장폐색이 일어날 일도 없습니다. 언젠가 장폐색
에 걸려도 대장 스텐트시술(금속망 확장관) 등으로 처치하면 되니까 그때
상태를 보고 의사를 소개하겠습니다. 영상을 보지 않으면 자세한 것을 모
르니 만일 앞으로 증상이 악화해서 내시경검사를 한다면 꼭 그 데이터를
받아오세요.

❸ 분명 환자분은 수술도 입원도 위험합니다. 걸음걸이를 보니 몸이 상당히 약해져 있으신데 마취로 치매가 나타나거나 입원한 채 누워 지내야 할 가능성이 큽니다.

상담 문진표에도 '5년 전 오토바이에 추돌당해 양쪽 고관절에 골절. 휠체어 생활로부터 복귀가 힘들었다'라고 쓰여 있네요. 지금 연세가 73세잖아요. 병원에서는 사고를 두려워하니까 입원 중에는 어디에 가든 휠체어를 타셔야 할 거예요. 얼마 못 가 걷지 못하게 돼요.

일단 암이라고 진단받으면 치료를 하건 방치를 하건 병원에서 쫓겨나지 않는 한 정기적 진찰과 검사를 하기로 되어 있다. 진찰 간격이나 검사 항목은 병원이나 의사에 따라 다르지만 3개월에 한 번 진찰하고 추가로 채혈, CT, 초음파 등을 검사하는 사례가 많은 듯하다. 위암이나 대장암이면 내시경검사도 진행한다.

만일 전이가 숨어 있는 진짜암이라면 세세하게 검사할수록 전이를 일찍, 많이 발견한다. 그러나 고형암에는 원칙적으로 장기로 전이된 것을 낫게 하는 치료법이 없다. 그러니 검사하건 하지 않건 생존 기간에 변화가 없다. 즉 정기 검사는 무의미하다.

실제로 과거에 유방암이나 대장암으로 수술한 환자들을 ① 거의 정기 검사를 하지 않는 그룹과 ② 면밀하게 검사하는 그룹으로 나누어 생존율을 조사하는 비교 시험이 여러 건 실시되었다. 결과, 어느 비교 시험에서든 양쪽 그룹 생존율은 같았다.

의사들도 무의미한 줄 알면서도 번잡하게 검사한다. 하지 않으면 극히 일부만 재진료를 받을 테고 병원들은 적자를 면하기 어렵기 때문이다. 게다가 검사하면 아주 적은 수치의 변화 등, 어떻게든 이유를 붙여서 환자를 치료로 유도할 수 있다. 검사는 힘든 증상이 이어질 때만 받자.

곤도 선생님 치료 방침을 따른 결과

☑ 방치 후 3년, 장폐색은 일어나지 않았고 출혈은 약으로 잡을 수 있다

암이라고 진단받은 때부터 줄곧 수술밖에 없다, 빨리 수술해야 한다는 식의 말만 들어와서, 의사가 하는 말을 곧이곧대로 들으면 위험하고 그들이 다른 선택지를 주지 않는 이유는 환자가 아니라 자신들에게 제일 유리해서라고 생각하게 되었다.

곤도 선생님의 한마디, 한마디에 완벽한 근거가 있어 신뢰가 갔다. 그분 신념에 공감해서 2년 반 동안 방치했는데 장폐색은 일어나지 않았다. 출혈이 있어서 불안해지면 딸이 "이건 암과 상관없어"라고 설명해준다. 병원에서는 매번 정밀검사나 에스자결장 절제술을 권하지만, 딸 덕분에 거절할 수 있다. 곤도 선생님이 "딸이 하라는 대로 하시면 틀림없어요"라고 말씀하셔서 완전히 의지하고 있다.

마지막에 열심히 하라고 악수해주셔서 정말 기뻤다. 딸은 "책도 많이 쓰신 먼 산 같던 선생님이 어느 순간 내 안에서 '붉은 수염' 선생님처럼 느껴지더라"라고 한다. 적어도 10년은 더 오래 사시길 바랐는데, 너무 안타깝다.

· 항암제로 낫지 않는 고형암 ·

간세포암

간세포암은 한 개만 발생하는

단발이 많으나, 동시에 복수 발견되기도 한다.

여기에서는 암이 단발성인 경우를

생각해본다.

표준치료

〈라디오파 소작 요법〉 지름 3센티미터 이내 암은 선택지에 들어간다. 1차 치료는 부분 절제다.

〈간동맥 화학색전요법〉 암으로 흘러가는 혈류(산소와 영양)를 끊어 '보급로 차단 공격'을 한다.

〈항암제, 분자 표적 치료제〉 항암제나 분자 표적 치료제 소라페닙을 권하기도 한다.

닥터 곤도의 해설

특별한 증상은 없고 간경변(간경화) 정기 검사에서 발견되기 쉽다. 인

240

간독 등의 검진에서 발견되기도 한다. 간경변이나 만성간염에서 암으로 진행하기 쉽고 지방간에서도 발생한다.

간세포암은 방치하면 병소가 커질수록 간기능이 떨어지고 종국에는 간부전으로 사망할 가능성이 커진다. 따라서 치료하면 수명 연장 효과를 기대할 수 있다.

단지 ① 치료한다고 수명이 연장된다는 보장은 없고 ② 치료로 고통스러워 조기 사망하는 위험이 있으며 ③ 간암으로 인한 사망은 통상 암 병사 중에서도 가장 평온하다. 그래서 내가 만난 환자 중에는 무치료와 방치를 선택한 사람도 적지 않다.

지금부터는 치료를 희망하는 경우를 검토한다. 병소가 큰 경우 병소를 없애려면 간의 (부분적인) 절제가 가장 효과적이다. 그러나 절제 수술은 매우 위험하다. 애초에 간경변 등으로 간 기능이 약해진 경우가 많으므로 (수술 후가 아니라) 수술 도중에 사망하기도 한다. 또 간세포암은 치료에 성공해도 새로운 암이 나타나기 쉽다. 5년 이내에 80퍼센트 환자에게 새로운 병소가 발생한다. 그러니 굳이 내가 먼저 절제 수술을 권한 사례는 한 건도 없다.

라디오파 소작 요법은 수술보다 훨씬 몸을 덜 상하게 한다. 가이드라인에 실린 규정대로면 이 치료 대상이 되는 종양은 3센티미터 이내여야 하나, 의사에 따라 5센티미터이거나 암 병소가 복수 있어도 실시한다.

간세포암은 수술자 경험이나 실력 차이가 큰 분야다. 간동맥 화학색전 요법과 항암제, 분자 표적 치료제는 수명 연장 효과가 인정되지 않았으므로 거절하는 게 상책이다.

간세포암, 유방암

25년 전 유방암으로 도움받았는데 이번에는 라디오파 치료에 관한 상담

☑ 암을 발견한 계기

58세까지 편집자로 근무했으며 생활은 현재도 올빼미형이다. 40대 중반에 자궁근종이 생긴 후 금연과 금주 중이다.

○ 〈유방암〉 1997년(46세): 가슴에 덩어리가 느껴져서 게이오대학 병원의 곤도 선생님을 외래로 찾았다.

○ 〈간세포암〉 2022년 3월(71세): 체중이 줄고 피로감이 심해서 자주 가는 병원에서 진료받았다. 복부 초음파와 혈액검사로 간종양이 의심되어 소견서를 들고 T병원으로 갔다. CT, MRI, 인도시아닌그린(Indocyanine Green, ICG, 간의 해독 능력을 조사), 초음파, 위카메라 검사를 받았다.

☑ 증상 및 치료 경과

○ 〈유방암〉 1997년(46세): 곤도 선생님 소개로 다른 병원에서 유방암(단계불명)의 유방 온존 요법을 받았다. 곤도 선생님이 항암제는 쓰지 않아도 된다고 했으나, 집도의가 필요하다고 해서 수술(부분 절제)과 항암제(5FU), 방사선 치료를 받았다.

○ 〈간세포암〉 2022년 4월(71세): T병원에서 '간세포암 3기, 7센티미터.

갑자기 커졌을 가능성 있으므로 서둘러 절제 수술 필요. 라디오파 치료는 불가능'이라고 진단받았다.

O **6월 23일:** 곤도 선생님과 상담했다. 몸에 부담이 적은 치료면 받고 싶다고 하자 라디오파 치료를 받을 수 있는 병원을 두 곳 소개해주셨고 J병원에서 치료에 관해 상담했다. 종양이 크므로 라디오파 말고 마이크로파(2,450메가헤르츠 전후의 고주파로 암을 소각)로 여러 차례 진행한다고 했다.

O **9월, 10월, 11월:** 마이크로파 치료에 돌입했다. 입원일은 9월과 10월에 각 13일, 11월에는 10일 동안 총 36일이었으며, 점적주사로 항생제를 맞으면서 염증 수치(CRP)가 가라앉을 때까지 기다렸다.

종양이 약 3센티미터까지라면 며칠만 입원해도 되고 통증도 가벼운가 보았다. 하지만 나는 입원도 길고 통증도 심했다. 간세포암은 재발하기 쉽다고 해서 퇴원 후에도 한 달에 1~2회 통원하면서 경과를 관찰했다.

곤도 선생님에게 문의한 내용

❶ 종양이 7센티미터인데 방치하면 어떻게 되나요? 방치하는 게 좋을까요?

❷ 수술 말고 몸에 부담이 적은 치료법이 있다면 받고 싶습니다. T병원에서는 '라디오파 치료는 적응 외'라고 하는데 받을 만한 병원이 있나요?

❸ 암 진행 속도를 조금이라도 늦추려면 어떻게 하는 게 좋을까요?

25년 전 유방암에 걸렸을 때 곤도 선생님 저서《암과 싸우지 마라》를 읽고 선생님 도움을 받았는데 재발하지 않고 있다. 간세포암이라는 사실을 알고 나서는《암 부위별 치료 사전》,《암 치료로 죽임을 당한 사람, 암 방치로 살아난 사람》등을 새로 구매해 읽었는데 최신 의료계 현실까지 여러모로 매우 참고가 되었다.

고령인 데다 혼자 살기 때문에 수술로 몸이 약해져 돌봄이 필요해지면 곤란하다. T병원에서는 종양이 크고 장에 근접해 있으니 라디오파 치료는 불가능하다고 했지만, 곤도 선생님에게 상담하면 길이 열릴 것 같아서 외래를 예약했다.

닥터 곤도의 답변 및 해설

☑ 내가 먼저 절제 수술을 권한 사례는 한 건도 없습니다

❶ 방치한 경우의 진행 정도에 대해서는 명확하게 말하기 어려우나, 환자분 경우 5년, 10년 괜찮을지도 모릅니다. 방치냐, 치료냐, 치료한다면 어떤 치료를 선택하냐는 제가 먼저 "이렇게 하세요"라고 말하지 않습니다. 그 부분은 스스로 결정하시길 바라요.

❷ 라디오파 치료 건수가 많은 J병원과 M병원이라면 종양이 커도 대처해줄 것 같으니, 소견서를 한 통씩 써드리지요.

❸ 저는 늘 환자에게 암에 걸리면 살이 빠지면 안 된다, 조금 통통한 게 낫다고 말합니다. 영양이 부족하면 정상세포 먼저 시들해져서 암에 활력을 주거든요. 달걀과 우유를 권장합니다. 가볍게 섭취할 수 있고 가격도

싸서 최고의 완전 영양식품이지요.

라디오파 소작 요법은 수술보다 훨씬 몸을 덜 상하게 한다. 가이드라인에서는 이 치료법 대상이 되는 종양을 3센티미터 이내라고 규정하고 있지만, 5센티미터이건 종양 수가 많건 실시하는 의사도 있어서 경험이나 실력 차이가 크다.

통상적으로 소화기내과 의사가 담당하지만, 라디오파 치료가 불가하다고 했다면 진짜 이유는 ① 어느 병원에도 불가능하다 ② 다른 병원을 찾으면 실시 가능하다 ③ 자기 병원에서도 가능하지만 병원 권력구조 상 외과의 절제 수술을 권할 수밖에 없다, 등을 생각할 수 있다.

③의 사례를 고려하면 팀 의료를 내거는 병원은 피하는 게 좋다. 나는 외과 간섭을 받지 않고 독자적으로 치료 방침을 정하는 병원의 내과의사에게 환자를 소개하고 있다.

또 간동맥 화학색전요법은 간세포암을 쉽게 줄어들거나 사라지게 한다. 암에 영양을 보내는 혈관에 항암제와 젤라틴 알맹이 상태의 물질을 넣어서 혈관을 막고 암을 사멸시키는 치료법이다. 단지 반세기도 훨씬 전부터 연구와 실제 치료가 이어지고 있으나, 수명 연장 효과는 인정받지 못하고 있다. 그 이유는 ① 암세포가 남아 있다가 다시 증대한다 ② 부작용으로 사망하는 사례가 있다 ③ 새로운 암이 발생한다, 등일 것이다.

약물치료는 도쿄대학병원 외과에서 간세포암 수술 후 환자를 ① 그대로 추적 관찰한 그룹과 ② 항암제를 1년간 복용토록 한 그룹으로 나누어 비교 시험을 진행한 결과, 5년 후 생존율은 ①이 73퍼센트, ②의 경우는 58퍼센트였다. 항암제를 복용한 그룹 상태가 더욱 악화한 것이다.[26]

곤도 선생의 치료 방침을 따른 결과

☑ 나는 치료를 선택했지만, 암 방치는 깨달음에 가깝다

곤도 선생님의 '진짜암이건 유사암이건 방치해야 가장 고통스럽지 않게 오래 살 수 있다'는 신념에는 공감하지만, 이는 운명을 있는 그대로 받아들인다는 뜻으로, 거의 깨달음의 경지다. 나는 전이가 생겼을 때 후회하고 싶지 않았기에 치료를 선택했다.

그러나 마이크로파 치료를 종료한 후 담당 의사가 "간세포암은 수술해도 5년 이내에 80퍼센트 재발합니다. 라디오파, 마이크로파라면 새로 암이 나올 때마다 지져야 하는데, 수명 연장에 도움이 될지는 불투명합니다"라고 해서 낙담했다. 치료가 이렇게 힘들고 재발위험도 높다고 처음부터 알려주었다면 치료받지 않고 내버려두었을 텐데, 라는 생각도 든다.

2022년 6월에 외래로 곤도 선생님을 방문했을 때 선생님 안색이 좋지 않아서 염려되었다. 그래도 헤어짐의 악수를 해주셨던 손은 크고 따뜻했다. 그 후 두 달도 지나지 않아서 유방암으로 선생님에게 도움받은 지인으로부터 곤도 선생님이 돌아가신 것 같다는 연락을 받았다. 그날의 악수가 마지막 작별 인사가 되어버렸다.

· 항암제로 낫지 않는 고형암 ·

담관암

담관은 간에서 십이지장까지

담즙(간에서 만들어진 소화액)을 운반하는 길이다.

담관암은 담관의 상피(담관 안쪽 표면을 덮은 점막)에서

발생하는 악성종양이다.

표준치료

〈수술〉절제가 가능하면 수술한다. 담관뿐 아니라 췌장이나 간 합병 절제가 된다.

〈항암제 치료〉수술 불가라면 항암제 치료를 진행한다. 방사선 치료는 통상적으로 이루어지지 않는다.

〈담즙 배액술〉황달 대처법이다. 입으로 내시경을 집어넣어 튜브로 담즙 배출을 유도한다.

닥터 곤도의 해설

담관은 간에서 만들어진 담즙이 지나가는 길이다. 강의 지류처럼 차례

차례 합류해서 굵어지고 마지막에는 간외(肝外) 담관이 되어 십이지장으로 이어져 담즙을 배출한다. 발생 부위에 따라 간내(肝內) 담관암, 간문부 담관암, 원위부 담관암으로 나뉜다.

담관암의 치료 성적은 좋지 않아서 생존율은 1년 후가 50퍼센트, 5년 후는 10퍼센트 미만이다. 주된 이유는 ① 수술 난이도가 커서 합병증이나 후유증으로 사망하는 사람이 많고 ② 수술 자극 때문에 잠들어 있던 전이 암 세포가 눈을 떠 날뛰며 ③ 항암제 독성으로 일찍 죽기 때문이다.

수술 전 검사에서 '종양이 크고 림프절 전이가 없어 보인다'라는, 수술에 최적인 사례를 생각해보자. 진짜암인지 유사암인지 수술 전에는 모른다. 수술해서 림프절 전이가 발견되면 대부분 진짜로, 그 경우에는 수명이 단축된다.

운 좋게 유사암이었다면 장기 생존 가능성이 있다. 수술 전에 종양이 작아서 림프절 전이가 생기지 않을 것 같은 경우, 수술받으면 5년 후 생존율이 20퍼센트까지는 올라갈 것이다. 하지만 수술 후 조기 사망률도 상당히 높다.

간내담관암이 비교적 작아서 손을 써보고 싶은 경우, 라디오파 소작법이라면 몸에 부담이 가볍고 수술처럼 전이가 날뛸 걱정도 적다. 초음파(에코)로 환부를 관찰하면서 체외로부터 환부에 바늘(전극)을 찔러넣어 라디오파를 흘려보내 바늘 주위를 지지는 치료법이다.

항암제 치료에는 수명 연장 효과가 없고 오히려 단축 효과가 있으므로 거절하는 게 현명하다.

간내담관암

수술 후 1년 9개월 만에 재발. 역시 치료하지 말았어야 했나

☑ 암을 발견한 계기

전업주부로 식생활에 줄곧 정성을 쏟고 유기농이나 무첨가 식재료로 직접 지어 먹었다. 가족 행사나 여행, 자원봉사 활동, 하루에 8천 걸음 도보 등 활동적으로 삶을 즐기며 살았다. 음주도 흡연도 하지 않았다.

○ **2019년 12월(76세):** 혈액검사와 초음파검사만 받는 암 검진에서 간 부근에 큰 종양이 있다는 고지를 받고 추가로 조영제 CT 검사를 받았다. 간에 4.8×6.2센티미터 암이 있다고 했다. T병원을 소개받아 MRI, 복부 초음파 검사를 받았다.

☑ 증상 및 치료 경과

○ **2020년 1월(77세):** '간내담관암 2기'로 진단이 나왔다. 절제 수술했고 항암제는 거부했다.

○ **2021년 9월 17일(78세):** 수술 후에는 체력이 좋았으나 종양 표지자 수치가 상승했다. PET 검사 결과 '다발 림프절 전이 4기'라고 선고받았다. 의사는 항암제 치료밖에 없다고 했으나 거절하고 E병원에서 토모테라피 (방사선을 정밀하게 조준해 조사하는 기계장치) 치료를 하기로 결정했다.

○ **11월 8일~12월 17일:** 간과 가까이 있는 두 곳을 하루에 1회씩 28회, 총 70그레이 조사 후 완료했다.

○ **2022년 4월 2일:** 곤도 선생님과 상담했다.

○ **2022년 9~12월(79세):** 2주 동안 소변을 볼 때마다 혈뇨와 지름 3센티미터 혈액 덩어리가 나왔다. 11월에는 완화 케어 상담처인 M적십자병원에서 CT 검사를 받았다. '방광에 전이가 있으며 재재발로 인해 시한부 3~6개월'이라고 고지받았다. 곤도 마코토 암 연구소의 H씨가 알려준, '곤도 선생님이 생전에 환자를 먼저 생각하는 병원이라고 소개하시던' I병원에서 12월 19일에 경요도 방광종양 절제술(요도를 통해 내시경을 방광으로 집어넣어 종양을 제거)을 받은 후 24일에 퇴원했다. 혈뇨가 멈추었다.

○ **2023년 1~3월(80세):** BCG 주입요법(방광을 완전히 비운 상태에서 소변줄을 통해 면역 증강제를 방광에 주입) 후 병이 호전되었다.

곤도 선생님에게 문의한 내용

❶ 최근 며칠 동안 아랫배에 위화감이 있고 식욕도 나빠졌습니다. 담관암 증상인가요?

❷ 2주 후의 MRI 검사는 거절하는 게 나을까요? 아니면 그다지 몸에 영향을 주지 않나요?

❸ 수술 후 1년 9개월 만에 암이 전이해서 방사선 치료를 받았지만, 재재발할 것이라고 합니다. 역시 치료하지 말았어야 했나요?

❹ 완화 케어를 위해서 어떤 시설이나 의사를 선택하면 좋을까요?

암에 걸리기 전부터 신문이나 잡지 등에서 곤도 선생님의 가치관이나 활동을 접하면서 신뢰하고 있었다. 선생님이 말씀해주신 재택 의료는 우리집에서는 남편이 고령이라 힘들다. 주치의한테서는 "담관암으로 전이가 있으면 다음에 증상이 나타났을 때 대부분 말기입니다"라고 들었다. 그래서 친구나 지인의 평이 좋았던 M적십자병원의 완화 케어 센터로 바로 갈 수 있도록 절차를 밟아놓았다. 내시경 수술을 받은 I병원의 완화 케어 병동도 검토하고 있다. 완화 케어 병동은 실제로는 운영하지 않는 곳도 많아서 정보수집은 서두르는 게 좋다.

닥터 곤도의 답변 및 해설

☑ 여태 항암제 치료 없이 잘 버티셨습니다

❶ 담관암 4기에서 종양을 잘라 지금까지 건강한 환자는 본 적이 없었기에 놀랐습니다. 항암제 치료를 하지 않고 잘 버티셨네요. 하복부 위화감이나 식욕부진과 담관암의 관계는 MRI 영상을 보지 않으면 모릅니다. 하지만 어느 쪽이건 80세에 가까운 환자분 나이를 생각하면 이대로 아무것도 하지 않는 게 낫다고 생각합니다.

❷ 더 이상 치료하지 않기로 결심하셨다면 MRI 검사는 필요 없습니다.

❸ 환자분의 담관암을 치료하지 않는 게 좋았는가? 그건 모릅니다. 암 치료에는 늘 도박적인 요소가 있으니까요. 그 점은 스스로 판단해주세요.

❹ 완화 케어는 우선 자택에서 받을 수 있는 클리닉을 찾는 게 좋습니다. 완화 케어 병동이 있는 병원은 통증이 있으면 항암제를 처방하니까

잘 알아보고 선택하세요.

여배우 가와시마 나오미 씨가 걸린 간내담관암은 지름이 2센티미터 정도로, 최소 레벨인 1기였다. 그래서 외과의사에게 잘라내면 낫는다는 말이라도 들은 걸까, 절제 수술을 받고 반년 만에 재발했고 1년 만에 사망했다. 수술로 인해 전이가 날뛴 게 확실하다.

그럼 어떻게 해야 할까. 담관암의 자연스러운 사인은 황달이므로 내시경을 이용한 담즙 배액술을 받되 절제 수술은 받지 말아야 한다. 그래야 제일 확실하게 오래 살 수 있다. 특히 수술이 가능하다고 판단된 경우는 간기능 여력이 충분하므로 수술하지 않고 세심하게 황달에 대처하면 1년 이내에 사망하는 일은 거의 제로다. 담즙 배액술만 받고 10년 산 환자도 있다. 황달에 걸리면 우선 대변이 하얗고 소변이 갈색인데, 일반적으로는 피부나 흰자위가 노랗게 변하기 때문에 알아차리기 쉽다.

라디오파 치료는 세계적으로 실시하는 병원이 늘고 논문도 다수 발표되었는데도 일본에서의 도입은 늦다. 담관암 분야는 외과의사들 힘이 압도적으로 우위를 차지하므로 라디오파 치료를 담당하는 내과의사가 그 영역에 좀처럼 발을 디딜 수 없는(혹은 디디지 않는) 게 현실이다.

수년 전 간내담관암 환자가 치료를 원했기에 일본 간세포암 라디오파 치료의 일인자를 소개해주었다. 하지만 같은 병원 외과로 옮겨 간 절제 수술을 받아버렸다. 최근에는 일본 상황도 달라지고 있으니 병원을 꼼꼼하게 알아보길 바란다.

곤도 선생님 치료 방침을 따른 결과

☑《시한부 3개월은 거짓말》내용대로 마지막 순간까지 희망을 이어준다

친한 친구가 갑상샘암을 항암제로 치료받다가 구토와 설사에 시달렸다. 미라처럼 말라서 완화 케어 병동으로 옮겨지더니 일주일 만에 세상을 떠났다. 다른 친구는 췌장암의 항암제 치료로 단박에 쇠약해져 1차 치료를 마치기도 전에 집으로 돌아가 3개월 만에 죽었다.

곤도 선생님 책을 읽고 특히 고령자는 항암제 치료를 해서는 안 된다는 확신이 들어 계속 거절했다. 여기에서 배운 것은 병원이 하라는 대로 할 필요는 없다는 것, 받아들일 수 있는 치료를 스스로 선택해 굳은 결심으로 의사에게 말하면 수긍해준다는 것이다.

수술로 담관을 절제한 후에 저서를 다시 읽었더니 간에 생긴 암, 특히 담관암은 수술하면 재발하기 쉽다고 적혀 있었다. 유감이다.

시한부 3~6개월 선고로부터 4개월째다. 혈뇨도 멈추어 소강상태로 아직 몸이 잘 움직인다. 선생님 도서《시한부 3개월은 거짓말》에도 적혀 있듯, 월 단위로 남은 생이 얼마인지 들으면서 5년, 10년 살아 있는 사람도 많이 있다. 나는 앞으로도 좋아하는 일에 도전하면서 마지막 순간까지 희망을 잃지 않을 것이다.

담낭암

담낭암은 담낭(쓸개)이나

담낭관에 생긴 악성종양이다.

담낭은 간 아래 위치하여 간에서 만들어진 소화액이나

담즙을 임시로 저장해두는 주머니 모양의 장기다.

표준치료

〈**수술**〉 검진 발견 암에서는 일반적으로 담낭만 적출한다. 한편 자각증상이 있어 발견되었다면 암이 담낭 외부까지 퍼진 경우가 대부분이라 간 일부도 도려낸다.

〈**항암제 치료**〉 수술이 불가하면 항암제 치료가 진행된다.

닥터 곤도의 해설

담낭암은 우상복부 통증, 황달, 메스꺼움 등의 증상으로 발견된다. 무증상으로 검진 초음파검사(검진 발견 암)에서 또는 담석을 치료하기 위해 절제한 담낭에서 발견되기도 한다(우연 발견 암). 검진을 통해서나 우연히 발견된 경우는 유사암이 많아 5년 생존율이 50퍼센트를 넘는다.

한편 복통 등의 증상 때문에 발견된 담낭암은 통상적으로 진짜암이 대부분이다. 수술로 들어내려 하면 간 일부까지 절제해야 하기에 매우 까다로운 수술이 된다(확대 수술). 게다가 1년 이내에 반수가 사망하고 5년 생존율은 10퍼센트 미만이다.

치료 성적이 나쁜 이유는 ① 수술이나 항암제 부작용으로 조기 사망하거나 ② 암이 날뛰어 영향을 미치기 때문이다. 담석 수술 후에 우연히 발견된 담낭암이 만일 진짜암이라면 암이 바로 날뛰어서 남은 길은 죽음뿐이다. 의사에게 담석 수술을 권고받은 시점에서 정말로 필요한지 깊이 생각해서 무심코 받아들이지 않길 바란다.

항암제 치료는 수명 연장 효과가 없고 오히려 부작용으로 생명을 단축하기 쉬우므로 거절하는 게 현명하다.

중요한 것은 자각증상을 완화하는 일이다. 때로 황달은 내버려두면 간부전으로 죽어버리므로 담즙 배액술을 받아야 한다. 내시경을 십이지장까지 넣어서 담관에 플라스틱 튜브나 금속제 스텐트를 끼워 넣어 담즙을 체외로 배출한다.

복통을 줄이기 위해서는 방사선 치료가 효과적이다. 완화 케어에 철저히 집중하는 게 오래 사는 비결이다.

TR 씨(80대 남성)

담낭암

당장 항암제 치료 시작하지 않으면 2개월밖에 못 산다더니,

무치료로 15개월 무사

☑ 암을 발견한 계기

60세에 회사를 정년퇴직한 후 유유자적하며 지냈다. 운동은 티브이 체조나 수중보행 등을 했다.

○ **2018년(76세):** 역류성 식도염(위산 등이 식도로 역류해 염증을 일으키는 증상) 때문에 염분과 당분, 지방분의 과도한 섭취에 주의하게 되었다.

○ **2020년(78세):** 젊었을 때 걸린 결핵이 재발했다. 350밀리리터짜리 캔맥주를 하루에 하나씩 마셨으나, 끊었다.

○ **2021년 3월 11일(79세):** 가까운 종합병원에서 결핵치료 중에 급성 담낭염 증세가 나타났다.

☑ 증상 및 치료 경과

암 치료는 모두 거부하고 경과 관찰만 이어왔는데 아무 일도 일어나지 않았다.

○ **2021년 3월(79세):** K병원을 소개받아 복강경 담낭절제술을 받았다.

○ **2021년 4월 15일(79세):** 담낭암이라고 선고받았다. '수술 시 채취한

조직에 이형세포가 발견되어 배양한 결과 암'이었다고 한다. 확대 수술과 항암제 치료를 강력하게 권고받았으나 여러 위험을 고려해 확대 수술도 항암제 치료도 받지 않겠다고 전했다.

○ **8월 말:** 결핵 복약 치료가 종료되어 2024년까지 경과 관찰하기로 했다.

○ **9월:** 조영제 CT로 복부에 4밀리미터와 7밀리미터 그림자가 발견되었다. PET-CT에서 7밀리미터짜리 그림자만 반응했다. 4~9월의 혈액검사 결과는 모두 정상 수치였다. "복막 파종(복막전이)인 듯한데, 수술하기엔 이미 늦었습니다. 바로 항암제 치료를 시작하지 않으면 두 달밖에 못삽니다"라는 말을 들었다.

○ **10월 28일:** 곤도 선생님과 상담 후 예전처럼 암 치료는 받지 않기로 했다.

○ **2022년 12월(80세):** 추적 관찰만 이어가며 석 달에 한 번씩 혈액검사와 반년에 한 번씩 CT 검사를 받았으나 아무런 이상 없이 몸 상태가 좋다.

곤도 선생님에게 문의한 내용

❶ 주치의가 복막 파종(암이 복막 내에 퍼진 상태)은 CT로 알 수 있다고 단언하는데 정말입니까?

❷ 고령인 데다 결핵을 경과 관찰 중인 내가 항암제 치료를 받는 것은 위험하지 않습니까?

❸ 바로 항암제 치료를 시작하지 않으면 남은 수명이 두 달이라고 선

고 받았는데, 가능한 일입니까?

호흡기내과 주치의가 항암제를 쓰면 결핵이 재발하지 않을지 우려하는데도 항암제 치료 담당 의사는 "결핵약 복용이 끝나가니 문제없습니다. 재발하면 항암제 치료를 중단하고 결핵치료를 우선하죠." 하고 속 편하게 말했다.

이런저런 의문이 들어 정보를 검색하는데 곤도 선생님의 '암은 가능한 한 내버려두는 게 좋다. 원래 자기 세포이니 적으로 돌리지 말 것. 자극하니까 소란을 피우는 것이다. 특히 항암제는 생명을 단축한다'라는 신념을 알게 되자 '옳소!' 하며 진심으로 동조했다. 마음이 편해졌고 곤도 마코토 세컨드 오피니언 외래 홈페이지를 발견해 바로 예약했다.

닥터 곤도의 답변 및 해설

☑ 결핵치료 중에 항암제를 맞으면 첫날 죽을 수도 있다

❶ CT에 나타난 그림자가 암이라서 개흉, 개복 수술했더니 암이 아니더라는 사례는 흔합니다. 미국 의학잡지에는 '폐암 검사에서 CT 스캔 진단의 오진율은 33퍼센트'라는 보고도 실렸습니다. 그러나 의사는 "일단 잘라보죠", "잘라보니 암이 아니었네요, 축하합니다"라는 식으로 낯빛 하나 바꾸지 않고 말합니다. 환자분 경우는 결핵균이 복막으로 튀어서 CT에 그림자로 나타났을 가능성도 있는데, 항암제 치료 의사는 치료로 끌고 갈 생각만 했겠지요.

❷ 항암제 치료는 전혀 필요 없습니다. 수명 연장 효과는 증명되지도 않았는데 독성의 해로움은 반드시 나타나거든요. 결핵치료 중에 항암제를 맞으면 첫날 죽는 일도 생깁니다.

❸ 결핵이건 암이건 죽지 않습니다. 두 달 만에 죽는다면 그것은 수술이나 항암제로 인한 치료사겠지요. 암을 치료하지 않는 환자를 수백 명 진료했지만, 초진에 증상 없이 평범하게 걸어오셨다가 두 달, 아니 1년 만에 돌아가신 분을 본 적이 없습니다. 그러나 암 치료를 받은 사람은 직후부터 픽픽 죽어갑니다. 암이 끔찍한 게 아닙니다. 암 치료가 끔찍한 거예요.

에도시대에는 무사가 깊은 밤 어둠에 숨어 있다가 지나가는 사람을 검으로 베는 '쓰지키리(辻斬り)'가 횡행했다. 사람들을 베는 목적은 칼날의 예리함이나 자신의 실력을 시험하기 위해서였다. 외과의사 중에는 만나는 환자들을 쓰지키리처럼 베는 의사가 있다. 애초에 베고 싶어서 외과를 지원한 사람들이고, '하려면 철저하게 치료한다'는 의사로서의 사명감도 그 일에 박차를 가하게 한다.

담낭암의 확대 수술로 인한 30일 이내 사망률은 수 퍼센트~10퍼센트인 데다, 1년 안에 절반이 사망하는 높은 치사율을 보인다. 수명 연장 효과는 입증되지 않았다. 그러나 TR 씨는 PET-CT, 위내시경 검사, ERCP(내시경 역행 담췌관 조영술, 내시경을 입으로 넣고 조영제도 주입해 담낭이나 담관 이상을 정밀 조사) 등을 계속해서 받아야 했다. 심지어 아무런 이상도 없었는데 암세포가 발견되었다는 사실 하나 때문에 "확대 수술을 통해 간 등의 전이 위험이 있는 주변 장기를 모두 잘라낸 다음 항암제 치료를 해야 합니다"라고 권고받았다고 한다. 의사에게 죽임당하지 않도록 스스로 방어하길 바란다.

곤도 선생님 치료 방침을 따른 결과

☑ "결핵이든 암이든 죽지 않아요", 불안이 한꺼번에 날아갔다

가장 안심한 것은 곤도 선생님이 "결핵이건 암이건 죽지 않아요"라고 한 말이다.

그전까지 의사한테 들은 말은 '항암제로 치료해도 월 단위로 생명을 연장하는 정도', '어쨌거나 암이나 결핵 때문에 죽는다', '복막 파종은 암세포가 중력에 흘러 떨어진 것이다.' 등등이었다. 인간성이라고는 티끌만큼도 찾기 힘들고 과학적 증거도 없는 말들 잔치여서 불안하기만 했다.

반면 곤도 선생님은 끝까지 환자 곁에서 과학적 증거에 기반해 앞으로의 삶까지 내다보면서 조언해주셨다. "저는 환자분이 60세라도 방치를 권할 겁니다. 그 이유는~", "치료 방법을 정하는 것은 의사가 아니라 환자입니다." 등 설명 하나하나에 큰 안도감을 느꼈다. 대형 병원의 일반 의사들은 개인적으로 '이건 잘못된 일이야', '이런 곳에 있을 수 없어'라는 생각이 들어도 쉽게 뛰쳐나가기 힘들고, 환자 생명보다 영업 제일주의로 변해가는 것 같다.

본인이 믿는 길을 가는 곤도 선생님의 삶을 대하는 자세에도 가슴이 울렸고 망설임이 사라졌다. 지금은 몸의 소리에 귀를 기울이고 자연에 맡기기로 굳게 다짐하며 평화롭게 지낸다.

> ・ 항암제로 낫지 않는 고형암 ・

췌장암

췌장은 위 뒤에 20센티미터 정도

가로로 길게 뻗은 장기다.

암이 생기는 위치에 따라 췌장 왼쪽부터

췌장두부암(머리), 췌장체부암(몸통), 췌장미부암(꼬리)으로 나뉜다.

표준치료

〈**수술**〉 종양을 잘라낼 수 있을 것 같으면 부분절제, 암 범위에 따라서는 전체 적출이 이루어진다.

〈**화학 방사선요법**〉 수술 불가한 경우, 항암제와 방사선 치료 병용요법이 진행된다.

〈**항암제 치료**〉 장기 전이가 분명한 사례에서는 강력한 항암제 치료가 이루어진다.

닥터 곤도의 해설

췌장암은 등 부위 통증, 황달 등의 증상으로 발견되는 경우가 대부분이지만, 최근에는 인간독 등을 통해 발견되는 검진 발견 암도 늘고 있다.

췌장의 증상 발견 암은 표준치료를 해도 거의 모두 죽는 흉악한 암이다. 적출 수술이 가능해도 5년 후에 살아 있는 사람은 10퍼센트 이내다. 초진 시에 전이가 없는 것처럼 보여도 거의 모두 전이가 숨어 있는 진짜 암이기 때문이다.

게다가 적출 수술을 하면 1년 이내에 반수가 사망해버린다. ① 숨어 있던 전이암 세포가 날뛰는 것과 ② 패혈증 등 수술이나 항암제 합병증이 사인이다.

수술이 불가한 경우에 이루어지는 화학 방사선요법에도 항암제를 쓰므로 환자 체력을 빼앗고 삶의 질이 떨어진다. 방사선 치료만 하는 게 낫다.

증상이 있어서 췌장암이라고 진단받았다면 편안하고 안전하게 오래 살기 위해 발상을 전환해야 한다. 조기 사망하는 이유는 수술이나 항암제 때문이다. 췌장암에서 독이 나오는 것은 아니므로 암이 있는 것만으로 죽지 않는다. 단지 자각증상을 줄이는 건 중요하다. 때로 황달은 생명에 위협이 되므로 담즙 배액술을 받길 바란다. 통증이 고통스러울 때는 진통제나 방사선으로 억제한다. 췌장암은 방사선으로 작아지기 쉬운 암이다.

검진 발견 췌장암의 대부분은 진짜암이다. 하지만 증상이 없다면 수술을 받지 않으면 날뛰지 않는다. 많은 실제 사례를 보아왔기 때문이다.[27]

· 증언 28 · YK 씨(70대 남성)

췌관내유두상점액종양(IPMN)

'지금 당장 췌장 꼬리를 절제하지 않으면 남은 생 반년', 방치 후 2년 무사

☑ 암을 발견한 계기

65세에 직장生活을 은퇴했다. 그 후 드라이브와 스트레칭, 산책, 독서를 즐겼고 밤 11시부터 아침 8시 전까지 자면서 여유롭게 지냈다. 식사는 튀김이나 달콤한 것을 포함해 아내가 손수 만든 요리를 무엇이든 잘 먹는다. 반주로 매일 캔맥주 350밀리리터와 사케 180밀리리터(소주 반병 정도 용량)를 마신다.

○ **2020년 봄(76세):** 발열과 가벼운 폐렴도 있어 코로나19와 CT 검사를 받아야 했다. 보통은 2밀리미터 정도인 췌관이 3.5밀리미터로 약간 확장되어 있다면서 O대학병원을 소개해주었다.

☑ 증상 및 치료 경과

○ **2020년 봄(76세):** O대학병원에서 초음파내시경(Endoscopic Ultrasound, EUS), MRI 검사를 받았는데 진단 결과는 췌관내유두상점액종양(Intraductal papillary mucinous neoplasm, IPMN, 췌관 안에서 유두 모양으로 부풀어 오르듯 증식하는 종양)이었다. 담당 의사가 증상을 설명하고는 긴급수술을 강력하게 권했다.

"췌장의 체부와 미부에 1~3센티미터 IPMN이 다섯 개 있습니다. 그중 한 개에 8밀리미터짜리 결절(덩어리)이 보이는데 암으로 변할 위험, 또는 제자리암일 가능성이 있습니다. 췌장 두부에도 작은 IPMN이 다수 있는데, 이 역시 암으로 변할 위험이 있습니다. 속히 '원위부 췌장 절제술(췌장을 몸통~꼬리까지 절제)'을 시행하지 않으면 반년밖에 살지 못합니다. 바로 수술하면 완치고요." 다른 두 병원에 2차 소견을 물었으나 역시 바로 수술하지 않으면 조기 사망한다는 답변을 들었다. 자각증상도 없는데 죽는다고 단정짓는 게 의심스러워서 그대로 방치했다.

○ **2020년 11월 26일(76세):** 곤도 선생님과 상담했다.

○ **2023년 1월(79세):** 6개월에 한 번 혈액검사와 초음파검사만 받는다. 자세한 검사는 고통스러운 치료의 근원이라는 생각에 거부하고 있다. 건강은 암이 발견되기 전보다 양호하다.

곤도 선생님에게 문의한 내용

❶ 방치하면 결절이 있는 IPMN은 반드시 암이 되나요?

❷ 세 곳 병원에서 받은 '지금 당장 수술하면 완치이고, 하지 않으면 죽는다'라는 선고는 얼마나 신빙성이 있나요?

❸ 수술의 단점을 알려주세요.

❹ 방치한 채 앞으로 몇 년 살 수 있나요?

예전부터 부부가 함께 곤도 선생님 저서를 읽었기 때문에 병원 세 곳에서 바로 수술하지 않으면 죽는다는 말을 들었을 때도 증상이 없는데 왜 자꾸 단정짓는지 의심스러워서 방치했다.

아내의 사촌오빠가 70세 때 폐에서 작은 암이 발견되었는데 의사가 바로 떼어낼 수 있다고 해서 수술했다. 그런데 반년 후에 다른 쪽에도 암이 생겨서 반년 만에 타계하셨다. 췌장암을 수술한 지인은 "췌두부, 담낭, 담관, 십이지장, 위까지 잘려서 너덜너덜해졌어"라면서 몹시 야윈 모습이었다.

도쿄에 코로나19가 만연하던 2020년 막바지, 아내는 곤도 선생님이 어떻게 말씀하실지 꼭 듣고 싶다면서 나 대신 홀로 상경해서 2차 소견을 받아왔다.

닥터 곤도의 답변 및 해설

☑ 남편 다리를 붙잡고 매달려서라도 수술을 받게 해서는 안 된다

❶ 결절이 있는 IPMN은 대부분 암이 된다고요? 그런 데이터를 본 적이 없습니다. 아직 암이 되지도 않았고 증상도 없는데 수술이라니 말도 안 됩니다.

❷ 암이 발견될 만한 크기가 되려면 5~20년이나 걸리고, 전이 능력이 있는 진짜암은 생성되자마자 1밀리미터 이하에서부터 몸 여기저기로 퍼져 숨습니다. 즉, 운명은 애초에 정해져 있다는 것이죠. 내버려두면 진짜암이 되어 살아남지 못하는 게 아니라, 진짜암은 이미 오래전부터 몸 구석구석에 전이되어 숨어 있습니다. 그러니 눈에 보이는 IPMN이나 암을

서둘러 절제해도 무의미하죠.

❸ 황달, 복통, 등 부위 통증 등의 자각증상으로 발견되는 췌장암은 대부분 진짜암으로, 절제 수술을 해도 1년 만에 절반이 사망하고 5년 후에도 살아 있는 사람은 겨우 수 퍼센트입니다. 일단 수술칼이 들어가면 날뛰는 암과 패혈증 등의 수술이나 항암제 합병증이 사인이 됩니다. IPMN에서도 수술 자체가 몸을 상하게 해서 확실하게 수명이 줄어듭니다. 그러니 남편분 바짓가랑이를 잡고 늘어져서라도 수술을 받지 못하게 해야 합니다.

❹ 암은 정말 가지각색이라서 반드시 죽는 악질적인 것도 있으나, 그렇지 않은 것도 많고 진행 방식도 천차만별입니다. 더 이상 자라지 않는 것도 있고 없어져버리는 암도 많아요. 이유는 미스터리입니다. 그러니 남은 생존 기간 따위 아무도 모릅니다. 반년, 5년으로 단정지어 말하는 의사는 모두 거짓말쟁이입니다.

도쿄 의과대 치과대학은 수술받은 IPMN 환자의 경과를 공표하고 있다. 동 대학에서 수술하는 기준은 '주췌관이 10밀리미터 이상', '황달 증상', '혈류가 있는 결절'이 확인된 경우다.

이 기준에 들어맞아서 수술한 사람은 IPMN 환자 5백 명 중 백 명이다. 즉, 다섯 명 중 네 명은 '수술 부적합'으로 간주한 것이다. 최종적으로 악성으로 판명된 환자는 46명이다. 같은 일본 대학병원에서 IPMN 수술을 권하는가 권하지 않는가의 판단이 이렇게 다르다는 점은 참고할 만하다.

물론 나는 수술받은 백 명은 죽을 시기를 앞당겼다고 생각한다. IPMN이든 췌장암이든 증상이 나타났다면 완화 치료에 집중하는 게 가장 괴롭지 않게 오래 사는 비결이다.

곤도 선생님 치료 방침을 따른 결과

☑ 간단한 수술? 금방 원래대로 돌아갈 수 있다는 거짓말

아내가 "곤도 선생님이 방긋방긋 웃으면서 좋은 말씀을 많이 해주셨어요. 본인이 옳다고 믿는 것을 거침없이 자신 있게 주장하셔서 멋지던데요"라면서 감격했다.

O대학병원에서는 건강할 때 수술하지 않으면 암에 걸린 후에는 늦는다면서, 수술은 배에 구멍을 네 개 뚫는 것뿐이라고 했다. 간단한 복강경하수술이니까 바로 원래 생활로 돌아갈 수 있다고 아무렇지 않게 말했다. 그런데 인터넷으로 조사했더니 원위부 췌장 절제술을 받으면 췌장의 3분의 2를 잃으므로 환자 과반수는 인슐린 부족으로 당뇨병에 걸린다고 한다. 심각한 합병증에 관한 기사도 읽었고, 동네 병원 의사는 도중에 개복수술해야 할 가능성도 있다고 했다. O대학병원에서는 잘라내면 암은 생기지 않는다고 했으나, 전이나 재발을 무시한 말이다.

80세에 그런 수술을 하면 수술 후에는 침대 밖으로 나오지 못하거나 병원에 수시로 들락거려야 할 것이다. 운을 하늘에 맡기고 드라이브를 즐기면서 먹고 싶은 것을 먹다가 죽고 싶다.

KT 씨(70대 남성)

췌장암

바로 수술하지 않고 반년, 상태를 지켜보았더니 '암은 아닌가 봅니다'

☑ 암을 발견한 계기

75세인 지금도 부동산회사 고문으로 일주일에 3~4일 출근해서 받은 수임료를 일주일에 한 번 치는 골프에 투자한다. 40년 동안 매일 밤 반주로 사케 360밀리리터, 위스키 60밀리리터를 마신다. 담배는 65세에 끊었다.

○ **2020년(73세):** 가슴선종을 N병원에서 다빈치 로봇 수술(로봇을 이용한 흉강경하 수술)*로 떼었다.

○ **2021년 10월(74세):** 코로나19로 두 번 연기한 건강검진을 3년 만에 N병원에서 받았는데, 재검사받으라는 지시가 있었다.

☑ 증상 및 치료 경과

○ **2021년 11월(74세):** 입으로 마시는 조영제를 넣어서 MRI 검사를 받았다.

○ **12월:** 담당 의사가 컴퓨터 화면을 가리키면서, "췌장암입니다. 15밀리미터고요. 작지요. 초기입니다"라고 했다. 수술을 위해 다음 준비 단계

---

* 의사가 다빈치라는 로봇 팔을 원격 조종하면서 흉부에 작은 구멍을 뚫고 내시경을 넣어 폐 일부 또는 림프절을 절제하는 수술

에 들어가거나, 6개월 후에 재검사해서 그 결과를 근거로 수술 방법을 결정하거나였다. 어느 쪽으로 하겠느냐고 묻기에 나는 당연히 경과 관찰로 하겠다고 대답했다. 아프지도 가렵지도 않은 데다가 곤도 선생님 책을 20년 전부터 읽었기에 가능한 선택이었다.

식사는 평소처럼 해도 좋고 술도 적당히 마시고 골프도 자유롭게 하라고 해서 암이라는 실감이 나지 않았다. 불길한 말을 듣기 전에 서둘러 병원을 나왔다. 다른 의사들에게 말하니, 췌장에 15밀리미터 종양이 있는데도 바로 수술하지 않는다니 믿을 수 없는 일이라고 놀라워했다. 기특한 의사를 만난 듯하다.

○ **2022년 3월 12일(75세):** 곤도 선생님과 상담했다.

○ **7월(75세):** N병원의 담당 의사가 전혀 변화가 없고 암은 아니었던 것 같다면서 앞으로는 반년에 한 번 MRI 검사만 받아도 된다고 했다. 석방된 것 같다. 여우에 홀렸었나 보다.

곤도 선생님에게 문의한 내용

❶ 다음 재검사 결과에 따라 수술 방법을 정하기로 했습니다.

❷ 앞으로 암과 어떻게 친해지면 좋을까요?

❸ 생활에서 유념해야 할 것이 있습니까?

아버지는 1995년에 췌장암으로 84세 생에 마침표를 찍으셨다. 의사를 싫어해서 통증이 나타난 후에야 병원에 갔고, 입원해서 한 달 만에 돌아가셨다. 그래서 내게도 일어날 수 있는 일이라고, 조금은 마음의 준비를 했다. 아버지가 생전에 습관처럼 하시던 말은 "인간은 사고가 아닌 이상 대부분 암으로 죽는다. 그러니 암을 두려워해서는 안 된다"였다.

그래서 20년쯤 전인 50대 중반에 곤도 선생님 책을 두 권 정도 읽었다. '무턱대고 수술하지 않는 게 좋다. 하건 하지 않건 암 환자의 운명은 같다. 그런데도 수술하면 아프고 고통스럽고 힘겨울 수밖에 없다'라는 가치관이 내 마음을 울렸고 선생님이 하는 말이 옳다고 느꼈다. 그때가 기억나 찾아보았더니 시부야에 선생님 외래 센터가 있어 예약했다.

닥터 곤도의 답변 및 해설

☑ 의사에게 조기 발견이라는 말을 들어도 수술받으면 일찍 죽는다

❶ 자각증상도 없는데 수술하면 굳이 고통을 만들게 됩니다. 한편 자각증상이 없는 검진 발견 췌장암은 수술받지 않으면 날뛰는 일은 없는 것 같습니다. 그런 실제 사례를 저는 수없이 보고 들었습니다. 자연에 맡기는 게 편안하게 오래 사는 길입니다.

❷ ① 암에 관해서는 모두 잊을 것 ② 앞으로는 건강검진을 받지 말 것 ③ 의사가 하는 말을 믿지 말 것. 이것들을 지켜주세요.

❸ 좋아하는 것을 마음껏 드시고 적당하게 운동하면서 수면을 충분히 취하세요. 술도 과음하지 않으면 문제없겠지요.

무증상 검진 발견 암 중에서 가장 무서운 것은 췌장암일 것이다. 작아도 진짜암일 경우가 많고, 수술하면 암이 날뛰기 쉬워서 1년 이내에 반수가 생명을 잃는다.

예를 들면 전 스모 선수로 최고의 영예인 요코즈나까지 올랐던 지요노후지 미쓰구는 건강함의 상징이었는데도 수술 후 1년 만에, 전 오키나와 지사인 오나가 다케시 또한 정열적으로 활동했는데도 수술 후 3개월 만에 사망했다. 둘 다 인간독에서 췌장암이 발견되었고 바로 수술과 항암제 치료를 받은 경우다. 항암제 독성으로 인한 데미지도 컸을 것이다.

어느 암이건 조기 발견·조기 치료의 생명 연장 효과는 입증된 바 없다. 부질없는 정밀검사나 치료로 몸을 상하게 하거나 암 선고 때문에 우울 상태에 빠지는 등 목숨을 줄이는 위험은 분명히 존재한다. 그런 의미에서 인간독 등의 검진은 죽음을 초래하는 살인 기계로 기능한다.[28]

췌장암이 진행해서 명치나 허리, 등 부위에 통증을 느끼는 경우, 그것을 억제하는 완화 치료로서의 방사선 치료는 효과가 있다. 단지 췌장 주위에는 소화관이 있으므로 세심한 주의가 필요하다. 선량이 많으면 소화관에 구멍이 나거나 상당량 출혈이 발생해서 힘들어진다. 한 번에 2그레이씩, 총 선량을 40그레이 정도로 조정하고 과도한 치료를 하지 않는 의사를 찾길 바란다.

방사선 치료의 경우, 수술했을 때처럼 급작스럽게 죽는 상황은 면할 수 있고 통증이 완화되어 안전하게 오래 살 수 있다. 항암제 병용은 반드시 거절하자.

곤도 선생님 치료 방침을 따른 결과

☑ 아는 사람 중 절반은 곤도 이론을 좋아한다. 암 상식의 전환기인가?

나는 내 경험을 과대 포장하지 않고 가족이나 친척, 회사 동료, 친구 등 몇십 명에 이르는 사람에게 이야기한다. 그러면 대부분은 제일 먼저 "호, 암이 커지지 않기도 하는구나"라는 반응이다. 그다음에는 어째서 수술하지 않느냐고 묻기에 곤도 이론을 풀어놓으면 대체로 어이없어하는 사람이 절반, 곤도 이론에 귀를 기울이는 사람이 절반이다. 절반이나 된다는 것은, 암에 대한 세상의 편견이나 상식이 개선될 여지가 있다는 게 아닌가.

곤도 선생님 책을 읽고 깜짝 놀랐고, 선생님의 삶과 죽음에 관한 가치관에도 영향을 받았기에 뵙기 전부터 무턱대고 치료하지 않겠다는 결심이 서 있었다. 수명은 순리에 맡겨야 나뭇잎이 떨어지듯 편안하게 이 세상과 작별할 수 있을 것 같았다.

곤도 선생님을 만난 인상은 '문장 속 느낌과 똑같은 사람됨'이었다. 아무것도 감추려 하지 않고 자연스럽게 오픈하셨다. 녹음을 권하기도 했고 마지막에 함께 사진을 찍고 싶다고 부탁했을 때도 생글생글 웃으며 응해주셨다. 내 스마트폰에는 선생님과의 투샷 사진이 들어 있다.

· 항암제로 낫지 않는 고형암 ·

유방암

유즙(젖) 통로인 유관에서 많이 발생한다.

암세포가 유관 내에 머물러 있는 경우

비침윤성 암, 외부에 침투해 있다면

침윤성 암이라 한다.

표준치료

〈**침윤성 암**〉 유방의 전체 적출술 또는 부분절제술 후에 상황에 따라 방사선 치료, 항암제 및 분자 표적 치료제에 따른 치료, 호르몬요법이 이루어진다.

〈**비침윤성 암**〉 유방 전체 적출을 받기 쉽다. 상태에 따라 호르몬요법을 5~10년 권고받는다.

닥터 곤도의 해설

유방암은 가능한 한 방치하고, 치료한다고 해도 최소한으로 제한해야 한다. 수술의 절제 범위도 가능한 한 작게 하는 게 가장 편안하고 안전하게 오래 사는 대처법이다. 당연히 항암제는 쓸모없다.

유방암은 방치요법이 특히 적합하다. 나는 게이오대학 병원 시절을 포함해 유방암이 피부에 스며들거나 피부를 찢어도 방치한 환자를 수백 명이나 지켜보았다. 종양이 20~40센티미터까지 커진 환자도 수십 명 진료했으나 모두 외래로 걸어올 정도로 건강했다.

피부를 찢어놓는 듯한 유방암은 악성도가 높고 80~90퍼센트 전이가 숨어 있는 진짜암이다. 그러나 방치 환자들은 대부분 '흰색 바셀린을 듬뿍 묻힌 거즈 등으로 스며 나오는 액체를 덮는' 케어를 받으면서 10년, 20년이나 건강했다. 내 견해로는, 치료하지 않으면 숨어 있는 전이가 날뛰지 않기 때문이다.

암 자체는 아무리 커져도 독을 내뿜는 게 아니고 유방 가까이에는 주요 장기도 없다. 암이 커져서 피부를 찢어도 호흡, 해독, 배설 등의 기능을 유지할 수 있다. 전이 병소가 커져서 간이나 뇌를 침범하지 않는 한 죽을 걱정이 없는 것이다.

한편, 치료하면 수술 합병증이나 후유증, 항암제 부작용으로 죽기도 하며, 진짜암이라면 넓게 잘라낼수록 전이도 날뛰기 쉽다. 림프절 곽청도 무의미하다.

유방 부분절제 후의 방사선조사, 항암제 치료도 암 크기를 일시적으로 줄일 수 있어도 생존율은 높이지 못한다는 사실이 밝혀졌으므로 현재로서는 불필요하다고 단언한다.

· 증언 30 ·   KH 씨(80대 여성)

유관 상피내암종

> **'전체 적출은 곤란. 나는 아프지도 않고,
> 고통스럽게 살고 싶지 않습니다'라고 전했다**

☑ 암을 발견한 계기

전업주부로 수십 년 동안 규칙적인 생활이 몸에 배었다. 아침 일곱 시 기상하고 밤에는 열두 시쯤 취침한다. 낮잠은 없다. 친정엄마가 늘 몸에 좋은 식재료를 써서 손수 요리해주셨기에 그런 습관을 물려받아 1970년 대부터 유기농 식자재를 택배로 공수해 직접 지어 먹었다.

○ **2017년 5월(79세):** 씻으려는데 속옷에 피가 묻어 있어서 깜짝 놀랐다. 왼쪽 가슴 유두에서 조금 출혈이 있었다. 하지만 그때 한 번뿐이었다.

☑ 증상 및 치료 경과

○ **2017년 5월 8일(79세):** 유두에서 나온 출혈 때문에 걱정되어서 가까운 산부인과에 갔다. 촉진 결과 덩어리는 없다고 했다. O병원으로 소개서를 받았다.

○ **5월 19일:** O병원에 통원하게 되었다. 채혈, 맘모그래피(Mammography, 유방촬영술), 유방초음파 촉진 결과는 '유관 상피내암종. 0~1기. 지름

0.5센티미터. 현 단계에서 덩어리는 없음'이었다.

○ **6월 9일:** O병원에서 침 생검(병변 부위에 침을 찔러넣어 세포를 채취한 후 현미경으로 조직을 조사하는 검사)을 받았다.

○ **6월 17일:** O병원 담당 의사에게 "검사 결과 유방암이라서 왼쪽 가슴을 전체 적출해야 합니다, 바로 수술하지 않으면 여기저기로 금방 전이해서 큰일납니다"라는 말을 들었다.

○ **6월 23일:** MRI 검사 예정일이었으나 곤도 선생님 책을 읽고 전날 취소했다.

○ **7월 6일:** 곤도 선생님과 상담해서 방치하기로 결심했다. 5년 동안 출혈 등의 증상은 전혀 없다.

곤도 선생님에게 문의한 내용

❶ 유두에 약간 출혈이 있어서 병원에 갔고 조직검사 결과 암이니까 왼쪽 가슴 전체를 도려내야 한다고 들었습니다. 꼭 전체를 들어내야 하나요?

❷ 담당 의사에게 "전체 적출은 싫습니다. 수술하지 않고 아프지도 고통스럽지도 않게 살고 싶습니다. 다른 치료법은 없나요?" 하고 물었더니 "지금 당장 전체 적출하지 않으면 큰일납니다. 암이 금방 몸 전체에 퍼지고 전이가 나타나 통증도 심합니다. 생활하기 힘드실 텐데요"라고 합니다. 그런 일도 일어날 수 있나요?

❸ 지금 다니는 병원에는 더 이상 가고 싶지 않은데, 무슨 일이 생기면 어떻게 해야 좋을까요?

대학병원에 소견서를 써준 산부인과 의사 두 명에게 MRI 검사나 수술을 취소했다고 하면서 곤도 선생님 이름을 입에 담았더니, "그런 의견을 믿으시다니요." 하고 이교도를 비판하는 듯한 말투로 부정당했다. 친구나 지인도 내가 암을 치료하지 않는 걸 도저히 이해해주지 않을 것 같아서 가족 외에는 친한 사람에게도 비밀로 하고 있다.

닥터 곤도의 답변 및 해설

☑ 바로 치료하지 않으면 큰일난다는 말은 수술로 몰아넣기 위한 협박

❶ 전체 적출 같은 건 하지 않아도 괜찮으니 안심하세요. 환자분 암은 혈액성 유즙이 분비되어 발견된 유관 상피내암종(유관 안에 머물러 있는 암)입니다. 백 퍼센트 전이하지 않을 거예요. 암에 관해서는 잊고 재미나게 사세요.

❷ 지금 당장 치료하지 않으면 큰일난다는 암 의사의 협박 문구를 환자들한테 얼마나 많이 들었는지 모릅니다. 근거가 되는 비교 시험 등의 자료를 제시한 사례는 하나도 없습니다. 수술로 몰아넣기 위해 단순히 생각 없이 한 말이니 흘려들으세요.

❸ 훗날 걱정 등이 생기면 C병원의 M의사에게 상담하세요. 제가 옛날부터 유방암 환자를 보내는데, 실력도 인성도 좋은 유선 외과 의사입니다. 수술은 거의 부분절제로 일본에서 가장 작게 수술해줍니다. 수술 후 항암제나 방사선 치료가 싫으시면 분명하게 말하면 들어줍니다. 소견서를 써두겠습니다.

덩어리가 없는데 혈액성 유즙 분비로 발견되는 사례는 양성이거나 비침윤성 암이 대부분으로, 생명에 위협을 느낄 걱정은 없다. 그런데도 비침윤성 암은 유방에 넓게 퍼져 있다는 이유로 더욱 악질적인 침윤성 암보다 유방 전체를 절제하기 쉽다. 아이러니한 일이다.

비침윤성 암에서 흔한 사례는 맘모그래피 검사를 받으면 유선에 흰 모래가 흩뿌려진 듯한 석회화가 있다고 해서 정밀검사로 유관 상피내암종이라 진단받는 경우다. 유선의 석회화는 여성호르몬에 대한 반응이 강하게 나타난 유선증에 지나지 않는다고 나는 줄곧 주장하고 있다. 석회화를 20년 이상 방치해도 아무 일도 일어나지 않는 여성을 다수 보아왔기 때문이다. 환자 한 분은 1990년, 46세 때 유방조영술 검사로 석회화가 발견되어 세포진단 결과 암의 싹이 보이니 바로 전체 절제해야 한다는 말을 들었는데도 방치하고 30년 동안 아무 일도 생기지 않았다.

유관 상피내암은 수술할 필요가 전혀 없다. 수술칼로 몸을 상처 낼 뿐이라 오히려 손해다.

수술받은 경우라도 호르몬요법은 하지 말아야 한다. 비침윤성 암은 99퍼센트 이상 해롭지 않은데도 극약인 호르몬제 투여를 5년, 10년이나 이어가면 틀림없이 수명이 짧아진다.

곤도 선생님 치료 방침을 따른 결과

☑ 곧 죽을지도 모른다는 생각에서 '아직 살 수 있다!'는 자신감으로 순식간에 바뀌었다

침 생검을 받았더니 "유방암입니다. 왼쪽 가슴 전체를 도려내야 합니다"라고 해서 공포에 떨었다. 과거에 유방암에 걸린 친구가 보여준 양쪽 가슴 전체 적출 흔적은 처참했다. 평평한 가슴에 지푸라기들을 뿌려놓은 것 같은 상처가 수없이 많았다. 근육까지 도려내는 할스테드수술 시대의 상흔이었다.

곤도 선생님으로부터 "괜찮습니다. 전이는 백 퍼센트 없을 거예요"라는 말을 들은 순간, 절망에서 아직 살 수 있어! 라는 희망으로 바뀌었다. 결혼도 출산도 기뻤지만 내 삶에서 그때만큼 행복한 순간은 없다. 직전까지만 해도 '역시 전체를 도려내지 않으면 병원에서 말한 대로 되다가 바로 죽을지도 몰라. 이제 나는 어떻게 될까?' 하고 머릿속에서 절망적인 생각들이 빙글빙글 돌고 있었기 때문이다.

7월의 무더운 날 남편과 딸들과 네 가족이 시부야역에서부터 8분 동안 땀이 흥건해지도록 걸으면서, 곤도 선생님께 무슨 말을 들을지 초긴장 상태였다. '백 퍼센트 전이하지 않는다'라는 말에 가족 모두 안도의 한숨이 새어나왔다. 마지막에 우리 네 명과 악수까지 해주셔서 돌아오는 길에 우리 가족 얼굴에 미소가 가득했다.

- 증언 31 ·   KY 씨(50대 여성)

유관 상피내암종

그토록 자르라던 유관 내 암을 방치했더니 10년 후 사라졌다

☑ 암을 발견한 계기

29세부터 영업직으로 근무하면서 날마다 야근했다. 한밤중에 먹는 케이크가 스트레스를 달래주었다. 흡연은 하지 않는다.

○ **2000년(33세):** 10센티미터 난소낭종(물혹)을 개복수술로 도려냈다. 호르몬 감소 때문인지 무기력, 자신감 상실, 아침에 일어나지 못하는 등 몸 상태가 매우 안 좋았고, 할머니 부음과 실연도 겹쳐 우울 증상에 빠졌다. 결근이 잦아져 36세에 해고당했다. 1년 휴양 후 2005년(38세)에 재취직했다.

○ **2009년(42세):** 회사 규정에 따라 연 1회 받는 건강검진에서 유방에 이상이 발견되었다.

☑ 증상 및 치료 경과

○ **2009년(42세):** 인간독 유방조영술에서 유관의 석회화가 작년보다 늘어났다면서 J의대를 소개해주었다. 맘모톰 생검(Mammotome, 진공 흡인 시술, 유방 내 병변에 진공 흡입기와 회전 칼이 부착된 바늘을 찔러넣어 조직을 흡인·채취해서 현미경으로 관찰)을 맡은 담당 의사가 "이건 암이 아닙니다. 전

혀 걱정 안 하셔도 돼요"라고 했다. 크게 기뻐하며 주변에 소식을 전했다. 그런데 나중에 전화해서 "원래 악성이었네요. 비침윤성 유관 상피내암종입니다"라고 했다. 환자에게는 생사가 걸린 일인데 이렇게 어설퍼도 되는지, 특히 남동생이 분개했다.

담당 의사는 "수술밖에 없습니다. 상태에 따라 림프절도 떼어낼 수 있습니다. 그 후 항암제 치료도 있고요"라고 했으나 지난 난소낭종 수술 후 컨디션이 안 좋았던 기억이 있어 수술은 피하고 싶었다. 덩어리나 통증 등의 증상이 하나도 없는데 유방을 도려내는 게 의미가 없을 것 같았다.

○ 2009~2012년(42~45세): 게이오대학 병원의 곤도 선생님에게 세 번 진료받았다. 자르지 않기로 최종 선택했다.

○ 2010~2011년(43~44세): 회사 규정대로 맘모그래피 검사를 했더니 2년 연속 '재검 필요'였다. 맘모톰 생검 결과에서도 연속으로 수술을 강하게 권고받았으나 방치했다. 그 후 '재검 필요'는 나오지 않았다.

○ 2020년(53세): 이직한 회사에서 진행한 인간독의 맘모그래피 검사 결과 암이 사라졌다.

곤도 선생님에게 문의한 내용

❶ 난소낭종 수술 후에 정신적으로도 육체적으로도 힘들어져서 넌덜머리가 났습니다. 수술은 피하고 싶은데 어느 병원, 어느 의사도 잘라내라고만 해서 힘들어요.

❷ 수술한 후에 항암제 치료도 있다고 하는데, 필요 없지 않나요?

❸ 식생활에서 신경 쓰면 좋은 게 있나요?

친구에게 곤도 선생님에 관한 이야기를 들었다. 유방암에 걸리면 누구나 전체 적출이 표준치료였던 시대에, 유방암에 걸린 친구 언니가 선생님과 상담한 후 유방을 온존하셨다고 해서 소개해달라고 부탁했다.

나는 코로나19 백신도 부작용이 우려되어 접종받지 않았는데, 한 가지 법칙을 발견했다. 유방암을 자르지 않겠다는 내 선택에 여러 자료를 찾아본 후 지지해준 사람이 10퍼센트였는데, 모두 백신 미접종자였다. 내게 어째서 수술하지 않느냐고 물으려는 사람들은 모두 접종한 것이다. 즉, 남들처럼 치료받아야 한다는 부류가 거의 90퍼센트였고, 스스로 알아보고서 결정하는 부류는 10퍼센트였다. 치료받다가 결과가 어떻게 되어도 누구를 탓할 수 없는 일이기에 내가 어떻게 하고 싶은가에 대해 숙고하여 자세하게 조사해보고자 했다.

닥터 곤도의 답변 및 해설

☑ 맘모그래피를 통해 발견되는 유선의 석회화는 단순한 유선증

❶ 제가 진료하는 환자 중에는 유방을 자르는 사람도, 자르지 않는 사람도 있습니다. 어느 쪽이건 괜찮습니다. 자른다면 의사를 소개하겠습니다. 나는 맘모그래피로만 발견되는 유관 상피내암을 암이 아니라 만성염증이라고 판단합니다. 유관 상피내암을 치료하지 않는 대다수 환자의 경과를 추적 관찰했는데, 내버려두어도 아무 일도 일어나지 않았습니다. 암

이 없어지는 경우도 흔합니다.

❷ 고형암에 관한 한 항암제에 수명 연장 효과는 없습니다. 많은 암에서 수술 전후에 '체내에 숨은 암세포를 항암제로 박멸한다'라는 명목으로 보조화학요법이 이루어지고 있습니다. 특히 유방암에서는 종양을 작게 하기 가장 쉬운 수단이 항암제라는 인식 때문에 보조화학요법이 활개를 쳤습니다. 그러나 데이터가 거짓이었음이 밝혀지고 있습니다.

❸ 건강한 정상세포는 암의 방파제 구실을 합니다. 암이 정상세포를 좌우로 밀어내듯 퍼지기 때문입니다. 극단적인 식사 제한을 하면 야위어서 정상세포가 약해지고 체력이 떨어지므로 좋지 않습니다. 체력, 몸의 저항력을 떨어트리지 않도록 무엇이든 잘 드세요.

암세포가 유관 내에 머물러 있는 상태를 비침윤성 암, 외부까지 침투한 상태를 침윤성 암이라고 한다. 내 생각을 말하자면, 유선의 석회화는 여성호르몬 반응이 강하게 나온 유선증에 지나지 않는다. 석회화를 20년, 30년 방치해도 아무 일도 일어나지 않는 여성을 나는 수없이 보아왔다.

그런데도 수술뿐 아니라 수술 후 항암제를 이용한 보조화학요법까지 권고받는 실정이다. 표준치료로서 인정받는 근거가 된 비교 시험에는 제약회사가 자금을 대고 있었다.

그러나 21세기에 들어 보조화학요법의 무의미함이 밝혀졌다. 서양의 암 치료병원 112곳에서 유방암 1~2기 환자 약 6천7백 명을 수술만 받은 그룹과 수술과 항암제를 병용한 그룹으로 나누어 추적했더니 8년 후까지 장기 전이가 나타나는 확률도, 생존율에도 차이가 없었다.[29]

또 유방의 부분 절제 후 방사선 조사도 수명 연장 효과는 없으니 치료받을 필요가 없다.

곤도 선생님 치료 방침을 따른 결과

✅ 압도적인 증거와 일관된 주장으로 늘 안심하게 해주셨다

일본의 암 의료는 표준치료가 절대적 우위에 있고 그 외 치료법은 모두 부정당한다. 특히 '외과의 벽'은 굳건해서 '잘라, 잘라. 자르지 않으려면 이제 오지 말라'로 일관한다. 나도 J의대에서는 치료(절제)하지 않을 거면 더 이상 오지 말라고 했다. 2021년에 '재검 필요'였을 때 간켄 A병원의 여의사는 "내버려두면 암이 침윤해서 퍼지고 검사했던 부위 상처가 빨갛게 짓무를 수 있어요"라고 했다.

어느 병원, 어떤 의사든 환자를 겁주어서 수술하려고만 하는 현실이 충격적이었다. 반면에 곤도 선생님은 한 번도 방치를 종용하거나 지시하지 않았고 선택을 내게 맡기셨다. 자르지 않아도 괜찮다는 선택지가 있어 마음이 놓였다. 독자적인 신념과 압도적인 데이터, 암 방치 환자들의 경과 관찰 증거가 풍부했다. 주장은 일관되었고 간결하게 사실을 설명하는 독특한 자세로 늘 안심시켜주셨다.

내 몸의 석회화도 사라지고, 곤도 선생님의 '맘모그래피에서만 발견되는 유관 상피내암은 암이 아니라 만성염증'이라는 주장을 내가 증명한 것 같아 기쁘다.

이시성* 양측성 유방암

30년 전에는 곤도 선생님도 유방암에 강력한 항암제 치료를 했다

☑ 암을 발견한 계기

스물다섯 살부터 11년 동안 광고 제작사에서 근무했다. 거품경제 시기였기에 매일 새벽 두 시에 귀가했고 토요일에도 일했다. 저녁은 동료와 술집에서 때우고 다시 직장으로 갔다. 고기를 싫어하고 담배는 피우지 않는다.

〈우측 유방암〉 1991년 5월(36세): 1년 전부터 오른쪽 가슴을 만지면 볼록하고 딱딱한 것이 잡혔다. 통증은 없었다. 암이라는 생각 없이 방치했더니 뿌리를 내린 것 같아 회사 근처 K대학병원에 갔다.

〈좌측 유방암〉 2016년 12월(61세): 무심코 왼쪽 가슴을 만졌는데 오른쪽 때와 비슷한 감촉이 있었다.

☑ 증상 및 치료 경과

〈우측 유방암〉 1991년 5월(36세): K대학병원에서 '우측 유방암 2B기(종양 크기가 5센티미터 이하, 겨드랑이 림프절 전이 3개 이하, 장기 전이 없음)'라고

---

*   한쪽 유방에서 발생한 후 일정 기간(6개월) 후에 다른 쪽 유방에서 발생한 암. 동시성 유방암은 두 유방에서 동시에 발생한 암을 말한다.

진단받았다. 덩어리 크기는 약 2센티미터였다. 유방과 같은 쪽에 액와(겨드랑이 아래) 약 2센티미터짜리 림프절 전이가 있었다.

9월~연말: 유선 외과에서 곤도 선생님이 계신 영상의학과로 이동했다. 선생님 동기생이 있는 I병원의 A선생님 집도로 부분 절제를 했다. 이즈음에는 곤도 선생님도 표준 치료(수술, 항암제, 방사선)에 속한 모든 치료를 하고 있었으며, 새로운 시도인 '우선 항암제와 방사선으로 암 크기를 줄인 후 수술'이라는 방식을 제창하던 시기였다. 내 경우 종양은 그대로였으나 옆구리 아래쪽 림프절 부종은 없어져서 종양만 도려내었다. 항암제 치료와 방사선 치료는 통원하면서 받았다.

〈좌측 유방암〉 2016년 12월(61세): 일전에 곤도 선생님이 무슨 일이 생기면 찾아가라고 소개해준 S병원의 M선생님에게 진료받았다. 촉진 및 초음파검사, 세포진 결과는 '특수형 침윤성 암(점액암, 믹스형)'이었고 크기는 1.5×0.9×3센티미터였다.

2017년 2월 18일~3월: 곤도 선생님과 상담했다. 3월에 S병원에서 종양을 적출했다(유방 온존 요법). 호르몬요법은 바로 멈추고 수술 후 방사선 치료도 오른쪽에 이미 방사선을 맞은 이력이 있어서 받지 않았다.

곤도 선생님에게 문의한 내용

❶ 양측성 유방암은 전이 위험이 큰가요? M선생님이 뼈, 폐, 간으로 전이될 것이라고 하셔서 걱정입니다.

❷ 수술할 때 감시림프절생검(센티넬 림프절 생검)은 필요한가요?

❸ 수술 후 호르몬요법을 하는 게 안전한가요?

최초 유방암 진단 때 곤도 선생님의 수술 후 10년 추적 검사 마지막 회차에 "앞으로 무슨 일이 생기면 이 선생님을 찾도록"이라고 하면서 주신 자료를 챙겨놓았다. 참고로, 검사는 1년이나 2년 지난 시점에 더 이상 오지 않아도 좋다고 했으나 안정을 얻기 위해 일 년에 한 번씩은 받았다. 검진이라 해도 촉진 중심으로, 때때로 흉부 엑스선 검사만 받았다.

설마 그로부터 15년이나 지난 후 무언가가 나타났을 것이라고는 상상도 못했다. 하지만 챙겨놓은 자료 덕분에 두 번째 유방암 치료를 순조롭게 이어갈 수 있었다. 곤도 선생님은 본인이 주치의로 맡은 환자에게 마지막까지 책임을 다하셨다는 생각에 새삼 감사한다.

닥터 곤도의 답변 및 해설

☑ 우리 누님도 양쪽 유방에 암이 생겼으나 부분절제로 5년 이상 무사합니다

❶ 제 경험으로 말하자면 환자분처럼 최초 유방암 후 시간이 흘러 반대쪽에 유방암이 생긴 이시성 양측성 유방암 사례가 유독 악성이라고는 생각하지 않습니다. 1983년에 일본 최초로 유방 온존 요법을 따른 제 누님도 2010년대에 반대편에도 유방암이 생겼으나 부분절제만 해서 5년이 넘었는데 전이하지 않았습니다.

❷ 전혀 의미 없습니다. 유방 수술 중에 림프절을 찾아 한두 개 절제하는 게 감시림프절생검입니다. 검사 자체는 해롭지 않지만, 전이가 발견되

면 림프절 곽청을 실행합니다. 여러 건이나 되는 비교 시험에서 림프절 곽청을 하건 하지 않건 장기 전이 출현율이나 사망률이 줄어들지 않음을 확인했습니다. 림프절 곽청 후유증은 무서우니까 조심하세요.

❸ 호르몬요법은 일찍 시작해도, 천천히 시작해도 유효기간은 같으므로 가능한 한 늦게 시작해서 부작용 시기를 늦추는 게 현명할 것입니다.

과거에는 나도 유방암에 강력한 항암제 치료를 시행했으나, 지금은 '유방암을 비롯한 거의 모든 고형암의 화학요법은 소용없고 해롭다'고 공언한다. 수련의 시절에 죽음이 가까운 환자들이 항암제를 맞고 고통스러워하다 바로 사망하는 것을 보면서, 항암제가 죽음을 앞당긴다는 말의 뜻을 이해했다. 이후 주치의가 되어 환자들을 진료하면서 고형암에는 항암제를 사용하지 않았다.

단지 유방암은 달랐다. 고형암 중에서 항암제로 인한 유방암의 축소 효과가 가장 높다. 나는 유방 온존 요법을 일본에 도입하면서 해외 논문을 샅샅이 읽고 유방암에는 항암제에 따른 수명 연장 효과가 나타난다는 것을 깨달았다. 유방 온존 요법의 보조요법으로써, 혹은 암이 전이했을 때의 1차 치료로써, 세 종류 항암제로 구성되는 다제병용 요법을 선택했다.

그러나 예를 들어 유방암의 폐 전이에 항암제를 써서 전이 병소가 사라졌다가도 되살아나기 때문에 생명 연장으로 이어지지는 않는다. 그런 반복이었다. 논문을 모두 다시 읽으니, 유방암에는 항암제에 따른 수명 연장 효과가 있다는 데이터에는 예외 없이 조작의 흔적이 있었다. 그 후 서양의 비교 시험에서 보조화학요법의 수명 연장 효과는 모두 부정되었다. 그런데도 항암제 치료는 여전히 세계의 표준치료다. 항암제 치료는 암 치료 명목의 국제 비즈니스다.

곤도 선생님 치료 방침을 따른 결과

☑ 곤도 선생님은 늘 환자를 지키고 싶다는 일념뿐이었다

최초로 유방암이라고 진단받은 1991년(36세)에는 '암은 곧 죽음'의 시대였다. 악성종양으로 림프절 전이까지 있다고 진단받았을 때, 내년에는 벚꽃을 보지 못하겠구나, 하며 각오했다.

당시 유방암 치료법은 기본적으로 유방 전체 적출이었다. 정보를 뒤져서 유방 온존 요법에 관한 신문 기사를 접했다. 곤도 선생님 치료 방법과 저서《유방암 치료, 당신의 선택》에 관한 글이 실려 있어서 바로 구매했다. "유방암이라 해도 과도하게 조급해하지 마세요. 유방암 전체의 5년 생존율은 80퍼센트입니다"라는 한 구절 덕분에 암 선고 충격에서 일어나 조금 냉정해질 수 있었다.

책 내용 중에, "일본에서는 흉근까지 절제하는 할스테드수술이 여전히 자행된다"라는 고발이 있었다. 환자와 같은 마음으로 온존 요법을 확장하고자 하는 열의와 기개가 전해졌다. 이 의사라면 믿을 수 있겠다는 확신이 들어 외과에서 영상의학과로 갈아타 곤도 선생님에게 진료받았을 때, 선생님은 "외과에서는 잘라내요(전체 적출당해요)"라고 상당히 힘주어 말씀하셨다. 지금 생각하면 같은 병원의 유선 외과를 적으로 돌리면서까지 고군분투하셨다. 곤도 선생님은 늘 환자를 보호하고 싶다는 일념뿐이었다.

유방암 '꽃 피는' 상태*(궤양성 유방암)

3년 동안 9×8센티미터까지 방치. 방사선 치료로 암이 거의 사라졌다

✅ 암을 발견한 계기

전업주부로 식사는 줄곧 '하루 30찬'을 고수하였고 운동은 언덕이나 계단을 자주 걸었다. 술은 조금, 담배는 피우지 않는다. 생활은 규칙적이었고 10년에 한 번씩 감기로 드러눕는 건강 체질이다.

○ **2019년 가을(71세):** 왼쪽 유두 바깥쪽으로 작은 멍울이 만져졌으나 두고 보기로 했다.

○ **2020년 1월(72세):** 멍울이 1센티미터보다 커졌지만 '수술은 인공적인 큰 상처'라는 곤도 선생님 말씀이 떠올라 유선 외과 예약을 취소했다. 계속 방치했다.

✅ 증상 및 치료 경과

○ **2021년 5월 6일(73세):** 곤도 선생님에게 상담. 촉진 결과 "99.9퍼센트 유방암이고 약 3.5센티미터, 유사암일 가능성도 있습니다. 피가 배어 나면 바셀린으로 케어해주세요"라는 답변을 들었다.

---

* 암이 피부를 찢어 유방 밖으로 노출된 상태로, 꽃피는 모양과 흡사하다고 해서 붙여진 별명이지만, 모양이 아름답지는 않다. 정식 명칭은 피부 창상 또는 피부 궤양이다(궤양성 유방암). 통증과 출혈, 진액, 궤양 부분이 세균에 감염되어 악취가 나는 등 실상은 끔찍한 암이다.

○ **2022년 1~3월(74세):** 새해 초에 직접 측정하니 덩어리 크기가 4~5센티미터가 넘었다. 색도 자주색으로 변하고 3월 중순에는 피가 배어났다. 곤도 선생님 조언대로 바셀린을 두껍게 발라 처치했다.

○ **4월 4일 두 번째 상담:** "피부를 찢어버리는 피부암은 거의 진짜암입니다. 검사도 수술도 방사선 치료도 잠든 암을 깨우므로 지금은 피하고 감당하기 힘들어지면 다시 오세요."

○ **12월:** 덩어리가 약 9센티미터까지 커졌다. 혈액과 체액은 연말에 약 30그램, 방사선 치료 중에는 최대 160그램까지 나왔다.

○ **2022년 12월~2023년 3월(74~75세):** 곤도 마코토 암 연구소의 H씨와 인터뷰하다가, 선생님이 소개하시던 I병원의 F의사를 알게 되었다. "걱정할 필요 없어요!", "자, 힘냅시다!"가 말버릇인 진격의 열혈 선생님이었다. 1~3월까지 코탁 치료(KORTUC, 증감제로 방사선 민감성을 높이는 치료법)를 포함한 방사선 치료를 받았다. 선량은 한 회에 2그레이씩 17회, 6그레이씩 4회, 총 58그레이였다.

○ **2023년 9월(75세):** 출혈도 배출액도 아주 미량이고 상처도 축소됐다. 지금은 길게 여행할 수 있을 정도로 건강하다.

곤도 선생님에게 문의한 내용

❶ 유선 외과 검사 예약을 취소했습니다. 치료 없이 지켜보고 싶은데요.

❷ 반달 정도 전부터 피가 배어 나옵니다. 이런 상태에서 방사선 치료 적응에 대해, 그리고 그 위험에 대한 선생님 의견을 들려주세요.

남편이 2010년쯤 곤도 선생님 책을 알게 되어 '병원에 자주 가는 사람일수록 약이나 치료로 생명을 단축하기 쉽다'는 선생님 의견에 깊이 감명받아 주변 사람들에게도 곤도 이론을 전하기 시작했다. 나도 저서나 강연 동영상을 보았고 '수술은 인공적인 큰 상처'라는 말이 특히 가슴을 울렸다. 그리고 보니 양쪽 유방을 전체 절제한 친구의 가슴은 10년이 흘러도 갈색 켈로이드 상태로 남아 있어서 끔찍했다.

그래서 내 가슴의 멍울을 발견했을 때 유선 외과에 가면 유방을 도려내자고 할 것 같아서 검진 예약을 취소했다. 한번 곤도 선생님 진료를 받고 의견을 듣고 싶은 생각에 타이밍을 보아 상담했다.

현재 일관되게 건강상 변화는 없고 가끔 만나는 자녀나 손자들에게 걱정을 끼치지도 않는다.

닥터 곤도의 답변 및 해설

☑ 피부가 찢어져도 대개는 아프지 않고, 냄새가 나는 경우는 10퍼센트

❶ 이건 거의 유방암인데, 림프절에는 이상이 없으니 유사암일 가능성도 있습니다. 방치하는 게 가장 안전하게 오래 사는 길인 것 같습니다.

❷ 환자분 암은 방사선으로 일단 사라질 가능성이 큽니다. 단지 방사선 조사 방법이나 선량을 조심할 필요가 있다는 것과, 방사선으로 새로운 암(육종)이 1천~3천 명에 한 명 발생하는데 이는 거의 진짜암이라 목숨을 잃을 수 있다는 것을 말씀드립니다. 도저히 감당하기 어려워지면 그 시점에서 제일 안전하고 효과적인 방법을 검토하겠으니 그때 다시 오세요.

피부가 파괴될지도 모른다는 말을 들으면 환자는 불안이나 공포에 휩싸인다. 그렇기에 내 외래진료에서도 설명을 들은 후에 치료 방법을 선택하는 환자가 많다. 지금까지 경험상, 초진 시에 1기면 10퍼센트 정도, 2기에는 30퍼센트 정도가 몇 년 안에는 종양이 극단적으로 증대해서 피부가 파괴될 것이라고 본다.

피부가 찢기어도 아프지 않은 경우가 많고, 냄새 때문에 괴로워하는 사람은 거의 열 명 중 한 명이다. 항균제 로섹스겔(Rozex, 메트로니다졸 성분)을 바르면 냄새가 경감된다. 출혈이 심해지면 방사선 조사를 검토한다.

수술을 선택한다고 해도 유방 절제 범위가 좁을수록 숨어 있는 암세포에 주는 자극이 적고 암이 날뛰기 힘들다. 그러나 유방 외과 의사 중에는 전체 절제하고 싶은 사람이 많다. 절제와 동시에 유방재건술이 가능해서 병원 수입이 올라간다는 것도 전체를 절제하고자 하는 이유에 들어갈 것이다.

유방 볼륨을 만들기 위해 보형물을 집어넣는 임플란트 시술에는 악성 림프종이 발생할 위험이 있음이 밝혀져 일단 중지되기는 했으나, 대체제를 이용해 재개되었다. 재건술을 고려하기 전에 유방 온존율이 높은 병원을 찾는 게 나을 것이다.

부분 절제 후에 유방에 방사선을 조사하면 유방 내 암 재발률을 낮출 수 있다. 그러나 유방 내 재발이 줄어도 장기로 원격 전이가 출현할 확률이나 환자가 사망할 확률은 줄지 않는다. 한편 방사선으로 인한 새로운 암(육종)이 1천~3천 명 중 한 명 정도 발생한다. 이는 대체로 진짜암으로, 장기 전이를 동반하며 생명을 빼앗긴다. 대개가 유사암인 유방암을 치료해서 진짜암을 생성하다니, 주객이 전도되었다.

곤도 선생님 치료 방침을 따른 결과

✅ 항암제 없이 방사선 치료를 받을 수 있는 병원으로 달려갔다

나는 병원에 다녀야 할 만큼 질병을 앓은 적이 없었기에 담당 주치의가 없다. 또 암과 가능한 한 공존하자는 생각에 곤도 선생님과의 상담 외에는 검사도 치료도 받지 않았다.

출혈량은 계속 늘었다. 하지만 피부과에서 검진받거나 앞으로 장기 요양 인정 신청을 해야 할 때 분명 유방암 진단서를 떼어오라고 할 것이고 표준치료를 강력하게 권고받을 것 같다.

곤도 선생님에게 상담할 마음이 생겼으나, 이미 타계하셨다.

2022년 12월 말, 통증은 없지만 출혈이 점점 늘고 빈혈도 걱정되기 시작한 즈음 곤도 마코토 암 연구소의 H씨로부터 전화로 취재 의뢰를 받았다. I병원이라면 항암제 없이 방사선 치료를 받을 수 있고 곤도 선생님도 환자를 그곳으로 안내했다는 설명을 듣고 그날 바로 I병원으로 달려갔다. 바로 방사선 치료 준비를 진행해주셔서 걱정을 덜었다.

생전에 곤도 선생님은 두 번의 상담이 끝날 때마다 손을 내밀어 굳게 악수해주셨다. 이런 따스한 관계가 일본 의료의 기본이 되면 좋겠다.

・ 항암제로 낫지 않는 고형암 ・

자궁체암(자궁내막암)

자궁내막에서 발생하므로

자궁내막암이라고도 불린다.

월경이 아닌 기간이나 관계 후의 부정 출혈로 인해

산부인과를 찾았다가 발견되는 경우가 대부분이다.

표준치료

〈**수술**〉 [1~4기] 자궁 전체 적출과 난소 절제. 상태에 따라 골반 내 림프절 곽청을 추가한다.

〈**항암제 치료**〉 [3~4기] 수술 가능 여부에 상관없이 실시된다.

〈**방사선 치료**〉 체력적으로 수술이 곤란한 경우 등에 방사선 치료가 실시되기도 한다.

닥터 곤도의 해설

나는 게이오대학 병원 시절부터 지금까지 자궁체암이라는 진단을 받고도 방치하면서 상태를 보겠다는 환자를 수십 명이나 진료했다. 대부분은 1~2기로, 3~4기 환자도 있었다. 방치 환자들 경과는 ① 암이 증대한다 ② 크기에 변화 없다 ③ 작아진다 ④ 사라진다, 중 한 가지에 해당한다. 진행도가 느릴수록 축소하거나 소멸하는 확률이 크지만 1기에서 증대하기도 한다. 경과를 지켜보다가 출혈이 심해지면 어떻게 할까? 빈혈을 일으킬 정도로 피가 나오는 건 아니어도 자궁암은 출혈이 365일 내내 이어지므로 환자가 견디지 못해 '수술받고 싶다', '자궁을 들어내고 싶다'라고 희망하기도 한다. 그런 이유로 자궁체암 1~2기에 자궁적출을 받은 환자가 세 명 있었다.

환자가 수술을 받기로 결심을 굳혔다면 나는 환자의 자유의지를 존중한다. 그 세 명에게는 림프절 곽청을 하지 않는 산부인과 의사를 소개했다. 골반 내 림프절을 고스란히 도려내는 곽청에 대한 신뢰할 만한 비교시험에서의 결론은 '치료적 의의는 도출하지 못했다', '림프절 곽청으로 암 재발이나 사망이 늘었다'였다. 단순히 자궁만 꺼내는 수술보다 더욱 넓은 범위를 절제하므로 몸에 큰 부담이 가해지고 암이 날뛰기 쉬워지기 때문일 것이다.

수술을 선택한 세 환자의 경과는 좋지 않았다. 두 명은 폐 등에 전이가 생겨 사망했고 한 명은 질에 재발했다. 3~4기 사례에서도 자궁적출 수술을 하면 암이 날뛰기 쉽다. 어떻게든 출혈을 잘 다스리면서 사는 것이 가장 안전하게 오래 사는 선택이다.

자궁체암(유내막암)

림프절 곽청 후 고통스러워하는 친구를 보고 갑작스레 취소한 수술

✅ 암을 발견한 계기

주부로 가사를 살피면서도 음악 활동을 다양하게 했다. 술은 젊었을 때 마셨고 흡연은 하지 않는다.

○ **1995년(35세):** 류머티즘에 걸려 동물성 단백질은* 생선으로 섭취했다. 약을 싫어해서 면역 이상 개선제도 쓰지 않았더니 손가락이 굳고 프로로 활동하던 고토(가야금과 비슷) 연주도 불가능해졌다.

○ **2018년 12월(58세):** 부정 출혈이 조금씩 늘어 가까운 산부인과에 갔다가 S의대를 소개받았다.

✅ 증상 및 치료 경과

○ **2018년 12월 18일(58세):** S의대에서 초음파검사와 내시경 검사 결과 2센티미터 약간 넘는 종양이 발견되었고 '비정형 자궁내막 증식증'**(암으로 이행할 가능성이 있는 전암 병변)이라고 했다.

---

*   붉은색 육류를 많이 먹을수록 류머티즘에 걸릴 확률이 높다는 학회 연구 결과들이 있기는 하지만, 정확한 관련성은 아직 밝혀지지 않았다.

**   자궁내막 증식증은 단순형, 복합형, 비정형(이형)으로 나뉘며, 비정형(이형) 증식증은 분비샘 세포에 변형이 생긴 경우다.

o **2019년 2월 8일(59세):** 입원해서 세포진, MRI, CT 검사를 받았다. '자궁내막 전면 소파술'(암을 찾아내기 위해 자궁내막 전체 세포를 긁어내는 것) 검사를 받았다. 진단은 '유내막암(종양이 자궁내막에 국한된 경우로, 자궁체암의 80퍼센트를 차지하는 비교적 예후가 좋은 암) Ia기(종양이 자궁 내에만 제한적, 자궁내막 침범이 절반 이하)'라고 했다. 난소, 난관 적출, 골반 내 림프절 곽청을 진행하는 '광범위 전자궁적출술'을 권고받았는데, 처음에는 다빈치로봇 수술(로봇을 이용한 복강경수술)도 가능할 것 같다는 설명도 있었으나, 결국 내 경우에는 개복 수술해야 한다고 했다.

o **3월 9일:** 곤도 선생님에게 상담했더니 "잊어버리세요. 출혈은 신경쓰지 마시고요"라고 하셨다. 하지만 출혈이 싫어서 7월에 S의대에서 수술하기로 했다.

o **7월:** 림프절 곽청 후 림프부종(부어오름)으로 고통스러워하는 친구를 보고 수술을 갑자기 취소했다. 친구 소개로 M위멘즈 클리닉의 건강보조제를 시도해보았으나 몸에 맞지 않는 것 같아서 끊었다.

o **2021년 7월(61세):** 대량 출혈이 있었으나 S의대에서 검진받지 못하고 계속 방치하고 있다.

곤도 선생님에게 문의한 내용

❶ 내 암은 진짜암인가요? 유사암인가요?

❷ 수술하지 않고 출혈만 멈추는 방법은 없나요?

❸ 좋은 빈혈 대책이 있나요?

언니가 유방암으로 곤도 선생님 도움을 받았다는 것, 의료를 불신한다는 것, 류머티즘을 앓고 있으며 림프절은 절대로 건드리고 싶지 않다는 것에 관해 곤도 선생님과 상담했다.

친구가 1990년대 후반에 자궁경부암에 걸려 확대 수술(광범위 자궁적출)로 위 뒤쪽 림프절까지 뽑혔다. 바로 림프부종이 생겨서 발이나 하복부가 심하게 부었고 회사를 그만둘 수밖에 없었다. 그 친구는 지금도 가끔 고열로 입원한다. 곤도 마코토 암 연구소 공식 사이트에 실린 '주요 의료 보고서 10'을 보면 서양 병원의 비교 시험에서는 자궁만 전체 적출한 사람보다 림프절까지 도려낸 사람이 재발도 사망도 많았다. 그런 수술이 25년도 훨씬 전과 달라지지 않고 여전히 이루어진다는 현실에 상당히 놀랐다.

닥터 곤도의 답변 및 해설

☑ 1기 자궁암을 수술하지 않아서 죽는 사람은 없다

❶ 환자분 암은 99퍼센트 유사암입니다. 의사에게 가까이 가지 말고 검사도 절대 받지 말고 암에 관해서는 잊어버리는 게 제일입니다. 수술은 '광범위 전자궁적출술'이 기본이며 후유증은 배뇨장해, 다리 림프절 부종, 질 축소화 등 너무 심각합니다.

❷ 수술하지 않고 출혈을 멈추는 방법은 유감스럽게도 없습니다. 나는 자궁체암을 방치한 사람 경과를 게이오대학 병원 시절부터 수십 명이나 관찰했습니다. 출혈이 이어지는 것이 싫어서 도중에 수술받은 환자는 예

외 없이 암이 전이하거나 재발했기에 수술은 권하지 못하겠네요.

❸ 간이나 마른 멸치 등을 자주 드시면서 가능한 한 식사를 통해 철분을 충분히 섭취하세요.

많은 암 방치 환자를 진료한 경험상, 1기의 자궁체암을 수술하지 않아서 죽은 사람은 없었다. 그런데도 수술받으면 자궁 전체를 들어낸 것만으로도 1~2년 안에 재발해서 세상을 뜨는 사람이 있다. 자궁 전체 적출로 인해 전이가 날뛰어서가 아니겠는가.

진행도가 3~4기라 해도 수술로 암이 날뛰기 쉬우므로 자궁적출은 권할 수 없다. 또 수술 후 보조요법으로 이루어지는 항암제 치료는 '수술로 다 꺼내지 못한 작은 암세포가 체내에 남아 있을지도 모른다. 재발 원인이 되므로 완전히 제거해야 한다'는 명분 때문인데, 정작 중요한 수명 연장 효과는 증명되지 않았다. 그러면서도 부작용이 심하고 생명을 단축하기까지 하므로 받지 않는 게 나을 것이다. 4기 암 또는 수술 후 재발했을 때 실시되는 항암제 치료에도 수명 연장 효과는 없고 오히려 생명을 단축할 위험이 있다.

자궁체암의 초발 병소에 대한 수술 외적 치료법으로서 방사선 외부 조사가 실시되기도 한다. 수술이 불가하거나 환자가 수술을 거부했을 때 진행한다. 특수한 치료 기구를 보유한 일부 병원에서는 자궁경부암의 표준 치료로 쓰이는 '강내조사(자궁이나 질 안에 기구를 삽입해 선원을 통과시켜 체내에서 병소에 방사선량을 집중적으로 조사)'가 가능하다.

그런 방사선 치료로 출혈이 멈추고 암이 재증대하지 않은 사례는 있다. 하지만 방사선 치료로 암이 날뛰기도 하고, 중대한 합병증 및 후유증 위험도 있다. 결과적으로 출혈을 참을 수 있다면 아무것도 하지 않는 것이 제일 안전하게 오래 사는 길이라고 생각한다.

곤도 선생님 치료 방침을 따른 결과

☑ 자궁만 떼어내줄 병원을 찾을까, 하는 생각도 든다

내 주위에는 항암제 치료 도중에 코로나19 예방 접종을 해서 바로 사망한 사람이 몇 명이나 있다. 인과관계는 모르겠지만, 항암제가 무섭다는 것을 새삼 깨달았다. 림프절 곽청도 절대로 받기 싫어서 방치하는데, 통증은 없으나 출혈을 견디기 힘들다. 혈액검사에서는 헤모글로빈 수치가 7~8데시리터당 그램(7~8g/dl) 사이를 오갔다. 7 이하로 나오면 수혈을 검토해야 한다. 철분이 많은 간이나 땅콩을 자주 먹었더니 조금 올라갔다.

지금은 류머티즘으로 관절이나 손이 굳어서 도수치료를 받으러 다닌다. 의원님 누나가 자궁에 양성 종양이 생겨서 기저귀가 필요할 정도로 많은 출혈이 수개월 이어졌는데 그 후 종양이 사라졌다고 한다. '내 몸은 내게 해를 끼치지 않는다. 몸에 맡기면 자연적으로 치유되지 않을까?' 하는 생각도 들고, '자궁만 떼어주는 병원을 찾을까'라는 생각도 든다.

곤도 선생님은 상당한 연구가시니 그분 주장이 옳을 것이다. 하지만 나처럼 증상이 있는 경우 어디까지 방치해야 할지 정말 어렵다. 깊이 생각하고 조사해서 후회 없는 선택을 하고 싶다.

자궁체암

방치 1년 후 MRI 검사에서 '암은 보이지 않습니다'

☑ 암을 발견한 계기

대학교수로 통·번역 일까지 있어 수면은 평균 다섯 시간이다. 인간관계로 인한 스트레스가 많았다. 어린 시절부터 고기를 못 먹었고 식사는 거의 시판하는 반찬을 사다 먹는다. 술은 가끔 마시고 담배는 피우지 않는다.

20대부터 생리혈이 많고 선지 형태 덩어리가 하루에 손바닥에 가득 찰 정도로 나오거나 아랫배 통증도 심했다. 그래서 가끔 부인과 클리닉에 다녔다.

○ 2013년(54세): 클리닉에서 일방적으로 조직검사를 받았는데 암이라는 말을 들었다.

☑ 증상 및 치료 경과

○ 2013년(54세): 클리닉에서 써준 소견서를 들고 K대학병원에서 진료받았다. PET-CT와 자궁내시경 검사 결과 '자궁체암. 추정 1A기(종양이 자궁 내에 제한적, 자궁내막 침범이 절반 이하)'라고 진단받았다. "수술해야 합니다. 개복으로 광범위 전자궁적출술을 하게 됩니다"라고 해서 그 자리에서는 수술하는 수밖에 없구나, 라는 생각에 승낙했다. 그때 방 안에 수

302

런의 같은 젊은 의사가 많아서 '이 사람들 실험체가 되는 게 아닐까'라는 불안이 몰려왔다.

○ **10월 5일**: 곤도 선생님과 상담 후 수술을 거절하기로 했다. 알레르기 체질이라는 것과 후유증 불안을 담당 의사에게 호소한 끝에 겨우 원만하게 수술을 거절할 수 있었다. 하지만 나중에 수술을 거절한 게 정말 잘한 일인지 다시 불안에 사로잡혔다.

○ **2014년 10월(55세)**: 1년 후에 K대학병원에서 MRI 검사를 받았더니 자궁내막증(자궁 안쪽 벽을 덮은 자궁내막 조직이 자궁 외 부위에 부착해 생기는 병), 초콜릿 낭포(자궁내막증 일종) 등 다른 산부인과 관련 질병 때문에 자궁벽이 두꺼워졌기는 하지만 암은 보이지 않는다는 결과가 나왔다. 그 후에는 아무런 증상도 없이 오늘까지 왔다.

곤도 선생님에게 문의한 내용

❶ 담당 의사가 개복수술밖에 없다, 광범위 전자궁적출술을 해야 한다고 해서 수술 날짜도 바로 정해졌지만, 알아봤더니 힘든 수술이어서 충격을 받았어요.

❷ 30년 훨씬 전부터 생리 때마다 힘들었는데 부정 출혈 등의 증상은 없습니다. 그런데 강제적으로 조직검사를 받아서 암이라는 진단이 나왔습니다. 유사암일 가능성이 있나요?

일전에《암과 싸우지 마라》라는 책 광고를 보았을 때는 희한한 주장을

펼치는 사람이라는 생각에 위화감만 들었다. 암에 걸리기 전, 내 인생관
은 '병이나 시련과는 싸워야 하는 것'이었기 때문이다. 그런데 내가 암 당
사자가 되어 수술해야 하는 상황이 되니 같은 책 제목인데도 백팔십도 다
르게 받아들여졌다. '아, 싸우지 않는 길도 있겠구나'라는 마음에 곤도 선
생님 저서를 꽤 많이 집중해서 읽고 나서 내용을 이해했다. 암을 이기기
위한 방법론을 믿는 사람이나 표준치료가 제일이라고 생각하는 사람을
불쌍하다고 여길 정도로 달리 생각하게 되었고, 수술에 대한 의문도 생겨
상담하고자 한다.

닥터 곤도의 답변 및 해설

☑ 가이드라인에 치료의 '무의미함, 유해함'에 관한 정보를 넣지 않는 전략

❶ 광범위 자궁 전체 적출의 가혹한 후유증 대부분은 림프절 곽청에
따른 것입니다. 10년도 훨씬 전에 '림프절 곽청에는 이점이 없고 암 재발
이나 사망이 증가한다'라는 비교 시험 보고가 세계 최고의 의학지〈란셋〉
에 실렸는데도 일본에서는 여전히 림프절 곽청이 맹위를 떨치면서 환자
를 무자비하게 다루고 있습니다. 광범위 자궁 전체 적출은 어떻게 해서든
피해주세요.

❷ 그렇네요. 건강검진 발견 암에 해당하니 유사암일 확률이 높습니다.

2009년에 '림프절 곽청의 치료적 의의는 도출하지 못함', 곽청하면 암
이 날뛰기 쉬워서 '암 재발이나 사망이 증가했다[30]라는 비교 시험 결과가

전 세계로 퍼졌다. 그런데도 일본에서는 여전히 림프절 곽청이 성행한다.

우선 현행 〈자궁체암 가이드라인〉(2018년 판)에는 림프절 곽청으로 인해 재발이나 사망이 늘었다는 사실이 실려 있지 않다. 그러니 독자인 산부인과 의사들이 곽청의 결함에 대해 알아차리기 어렵다. 게다가 이 가이드라인에는 '골반림프절 곽청의 의의와 적응은?'이라는 질문에 '추천: 정확한 수술 진행기 결정에 필요하다(A등급)*라는 답변이 있어 독자(의사)가 '곽청하는 게 옳다'라고 착각하도록 만들어져 있다.

'이 치료법은 무의미·유해하다'라는 주요 사항을 가이드라인에 기재하지 않는 현실은 다른 암에도 공통적이다. 그래야 환자에게 계속 치료를 부추길 수 있기 때문이다.

또 림프절 곽청처럼 손기술이 복잡하고 난이도가 큰 수술을 존속시키면, 대수술이나 어려운 수술에 도전하고 싶어 하는 젊은 의사들 관심과 흥미에 부응할 수 있다. 게다가 가이드라인 작성에 관여하는 상급 의사들도 자궁이나 위장 절제만으로는 신입 의사와 차별성이 생기지 않으니 실력을 선보일 무대인 림프절 곽청을 꼭 남기고 싶은 것이다.

속내는 '이렇게 재미있고 보람된 수술을 어찌 멈추겠는가?'다. 이렇게 생각하지 않으면 후유증이 심각하고 사망률을 높이는 림프절 곽청을 포기하지 않는 이유가 설명되지 않는다. 이는 모든 암 영역에 공통된 사고방식이다. 의사에게 죽임당하지 않도록 부디 조심하길 바란다.

곤도 선생님 치료 방침을 따른 결과

---

* 〈자궁체암 가이드라인〉 2018년 판 74쪽 '제2장 1차 치료(특수조직형 포함)' 내용 중 '질문 03'에 대한 답변

☑ 암으로 깨달음을 얻어 도심에서 해변으로 이주

곤도 선생님에게서 엄청난 강인함을 느꼈다. 표정에는 결연한 의지가 보였고, 순서를 밟아가며 논리적으로 해준 설명도 귀에 쏙쏙 들어왔다. 마지막 악수도 힘이 있고 인상적이어서 위로받았다.

내 지인은 온몸에 전이한 암이 항암제 치료로 모두 사라져서 기뻐하던 와중에 급사했다. 그런 치료의 끔찍함에 대한 이야기는 주변에도 책이나 인터넷상에서도 얼마든지 눈에 띄는데 사람들이 표준치료에만 치중하는 것이 정말 신기하다.

또 일반 의사는 항암제를 맞아도 낫지는 않는다는 말을 하지 않는다. 내가 수술 후유증에 대한 불안을 호소했더니 "다리 부종은 압박 스타킹 같은 것으로 금방 나아요"라면서 가볍게 거짓말을 했다. 어떻게 치료할 지만 생각한다는 것을 통감했다.

방치 1년 후 암은 사라졌다. 우연이었을까. 무언가의 영향일까. 암에 걸린 후 인생은 새로 바뀌었다. 나를 책망하는 버릇을 고쳤고 일을 줄였으며 30분 산책이 일과가 되었고 도심에서 바닷가로 이사했다. 암으로 많은 깨달음을 얻어 감사하는 중이다.

· 항암제로 낫지 않는 고형암 ·

자궁경부암

자궁경부암은 자궁 입구에 발생하므로

부인과 진찰로 관찰하거나

검사하기 쉽고 발견하기도 쉽다.

0기인 제자리암 대부분은 소멸한다.

표준치료

〈**수술**〉 0기에는 원추 절제술*을 시행한다. 1A기 이상의 암은 광범위 전 자궁적출술을 진행한다.

〈**화학 방사선요법**〉 1B~2기는 광범위 자궁 전체 적출 외에 항암제와 방사선을 병용하기도 한다. 3~4기는 화학 방사선요법이 권고된다.

닥터 곤도의 해설

안전하게 오래 살기 위해서는 ① 부인과 검진을 받지 말고 ② 검진으

---

* 자궁 경부를 원뿔 모양으로 잘라내는 것. 자궁경부암 침윤 정도를 진단하거나 치료 목적으로 시행된다.

로 자궁경부암이 발견되어도 치료받지 않는다는 마음가짐이 필요하다.

자궁경부암 사망률은 부인과 검진을 통해 줄어들기는커녕 증가하는 추세다. 제2차 세계대전 직후에는 자궁경부암 사망률이 매우 높았다. 그러다가 자연스레 줄어들었고 1980년에는 사망률이 6분의 1로 떨어졌다.

그런데 1980년대부터 부인과 검진이 전국적으로 일제히 시작되자 20~50대에서 사망률이 증가하기 시작했다. 수술이나 항암제 부작용에 따른 죽음과 잠자던 전이 병소가 수술 시 자극으로 날뛴 게 이유일 것이다.[31]

애초에 0기인 제자리암(상피내암)이라 불리는 병변은 현미경으로 보고 암이라 판단하기 쉽지만, 인유두종바이러스로 인한 만성 감염증, 즉 유사 암이다. 방치해서 1기 이상으로 진행한 사례를 나는 본 적이 없고 대부분 소멸한다. 그러니 잊어버려야 가장 안전하게 오래 살 수 있다.[32]

그래도 치료받고 싶을 때는 광범위 전자궁적출술 또는 방사선 치료를 선택하게 된다. 하지만 치료법의 상담 상대는 부인과 의사이므로 보통 수술을 권고할 것이다.

그러나 광범위 전자궁적출술 후유증은 배뇨장해, 다리의 림프 부종, 질 축소화 등으로 심각하다. 다만 방사선 치료 후유증은 훨씬 가벼우므로 방사선 단독 치료를 선택하길 바란다.

자궁경부암

방치가 최선. 치료한다면 방사선. 자른다면 림프절은 남길 것

✅ 암을 발견한 계기

스무 살부터 간호사였다. 20대 후반에 결혼해서 두 아이를 제왕절개로 출산했다. 육아와 일로 바쁘지만, 먹는 것을 좋아해서 스트레스 해소에 도움이 된다. 술은 못 마시고 담배를 피운 적도 없다. 검진은 불필요한 치료를 초래한다는 생각에 직장검진도 줄곧 혈액검사와 엑스선 촬영 정도만 받았다.

○ **2017년 10월(35세):** 출산 후 생리불순이 이어졌고 생리 기간도 늘었다. 이 시기부터 잠자리 중에 가끔 부정 출혈이 있었고 가끔 시트가 붉게 물들었으나 통증이 없어서 방치했다.

✅ 증상 및 치료 경과

○ **2018년 이른 봄(36세):** 생리가 늘었고 항상 선혈이 있었다.

○ **3월 26일:** 스키장에서 두꺼운 옷 밖으로 뚝뚝 떨어질 정도로 큰 출혈이 있었다. 바로 귀가해서 가까운 I클리닉에서 검진받았다. 조직진(생체검사) 및 세포진, 질확대경으로 내진(內診) 등을 받았다.

○ **4월 5일:** I클리닉에서의 진단은 자궁경부암이었다. 같은 날 N적십

자병원에서 초진을 받았다.

○ **4월 10일, 12일:** N적십자병원에서 조영 MRI, 조영 CT 검사를 각각 받았다. 전이 소견은 없었다.

○ **4월 17일:** N적십자병원에서 '자궁경부암이며 종양은 4.87센티미터' 라고 진단받았다. 이 병원에서는 광범위 전자궁적출술은 시행하지 않는다면서 N의대 악성종양 전문 K교수를 소개해주었다.

○ **4월 말:** N의대 초진. 조직진, 세포진, 종양 표지자 검사를 받고 부속병원에서 PET-CT 검사를 받았다.

○ **5월 1일:** N의대에서 항암제→ 광범위 전자궁적출술 →항암제 치료 계획을 안내받았다.

○ **5월 5일:** 곤도 선생님과 상담 후 방사선 치료 전문병원으로 옮겼다. 예상외로 수술을 권고받았다.

○ **5월 말:** 곤도 선생님이 자궁만 전체 적출 받을 수 있다고 알려주신 T암 센터에서 수술했다. 표준치료가 아닌 단순 자궁절제술 후 5년 동안 무사하다.

곤도 선생님에게 문의한 내용

❶ N의대에서 항암제로 종양 크기를 줄여서 광범위 전자궁적출술을 할 것이며 수술 후에도 항암제 치료가 들어간다고 합니다. 가이드라인에 따른 일반적 치료라고 했으나, 부작용도 후유증도 견디기 힘들 것 같아요.

❷ 역시 방치가 제일 안전한가요? 치료한다면 어떤 것을 조심해야 할

까요?

❸ 살 수 있는 생명을 깎아먹지 않기 위해 조심해야 할 점은 무엇인가요?

나는 의료를 믿었기 때문에 간호사가 되었고 검사나 백신도 기꺼이 받아들였다. 하지만 20대 중반에 남편을 만나 크게 바뀌었다. 남편은 검진에서 폐에 그림자가 있다고 들은 시점에 정보를 여러 가지로 조사해서 곤도 선생님을 찾아냈고 저서를 모두 읽었으며 의학 데이터도 암기했다.

남편 영향을 받아 '쓸데없는 치료로 생명을 단축하지 말라'는 곤도 선생님 가르침을 알게 되었다. 또 분명 치료 때문에 사망했다고밖에 생각할 수 없는 환자가 많다는 사실에 깜짝 놀랐다. 결혼한 즈음부터는 나 역시 '위험하니 치료에는 가능한 한 가까이 가지 말자'는 다짐을 이어왔다. 광범위 전자궁적출술이라고 짜인 각본이 너무 싫어서 곤도 선생님에게 도움을 구했다.

닥터 곤도의 답변 및 해설

☑ 광범위 전자궁적출술은 여성의 몸과 마음을 너덜너덜하게 한다

❶ 광범위 전자궁적출술은 논외입니다. 여성의 몸과 마음, 인생까지 너덜너덜하게 하는 큰 수술입니다. 자궁은 물론 양쪽 난소와 난관까지 모두 끄집어내고 골반 내 림프절까지 곽청(모조리 뽑아냄)하며 질 상부도 절제합니다. 그러니 림프관이나 신경이 조각조각 나버려서 배뇨와 배변 장

애가 생기기도 하고 다리가 탱탱하게 붓기도 하며 호르몬 균형이 무너지고 성관계도 힘들어집니다. 어쨌든 후유증이 너무 심각합니다. 항암제 또한 암이 일시적으로 작아지기는 해도 수명 연장에는 도움이 되지 않습니다. 게다가 림프절 곽청은 위험합니다. 비교 시험에서는 수술 후 중대한 합병증이 생길 확률이 곽청하지 않은 그룹의 두 배였습니다. 수술 후 두 달 이내 사망률은 세 배에 달합니다. 생존 기간도 짧았고요.

❷ 기본적으로 도저히 견디기 힘든 증상이 없는 한 방치하는 게 제일 안전합니다. 치료하고 싶다면 광범위 전자궁적출술보다 방사선 치료가 훨씬 후유증이 적습니다. 치료 성적은 같아요.

외과로부터의 방해를 극복하고 거기까지 도달하면 좋겠으나……. 방사선 전문 시설에 소개서를 써드리지요. 잘라낸다고 해도 림프절은 남기세요. 수술을 선택하실 거면 T암센터의 S의사가 환자와의 약속을 지키니까 방문해보세요. 자궁만 적출하고 싶으니 양쪽 난소와 난관, 림프절은 남겨달라고 원하는 것을 제대로 전하세요.

❸ 인간 몸에는 세포나 바이러스를 쳐부수는 면역 시스템과 암의 방파제가 되는 저항력이 장착되어 있어 24시간 365일 무휴로 활동합니다. 몸에 약이나 백신, 영양제 등은 이물질이며 수술이나 식사요법, 극단적인 다이어트 등은 큰 부담입니다. 그런 부자연스러운 것이나 무리한 행위는 멀리하세요. 좋아하는 것을 균형 맞추어 먹고 몸을 자주 움직인 후 잠도 푹 자고 편하게 지내세요. 의사와 약에 가까이 가지 마세요. 정상세포를 가장 건강하게 해서 면역 시스템과 저항력을 강화하는 방법입니다.

림프절 곽청의 심각한 후유증을 한 가지 더 덧붙이겠다. 발암(發癌)이다. 유방암의 림프절 곽청 후에는 손과 팔에, 자궁경부암, 자궁체암, 난소암의 림프절 곽청 후에는 다리와 발에 림프부종이 생기기 쉽다. 이 림프부종에 혈관육종이 발생하는 경우가 있는데 상당히 악질이다. 환자 대부분이 수년 만에 죽음에 이른다. 비극을 막는 방법은 림프부종을 발생시키지 않는 것이다. 그러기 위해서는 림프절 곽청 자체를 없앨 필요가 있다.

곤도 선생님 치료 방침을 따른 결과

☑ 표준치료와 상당히 거리가 먼 수술에 대한 염원을 이루었다

곤도 선생님은 필요한 내용을 명확하면서도 덤덤하게 보여주셨다. '약속을 지켜주실 것'이라면서 알려주신 S선생님은 온화한 분이셨다. '자궁만 전체 적출하고 양쪽 난소와 림프절은 남긴다'라는 특수한 패턴의 수술을 승낙하셨고 그대로 따라주셨다. "이 수술이 표준요법과 상당히 거리가 멀다는 건 잘 알아두세요"라고 말씀하셨다.

수술 후 자궁암 수술에 따르는 요폐(尿閉, 방광에 찬 소변을 완전히 배출하지 못하는 상태) 증상이 나타나 자가 도뇨(자기 손으로 요도에서 방광 안으로 작은 관을 삽입해 소변을 배출하는 것) 생활이 시작되었다. 간호사라서 쉽게 익숙해졌고 약 3주 만에 자연스레 조금씩 소변이 나오기 시작했다. 하지만 고생하는 환자도 많아서 평생 도뇨가 필요한 사람도 있다. 여기다 림프절까지 도려낸다면 얼마나 힘들까.

간호사로서 많은 환자를 만났지만, 의사에게 맡긴다는 환자도 상당히 많다. 자기 목숨을 통째로 맡긴다니, 끔찍하다. 지금은 정말 쉽게 수술로 유도당하는 것 같다. 곤도 선생님은 이제 세상에 안 계시니 저서를 꼭 읽어보면 도움이 될 것이다.

> · 항암제로 낫지 않는 고형암 ·

난소암

난소암은 자궁 양옆에 엄지손가락 정도 크기로

하나씩 있는 난소에 생긴 암이다.

단지 난소에 종양이 생겼다고 해서

난소암이라고 단정지을 수는 없다.

표준치료

〈**수술**〉 암이라고 확정되지 않고 의심되는 단계에서도 난소를 적출한다. 1~4기 모두 양쪽 난소와 자궁적출, 대망(배의 장기를 덮은 지방조직) 절제를 실행하는 광범위 절제가 일반적이다.

〈**항암제 치료**〉 1기 일부를 제외하고 다제병용 화학요법이 이루어진다.

닥터 곤도의 해설

종양이 크거나 복수가 차 있으면 배가 팽팽해져서 발견하기 쉽다. 무증상이거나 다른 이유로 검사를 받고 발견되는 난소암도 많다.

난소암의 진행도(단계)를 분류하기에는 무리가 있다. 위암이나 대장암 등의 소화기암에서는 의사들도 복막에 전이가 있으면 4기로 분류해서 일반적으로 '수술 불능', '수술로는 고칠 수 없다'고 판단한다. 그러나 난소암에서는 복막에 전이가 있어도 3기로 간주하고 척척 수술이 진행된다. 이를 수술 불능으로 하면 수술 건수가 급격히 감소해서 부인과 의사 수입에 영향을 주기 때문이다. 낫지도 않는데 무리하게 수술하기 때문에 많은 불합리한 상황이 발생한다.

난소암에서 독이 나오는 것이 아니므로 아무리 커져도 암 때문에 죽지는 않는다. 3~4기라 해도 단순히 크기 때문에 1년 이내에 사망하는 사람을 나는 본 적이 없다.

그러나 수술과 항암제 치료를 받으면 3~4기 환자는 1년 이내에 30~50퍼센트가 죽어버린다. 사인은 ① 수술로 인해 잠자던 전이암이 눈을 떠 날뛰기 시작한다 ② 수술로 상처 난 복막에 암세포가 들어가서 증식해 장폐색을 일으켜 식사를 못한다 ③ 장폐색을 해결하려고 재수술해서 복막에 상처를 늘리고 사태를 악화시킨다 ④ 항암제 독성에 따른 부작용으로 사망한다, 가 주요 원인이다.

또 림프절 곽청에 관한 비교 시험에서는 수술로 중대한 합병증이 일어날 확률에서 곽청한 그룹이 하지 않은 그룹의 두 배, 수술 후 2개월 내 사망률은 세 배다. 생존 기간도 짧다는 결과다.

·증언 37· OT 씨(80대 여성)

난소암

자궁·난소 전체 적출을 거절하고도 4년 무사하다. 밭일과 온천이 생활의 원천

☑ 암을 발견한 계기

내가 시집온 곳은 농사꾼 집안이다. 80세를 넘긴 지금도 100제곱미터짜리 텃밭 가꾸기가 좋은 운동이 된다.

○ **2019년 1월(78세):** 자주 다리에 쥐가 났는데, 정형외과에서 '류머티즘과 유사한 증상'이라고 진단받았다.

○ **1월 15일:** 온천에서 무심코 배를 만졌는데 오른쪽 하복부에 주먹만한 크기 덩어리를 발견했다. 아프지도 아무렇지도 않았지만 두 달 만에 점점 커져서 배가 팽팽하게 부풀었다.

○ **3월 15일:** 내과에서 난소낭종(주머니 모양의 종양) 같으니 당장 부인과에 가보라는 말을 들었다.

☑ 증상 및 치료 경과

○ **2019년 3월 15일(78세):** 부인과 초음파진단에서도 난소낭종 판정이 나왔다. 정밀검사를 예약했다.

○ **3월 18일:** 밭의 흙을 삽으로 뒤집다가 극심한 복통을 일으켜 구급차에 실려 J병원으로 옮겨졌다. MRI와 혈액검사 결과, 의사가 "난소낭종입

니다. 크기가 커서 오른쪽 난소 적출 수술을 하겠습니다"라고 했다.

○ **4월 초:** 적출 수술을 받고 열흘 동안 입원했다. 퇴원 며칠 후 의사가 "병리 검사 결과 난소암이었습니다. 1A 단계로 아주 초기네요. 암은 아직 오른쪽 난소에 머물러 있습니다. 단지 수술할 때 종양 내부에 찬 1.5킬로그램분 체액을 뽑다가 뱃속에 조금 흘렸기 때문에 2기로 판단합니다. 걱정되니까 자궁과 다른 쪽 난소도 적출하시죠"라고 했다.

남편은 바로 동의했으나, 나는 더 이상 배를 가르고 싶지 않다고 수술을 거부했다. 그러자 1년 동안 경과 관찰(혈액검사, 심전도, 소변검사)을 제안받아 그것에는 동의했다.

○ **5월 25일:** 곤도 선생님과 상담 후 방치하고 상황을 지켜보기로 했다.

○ **2020년 4월(79세):** 경과 관찰 중 CT 검사를 거절했고 이후에는 혈액 검사만 받고 있다. 난소암 치료는 하지 않은 채 4년째인 지금도 염려할 증상은 없고 하루에 6천 보 가까이 걷는다.

곤도 선생님에게 문의한 내용

❶ 자궁과 난소 전체 적출술을 거부했습니다. 남편 누나가 암 수술과 항암제 치료로 고통받다가 돌아가셨거든요. 삶의 질을 떨어뜨리지 않고 암과 공존하는 마음가짐을 알려주세요.

❷ 내 암이 유사암이라고 구분할 방법이 있나요?

❸ 만약 진짜암이고 증상이 나타난 경우, 최선의 대처법은 무엇인가요?

시누는 위암으로 수술했는데 2년 후에 자궁까지 전이되었다. 수술과 항암제 치료를 했더니 등뼈에 다시 전이가 나타나 누워 지내면서 죽을 때까지 통증과 마비를 호소했다. 우리 사위도 신장암 수술을 받고 죽었기에 수술도 항암제도 싫었다. 난소낭종이라고 진단받았을 때 도서관에서 곤도 선생님 책을 발견했다. 특히 유사암이 인상 깊었는데,《유사암으로 요절하는 사람, 진짜암이어도 장수하는 사람》,《암 치료로 죽임을 당한 사람, 암 방치로 살아난 사람》은 직접 구매했다.

난소암이라는 선고를 받았을 때, '난소 안에만 머물러 있다면 유사암이 아닌가?' 싶어서 치료를 거절했다. 곤도 선생님에게 앞으로의 치료 방향을 직접 물어보고 싶다.

닥터 곤도의 답변 및 해설

☑ 난소암은 5년 무사하다면 거의 유사암. 진짜라면 완화 치료를 선택하자

❶ 자료를 보니 유사암이네요. 종양을 도려냈다는 것도, 암이라는 말을 들은 것도 잊어버리세요. 좋아하는 것을 마음껏 드시고 잘 주무시고 웃으면서 지내는 게 제일입니다.

❷ 난소암인 경우, 내버려두고 5년 동안 아무 일도 일어나지 않으면 거의 유사암입니다.

❸ 5년 이내에 전이가 나타난다면 처음부터 전이가 숨어 있던 진짜암입니다. 치료해도 낫지 않고 오히려 수술이나 항암제로 암이 날뛸 수도 있습니다. 그러니 치료하려고 하지 말고 힘든 증상을 억제하는 완화 케어

에 집중하세요. 병원에는 가지 않는 게 좋아요. 경과 관찰만 해도 검사할 때마다 불길한 말만 늘어놓고 치료하라고 몰아붙일 겁니다.

난소암 수술의 위험성을 알 만한 구체적인 사례를 들어보겠다.

25센티미터 난소암이 생긴 40대 A씨. 복막전이가 있어 복수가 20리터 이상 찼고 배가 부풀어서 식사를 하지 못하게 되었다. 최소 3기로, 부인과 의사 권유는 수술과 항암제 치료였다. 본인은 치료를 거부하고 내 외래 센터로 상담하러 오셨다. 완화 치료 의사에게 복수만 빼달라고 하면서 대처하기로 했다. 단지 반복적으로 복수를 빼면 같이 들어 있던 영양분(단백질)이 함께 소실되므로 몸이 마르고 쇠약해져서 영양실조로 조기 사망하기 쉽다. 그래서 복수를 빼고 편안해졌을 때 충분히 먹고 몸의 단백질을 늘리는 데 신경을 썼다.

A씨는 완화 케어 클리닉에서 복수를 일주일에 두 번씩 뺐다. 몸 상태는 3년 동안 유지할 수 있었고 장폐색도 일어나지 않았으며 육아와 일을 계속했다.[33]

그런데 진단 후 5년이 지나자 심경에 변화가 있었던 듯, 대학교병원 부인과에서 수술을 받아버렸다. 수술받고도 복수는 계속 차올라서 수술 후 겨우 2주 만에 사망했다고 한다.

일주일에 두 번, 총 몇백 번이나 복수를 빼는 일은 고행이다. 그 틈을 부인과 의사가 비집고 들어가 "수술로 복수를 멈출 수 있어요." 따위의 가당치도 않은 말을 한 게 아닌가 싶다.

한편, 복수를 빼기만 해서 마를 대로 말라 일찍 죽음을 선택하는 환자도 있다(어떤 의미에서 일종의 안락사다). A씨와 같은 40대라도 말이다. 오래 살기를 목표로 하는가, 가능한 한 자연에 맡기는가는 인생관에 달린 문제다. 나는 양쪽 다 옳다고 생각한다.

곤도 선생님 치료 방침을 따른 결과

☑ 내 암은 분명 유사암이었다. 5년 동안 잊어버리자

곤도 선생님은 우선 "제가 하는 말들을 녹음하세요"라고 자신 있게 말씀하셨다. 그 한마디 한 구절이 역시 그렇구나! 라고 여길 만했고 쉽게 이해되었다. 나의 암은 분명 유사암이었을 것이다. 5년 동안 잊어버리자, 정말 좋은 선생님을 만났구나, 라고 생각했다.

정말 검사는 치료의 시작이다. 검사는 가능한 한 피하고 만약에 암이 발견되어도 무치료 혹은 가능한 한 몸을 다치지 않는 대처법을 찾는 게 좋을 것이다. 암 수술이나 항암제 치료는 수명 연장 증거가 없으면서도 몸에 부담이 너무 크다. 고령일수록 더하다.

나는 난소낭종 적출 수술을 한 것만으로도 기력과 체력이 뚝 떨어져서 1년째에는 텃밭에 손도 대지 못했다. 2년째가 되어서야 겨우 스스로 산책할 의지가 생겼다.

자연 속에서 매일 유유자적하며 천천히 천연 관리를 받는 것, 햇살을 받으며 몸을 자주 움직이는 것, 그것이 제일 건강에 좋음을 실감한다. 밭일, 직접 기른 농작물로 만드는 요리, 산책, 그리고 온천에 날마다 위로받고 활력도 얻는다.

> **· 항암제로 낫지 않는 고형암 ·**

신세포암(신장암)

신세포암은 신장에 생기는 암 중

혈액을 여과해서 소변을 만드는 사구체나

요세관 등의 세포가 암으로 변해 악성종양이 된 것이다.

방치에 적합하다.

표준치료

〈**수술**〉 근치적 신적출술 또는 부분 신절제술이 기본이며 상태에 따라 라디오파 소작법, 동결요법*을 시행한다.

〈**그 외 치료**〉 항암제 치료는 종양 축소 효과가 좋지 않으므로 시행하지 않는다. 상태에 따라 분자 표적 치료제, 면역 관문 억제제가 쓰인다. 방사선 효과도 좋지 않아 별로 사용되지 않는다.

닥터 곤도의 해설

---

* 암세포에 찔러넣은 침을 통해 아르곤가스를 주입해 암세포를 냉각시켰다가 녹이기를 반복하여 괴사시키는 치료법

신세포암(신장암)은 특징적인 증상이 없어 크기가 작은 상태로 발견되는 경우는 대부분 검사 때문이다. 초음파나 CT 등의 검사방법이 없던 시대에는 종양이 10~15센티미터 크기로 커진 후에야 혈뇨, 옆구리 통증, 옆구리 덩어리 등의 증상이 나타나 발견되었다. 아직도 20센티미터까지 자란 후에 발견되는 사례도 있다. 암 자체가 독을 내뿜는 것은 아니므로 초발 병소가 크기만 하고 증상이 없다면 환자는 건강하다. 암 진행도(단계) 분류에서 초발 병소의 최대 지름이 7센티미터여도 1기로 판정하는 이유 역시 신장암 악성도가 낮다는 증거다.

내가 보아온 수십 명에 이르는 신장암 방치 환자들 경과는 ① 커지지 않는다 ② 작아진다(없어지기도 한다) ③ 커진다 중 하나였다. 지름이 4센티미터 이상이면 점점 자라는 사례가 많지만, 증대 속도가 1년에 1~4밀리미터 정도에 불과하며 외부 장기로 전이도 나타나지 않았다.

신장암의 폐 전이를 방치하던 환자의 경우, 한동안 커지다가 성장이 멈추었고 더욱 상황을 지켜보았더니 전이가 전부 소실되었다. 분자 표적 치료제나 항암제 치료를 멈추면 전이가 소실되는 사례가 있다. 이로써 추측하자면 순리에 맡긴 것이 전이를 소실로 이끌었을 가능성이 있다.

HT 씨(70대 남성)

신세포암

신장암과 췌장 미부 아래 덩어리 방치하고 6년 동안 상태 좋음

☑ 암을 발견한 계기

60세에 회사에서 정년퇴직한 후에도 시에서 시간제로 일했고 날마다 90분 산책했으며 테니스나 골프 등을 하며 자주 움직였다. 식사도 잘하고 잠도 잘 잤다. 술은 가끔 맥주 350밀리리터와 따뜻한 물에 희석한 일본 소주 50밀리리터를 마셨다. 담배는 38세에 끊었다.

정년퇴직 후에도 해마다 종합검진을 받았다. 추가 옵션인 뇌 검사, 전립샘암, 폐암 검진, 헬리코박터 파일로리균* 제균 등도 솔선해서 받았다.

○ **2016년 7월 6일(68세):** H종합병원에서 실시한 인간독에서 암일지도 모른다는 말을 들었다.

☑ 증상 및 치료 경과

2016년에 신세포암을 선고받았다. 곤도 선생님에게 상담한 이후에는 검사도 받지 않고 방치했으나 무사하다.

○ **2016년 7월 13일(68세):** A위장외과의원에서 위카메라, 복부 초음파

---

* 위장 점막에 살아 있는 세균으로, 이 균에 감염되면 위염의 원인이 되거나 위암으로 발전하기 쉽다.

검사를 받았다.

○ **7월 20일:** H종합병원에서 복부 조영 CT 검사를 받았다.

○ **7월 25~26일:** A위장외과의원에서 간은 문제없으나, 신장에 그림자가 조금 보인다고 했다.

○ **8월 2일:** H종합병원 비뇨의학과에서 소변검사.

○ **8월 18일:** H종합병원에서 체간부(가슴과 배 등 주요 장기가 있는 부위) CT 검사.

○ **8월 31일:** H종합병원 비뇨의학과에서 담당 의사와 면담. "왼쪽 신장에 12밀리미터 그림자가 있습니다. 초기 암이죠. 췌장 꼬리 아래쪽에 20밀리미터 멍울도 있어요. 그밖에 전이 소견은 없습니다. 앞으로 3개월에 한 번 CT 검사를 받으시고 암이 커지면 수술, 전이가 발견되면 항암제 치료를 하겠습니다"라는 말을 들었다.

○ **9월 12일:** 곤도 선생님과 상담했다. 그 후에는 병원에 접근하지 않고 검사도 아예 받지 않았다.

곤도 선생님에게 문의한 내용

❶ 3개월에 한 번 CT 검사를 해서 암이 커지면 수술하라고 합니다.

❷ 정년퇴직 후에도 인간독을 8년, 옵션까지 추가해서 받는데, 선생님은 건강진단을 받으면 안 된다고 말씀하시잖아요? 어떻게 해야 할까요?

신장암이라는 말을 들었을 때 아내가 곤도 선생님 책을 여러 권 주었다. 13년 전에 장인어른이 80세에 위암에 걸렸고 수술은 거부했는데 항암제 치료를 받으셨다. 부작용 때문에 음식 맛을 모르겠다고 한탄하시더니 체력도 떨어졌고 82세에 간질성 폐렴으로 생명을 잃으셨다.

10년 전에는 이웃의 남편분이 위에서 암이 발견되어 항암제 치료를 받았고 단숨에 약해져서 8개월 만에 타계하셨다. 아내는 그렇게 건강하시던 분이 돌아가신 게 이상해서 곤도 선생님 책을 여러 권이나 읽었고 비로소 암 치료의 공포를 알았다고 한다. 우연히 같은 해에 아내의 숙부님도 위암에 걸렸는데 의사가 조기에 발견되었으니 수술하자고 했으나, 반년 만에 인공호흡기에 의지한 채 고통스럽게 가셨다. 나까지 암에 걸리니 곤도 선생님에게 진료받고 싶다는 생각이 간절해졌다.

닥터 곤도의 답변 및 해설

☑ 밤에도 잠들지 못할 정도로 증상이 나타나지 않는 한 의사에게 가지 말 것

❶ 검사도 수술도 멈추는 게 낫습니다. 신장암은 보통 성장 속도가 아주 느리고 점잖아서 20센티미터가 되어서야 발견될(그때까지 증상이 발현되지 않음) 정도입니다. 저는 신장암 방치 환자를 수십 명 진료했는데, 작아지기도 하고 없어지는 사례도 많았습니다. 그러나 성질이 순한 신장암이라 해도 4센티미터 이상의 것을 수술하면 5년 이내에 19퍼센트가 사망합니다. 저도 그런 환자를 경험했고요. 6센티미터에서 발견된 신장암을 방치했더니 5년 후에 8센티미터가 되었고 신장 전체 적출 수술을 선택했습니다. 그런데 수술 후 1년이 지나자, 폐에 여러 전이 병소가 출현해버렸

지요. 그런 점을 고려하면 신장암은 특히 가만히 두는 게 제일이라고 생각합니다.

❷ 신장암의 정기 검사도 인간독도 백해무익합니다. 무심코 받으면 생명이 줄어듭니다. 반드시 신경 쓰이는 말을 듣게 되고 약을 먹거나 정밀 검사를 받아야 할 테니까요. 인간 정신은 연약해서 '혹시 모르니 이 약도', '이 검사도'라는 말을 들으면 슬금슬금 깊이 빠져듭니다. 몸 상태에 신경이 곤두서서 삶의 질도 점점 떨어지지요. 결국에는 수술이나 항암제 치료 쪽으로 끌려갑니다. 안전하고 편안하게 오래 살고 싶다면 밤에도 잠들지 못할 만큼 자각증상이 일어나지 않는 한 ① 진단을 잊어버릴 것 ② 검사 받지 말 것 ③의사에게 접근하지 말 것, 이것을 지켜주세요.

신장암을 수술해서 사망하는 사례 중에는 치료사도 포함되는데, 수술을 계기로 숨어 있던 전이가 날뛰기 쉬워서라고 생각한다.[34] 또 표준치료에 속해 있는 분자 표적 치료제나 옵디보에 수명 연장 효과는 없으니 쓸 필요가 없다.

요는 건강검진 발견 암은 수술도 항암제 치료도 받지 않는 게 답이다. 증상이 있어서 발견된 암은 전이가 숨어 있는 경우가 많으므로 수술로 암이 날뛸 위험이 커진다. 완화 케어에 집중하는 게 가장 편안하고 안전하게 오래 사는 길이다.

미국에서는 1975년부터 30년 동안 신장암 발견 건수가 두 배로 증가했으나 신장암으로 사망한 숫자는 달라지지 않았다. 이는 증상 발견 암 대부분을 진짜암이 차지하고, 진짜암이라면 조기 발견·조기 치료해도 낫지 않음을 시사한다.

곤도 선생님 치료 방침을 따른 결과

☑ 암 방치요법, 유사암에 관해 아는 사람이 60세 전후에 많다

우리 가족 네 명이 함께 외래 센터를 방문했다. 곤도 선생님은 내가 가져간 CT 영상을 본 순간 "괜찮습니다"라고 우선 말을 건네셨다. 눈앞이 환해졌다. 나중에 선생님 저서를 읽었더니, 신장암은 성질이 온순해서 검진 때 발견된 방치 환자 수십 명은 아무도 전이가 나타나지 않았다는 내용이 적혀 있었다.

마지막에 종이에 펜으로 크게 '잊어버리기', '검사받지 않기', '의사에게 접근하지 않기'라는 세 원칙을 적어 건네주셨다. 아내가 지참한 저서에는 사인을 해주셨고 가족 네 명과 악수도 해주셨다.

그 후 '두 번 다시 암 검사나 인간독을 받지 않겠다'라고 한 맹세를 실천 중이다. 곤도 선생님은 생명의 은인이다.

신장암 방치에 관해 주변에 널리 전하고 있다. 암 방치요법이나 유사암을 아는 사람이 60세 전후에 많은 것 같다. 암 수술이나 항암제 치료의 문제점에 관해서는 모두 눈치채고 있다. 그러나 거의 모두 "실제로 암에 걸리면 역시 표준치료밖에 없지 않을까. 가족들도 치료받으라고 할 것 같고"라고 한다. 암에 대해 치료보다 방치가 안전하다고 받아들이기는 참으로 힘든가 보다. 그러니 암에 걸리기 전에 꼭 곤도 선생님 책을 읽고 지식을 얻길 바란다.

신우암 · 요관암

신우암·요관암 발생빈도는 방광암의 약 10퍼센트다.

여성보다 남성에게 많고

50~70대에 많이 발생한다. 눈으로 확인할 수 있는

혈뇨로 발견되는 경우가 대부분을 차지한다.

표준치료

〈수술〉 암이 신우·요관 부근에 머물러 있는 것 같다면 환부 쪽 신장과 요관을 전부 적출한다.

〈**항암제 치료와 수술**〉 림프절 전이가 있으면 4기가 되고 수술 전후에 항암제 치료를 추가한다.

〈**항암제 치료**〉 장기 전이가 확실하다면 항암제 치료를 받는다.

닥터 곤도의 해설

암이 신우·요관 점막에서 발생하고 점막에 머물러 있는 것을 표재(表在)성 암이라고 부른다. 표재성 암은 거의 확실하게 유사암이다. 장기 전이가 없으므로 수술해도 암이 날뛸 일이 없고 수술 후에 암으로 사망하는 사람이 거의 없다.

유사암인데도 신장과 요관을 없애버리는 건 의미가 없다. 오히려 수술 후에 병리 검사를 해보았더니 수술로 날뛰는 '근층 침윤 암'이었다고 판명될 위험이 있다. 암이 점막 안쪽 근육층까지 침입(침윤)해 있으면 근층 침윤 암이라 불린다(근육층을 넘어가는 경우도 포함). 근층 침윤 암의 경우, 어딘가에 장기 전이가 숨어 있을 가능성이 50퍼센트를 넘는다. 그 경우 수술을 계기로 휴면하던 전이암이 날뛰어 목숨을 잃는다. 수술 전 CT 검사 등에서는 점막에만 머물러 있는 표재성 암이라 생각되어도 수술해보았더니 근층 침윤 암이었다, 라는 사례는 적지 않다. 그러면 이미 암이 날뛰는 것을 멈추기에 늦었다.

한편, 신장은 두 개 있으므로 한쪽 신장이 쓸모없어져도 신부전에 걸리지는 않는다. 또 신우암·요관암의 초발 병소는 아무리 증대해도 그것으로 환자가 죽는 일도 없으므로 수술을 받지 않아야 가장 편안하고 안전하게 오래 살 수 있다.

장기로 전이된 암이 왕성하게 증식해 있으면 항암제 치료를 유도하지만, 이는 무의미하고 유해할 뿐이며 수명을 단축하는 효과밖에 없으므로 받지 않는 게 현명하다.

· 증언 39 · KY 씨(70대 남성)

요관암

요관암 의심 단계인데 '신장을 떼어버리죠'라는 말에 아연실색

☑ 암을 발견한 계기

들풀이나 들새 등을 보는 자연 관찰이 취미라 자주 걷는다. 음주는 하지 않고 흡연은 20세부터 거의 20년째다.

○ **1979년(30세)**: 배뇨 시 통증이 있어 엑스선검사를 했더니 오른쪽 신장에 결석이 발견되었고 그 후에도 다량 발생했다. 수년에 한 번씩 당일 입원으로 치료받았다. 40세쯤부터 K대학병원에 다니며 통원 치료받았다. 의사가 소변량이 늘면 결석이 자연적으로 배출되기 쉽다고 해서 물을 하루에 1.5리터씩 마셨다.

○ **2018년(69세)**: K대학병원에서 결석 치료 중 소변 세포진에서 비정형 세포가 발견되었다.

☑ 증상 및 치료 경과

○ **2018년(69세)**: K대학병원 주치의가 "요관암일 가능성이 있습니다. 결석보다 암 치료가 우선이니 왼쪽 신장을 잘라내버리죠"라고 해서 "그게 무슨 말입니까?"라고 했다.

그 후에는 결석 통증에는 스텐트(확장 튜브)를 넣고 3개월에 한 번 교환

2장 항암제로 낫는 암, 낫지 않는 암 [재발 암, 전이암 증상별 환자 51인의 증언]　　**331**

하면서 대처했다. 그때마다 MRI, CT 등으로 검사했으나 암의 확정진단 까지는 가지 않았다. 세포진 검사는, 만일 암이었다면 요관에 상처가 나서 암이 악화하기 때문에 진행하지 않았다.

○ **2019년 8월(70세):** K대학병원에서 요도를 통해 넣은 내시경으로 '경요도관 결석 제거술(요도 경유 요관 결석 제거술, Transurethral Lithotripsy, TUL)'을 실시해 결석을 제거했다. 다음에는 왼쪽 요관암과 신장결석 치료에 들어가겠다고 해서 곤도 선생님 외래를 찾았다.

○ **11월 30일:** 곤도 선생님과 상담했다. 그 후 빈뇨가 심해져서 스텐트를 제거했다.

○ **2020년 여름(71세):** 비뇨기 전문 대형 병원으로 옮겼다. 결석만 뽑는 것은 불가능하다고 해서 곤도 선생님이 종이에 써준 치료 방침을 보여주었더니 원하는 대로 암에는 손을 대지 않고 결석만 제거해주었다. 요관의 종양 세포진 결과 요관암이라고 확정 진단받았다. 하지만 계속 방치해서 비정형 세포 발견 후 5년 동안 자주 외출하면서 건강하게 살고 있다.

곤도 선생님에게 문의한 내용

❶ 주치의가 '신장은 두 개니까'라면서 한쪽 신장 적출을 권합니다. 전 '신장은 두 개여야' 한다고 생각하는데, 다른 선택지는 없습니까?

❷ 신장을 잘라내자는 주치의의 가벼운 말투에 상처받았습니다. 환자 몸이 어떻게 될지 아무 관심이 없는 걸까요?

돌아가신 부모님도 나도 의사를 몹시 싫어한다. 아버지가 약국을 시작하셔서 나는 병원 약제사로 반년 일한 후 가업을 이었다. 약국에서 일하다 보면 의료의 어두운 면도 자주 보인다. 아버지는 계단에서 떨어졌을 때도 구급차에 타지 않겠다고 해서 간신히 입원시켰다가 말기 대장암이 발견되었다. 어머니 또한 건강이 안 좋은데도 병원에 가지 않더니 발견되었을 때는 대장암 말기였다.

곤도 선생님에 관해서는 주간잡지나 신문 기사를 통해 알게 되었고 《암 치료로 죽임을 당한 사람, 암 방치로 살아난 사람》이라는 책이 마음을 울렸다. '이 선생님 하는 말이 이해돼. 재미있네'라는 생각에 유명한 선생님을 만나보고 싶기도 해서 외래 센터를 찾았다.

닥터 곤도의 답변 및 해설

☑ 요관암은 잘라내면 날뛰기 쉽고 전이를 일으킨다

❶ 적출은 하지 않는 게 좋습니다. 양성 종양으로 신장을 적출한 사람이라도 40퍼센트는 10년 이내에 무거운 신장 장애를 일으킵니다. 몸 안에 장기가 두 개 존재하는 이유는 몸이 필요로 하기 때문입니다. 그러니 결석만 뽑아내고 암은 그대로 두는 게 좋다고 생각합니다. 암은 가능한 한 가만히 두는 것이죠. 요관암은 잘라내면 날뛰기 쉽고 전이가 빨라질 가능성이 있습니다. 몇 군데 병원을 돌아보고 결석만 제거하겠다는 요구를 들어주는 의사를 찾아내시길 바랍니다.

❷ 암 의사의 폭언에 관한 이야기를 환자에게 자주 듣습니다. 환자를

위협하는가 하면 지어낸 말이나 거짓말, 경멸하는 듯한 말도 한다고요. 환자가 사람으로 보이지 않는 것이겠죠.

신우·요관에 생기는 종양은 악성이 많고 침 생검을 하면 암세포가 퍼지기 쉽습니다. 그래서 종양이 발견되면 암 확정진단이 없어도 신장이건 어디건 전부 적출하는 게 표준치료로 되어 있습니다. 잘라보고 암세포가 나오지 않으면 의사는, 암은 아니었다, 축하한다고 얼굴색 하나 바꾸지 않고 말합니다. 머릿속에 잘라내는 일밖에 들어 있지 않은 의사가 너무 많습니다.

방광암, 신우암, 요관암을 합쳐 요로상피암이라 하는데, 신우암과 요관암은 그중 약 10퍼센트를 차지한다. 신우는 신장과 요관의 연결 통로로, 신장에서 만들어진 소변을 술잔처럼 받아준다. 그 소변이 요관, 방광, 요도를 거쳐 체외로 나온다. 요관은 신우와 방광을 이어주는 20센티미터 남짓한 긴 관이다. 즉 신우암, 요관암은 신장 밖에 생긴다. 보통 신장암이라 할 때는 신장 안에 있는 신세포암을 가리킨다.

요관은 가늘어서 내시경도 들어가기 힘들 정도라 암의 정확한 위치나 상태 진단이 어렵다. 게다가 다발·재발하기 쉽다는 특징이 있어 부분절제를 해서 방광에 다시 이어주어도 남겨놓은 요관이나 신우에 재발하는 일이 흔하다.

그래서 요관에 종양이 발견되면 암이라는 확정진단이 없어도 전체를 들어낸다. 요관이 없어지면 신장은 작용하지 못하므로 같은 쪽 신장과 요관을 함께 잘라내는 개념의 '신요관전적출술'이 표준치료로 되어 있다.

그러나 신우암이건 요관암이건 초발 병소가 아무리 커져도 그 때문에 환자가 죽는 일은 없다. 암이라고 진단받아도 수술받지 않아야 안전하게 오래 살 수 있다.

곤도 선생님 치료 방침을 따른 결과

☑ "나이 들어서 발견되는 암은 대체로 점잖아요"라는 말에 안도했다

오랫동안 결석 치료를 다닌 K대학병원에서 "요관암이 의심됩니다. 왼쪽 신장을 잘라내버리죠"라는 말을 들었을 때는 큰 충격을 받았다. 암이라 확정된 것도 아니었는데 말이다. 나는 30대부터 오른쪽 신장이 결석으로 가득 차서 왼쪽 신장만큼은 잃고 싶지 않다. 잘라내버리자는, 환자 장기를 잘라내는 것을 아무렇지도 않게 생각하는 발언에 정말 슬펐다.

그런데 곤도 선생님이 먼저 "나이 들어서 발견되는 암은 대체로 점잖아요"라는 말을 해주셔서 바로 마음이 편해졌고 이 말에 의지하기로 결심했다.

'결석만 꺼낼 것', '암은 그대로 둘 것'이라는 조언은 종이에 써서 건네주셨다. 마지막에 저서에 직접 사인까지 한 후 선물로 주셔서 감동했다.

최근 반년 동안 쉽게 피로해지는 것 같다. 곤도 선생님 조언은 틀리지 않았다는 생각도 들다가 왼쪽 등이 아프면 역시 전체 적출하는 게 좋을지도 모른다는 생각도 들어서 솔직히 여전히 마음이 흔들린다. 하지만 흔들리는 게 자연스러우며 그거면 된 거다, 하고 극복할 수 있다.

방광암

요로 상피세포로부터 유래된다.

점막하층에 국한된 비근침윤성 암, 근육층을 침범한 근침윤성 암,

전이성 암 모두 방광 전체를 적출하건 항암제 치료를 하건 생명이 단축된다.

다량으로 출혈을 일으킬 때는 고밀도 방사선 치료를 권한다.

표준치료

대부분은 혈뇨로 인해 발견되고 비근침윤성이라도 방광 내에서 재발을 반복하면 방광 전체를 적출하게 된다. 근침윤성은 기본적으로 방광 전체 적출이다. 림프절에 전이가 있으면 (위암, 유방암 등과 달리) 거의 장기전이가 있으므로 4기로 보고 화학요법을 치료 중심으로 잡는다.

닥터 곤도의 해설

방광암은 거의 점막에서 폴립 상태로 부풀어오른다. 방광 벽은 ① 점막 ② 점막하층 ③ 근육층 ④ 복막(지방층)의 네 개 층으로 이루어진다. 요도를 통해 내시경을 집어넣어 폴립을 근육층까지 절제한 다음(경요도 방

336

광종양 절제술) 암이 도달한 깊이를 진단한다. 최종적으로 병리의사가 현미경으로 조직을 조사한다.

암이 근육층까지 들어가지 않은 비근침윤성 암은 거의 유사암이다. 절제술을 통해 폴립절제 후 재발이나 진행을 막기 위해 방광 속에 항암제나 BCG(결핵균)를 주입하면 배뇨통 등의 자극 증상으로 괴롭기만 하고 방광 내 재발을 막기는 어렵다. 사마귀처럼 생긴 것이 계속 나오는데 어떻게든 손을 쓰려고 하면 약 부작용으로 고통스럽고 결국 방광 전체 적출을 당하기 쉬우므로 방치를 추천한다.

암이 근육층까지 침범한 근층침윤성 암은 전이 가능성이 있어 깊이 들어 있을수록 전이율이 높다. 의사가 권하는 방광 전체 적출술을 받으면 진짜암은 장기나 복막에 숨은 전이암이 거의 확실하게 날뛰어 생명을 단축시킨다. 림프에 전이가 있으면 방광암 4기가 되는데, 치료는 화학요법이 주체이지만 병행해서 방광 전체 적출을 권고받기도 한다. 그러나 항암제 부작용으로 괴롭고 인공 방광을 단 끝에 조기 사망할지도 모른다.

내 경험으로는 장기 전이 가능성이 있어도 방치하면 암이 날뛰는 일은 적다. 그러므로 방광 안에 폴립이 발견되어도 방치하면 안전하게 오래 살 수 있다고 생각한다.

폴립이 요도 입구를 막아서 소변이 나오지 않는다면, 내시경으로 절제하거나 깎아낸다. 출혈이 많아 빈혈을 일으킨다면 암만 조준할 수 있는 고밀도 방사선 치료를 추천한다.

- 증언 40 ·   TI 씨(70대 남성)

방광암, 대장암

방광을 꺼내지 않으면 남은 생은 3~4개월. 하지만 자르지 않고 3년 건강

☑ 암을 발견한 계기

○ 〈대장암〉 1990년(43세): 건강검진에서 대장암이 발견되었다.

○ 〈방광암〉 2020년(73세): 혈뇨가 계속 나왔으나 통증이 없고 식욕도 왕성했기에 두고 보기만 했다.

○ 10월 1일(73세): 소변이 나오지 않아서 K병원에 긴급입원해 MRI 검사를 받았다. 주치의가 "암 크기는 5×12센티미터, 방광의 3분의 1과 요도 입구를 막고 있습니다. 바로 수술해서 방광을 꺼내지 않으면 앞으로 3~4개월밖에 못 삽니다. 수술하면 6~7개월까지 연장됩니다"라고 했다.

☑ 증상 및 치료 경과

○ 〈대장암〉 1990년(43세): K병원에서 절제 수술을 한 후 인공항문을 달았다.

○ 2007년(60세): 수술 흉터가 유착해서 장폐색에 걸렸고 N병원에서 수술했다. 세균감염으로 40도 고열이 지속되었고 식물인간 직전까지 갔다. 아내가 간병인과 함께 손가락, 어깨, 입을 자주 움직이는 등의 재활 운동 메뉴를 고안해 교대로 훈련했더니 급격하게 회복되어 병원 쪽에서 기

338

적이라며 놀랐을 정도다.

○ **〈방광암〉 2020년 10월 4일(73세):** 경요도 방광종양 절제술(요도로 내시경을 방광까지 넣어서 종양을 잘라내는 수술)을 선택했다. 비근침윤성 방광암 2기(중등도의 악성도).

10월 9일에 퇴원했는데 주치의가 암을 어중간하게 잘라냈기 때문에 가까운 시일 내에 다시 한번 자르고 싶다고 했지만, 지난번에 일주일 입원으로 보행기에 의지해야 했기 때문에 내키지 않았다.

○ **10월 12일, 29일:** 곤도 선생님에게 두 번 상담했다. 암을 다시 잘라내는 수술은 거절했다.

○ **2021년 3월 20일(74세):** 또 혈뇨가 나왔는데 암이 재발했다고 한다. 다시 곤도 선생님에게 상담했더니 혈뇨는 걱정하지 않아도 된다고 해서 방치하기로 했다.

○ **2023년 8월(76세):** 가벼운 혈뇨 외에 특별한 증상 없이 건강하게 지내고 있다.

곤도 선생님에게 문의한 내용

❶ 2020년 10월 12일(73세) 내시경수술은 암의 표면을 평평하게 해서 지혈하는 게 중심이었기 때문에 퇴원 후 바로 다시 혈뇨가 나오기 시작했습니다. 주치의가 다음 달에도 암을 뿌리까지 잘라내고 싶다고 해서 상담하러 왔습니다.

❷ 10월 29일 곤도 선생님께서 소개해주신 N병원 영상의학과에서 "혈

뇨는 상당히 개선되었습니다. 방사선 치료를 시작하거나 내시경으로 한 번 더 잘라내거나, 아니면 상황을 지켜볼지 잘 생각해보세요"라고 합니다. 그런데 비뇨의학과에서는 "내시경수술로 다시 한 번 암을 잘라내고 종양 깊이를 보는 게 낫습니다. 그 결과 전체 적출 수술이 필요해서 인공 방광을 달게 될 수도 있어요"라고 하네요. 인공항문도 고통스러운데 인 공 방광은 절대 싫습니다.

❸ 2021년 2월 10일(74세) 암이 재발했습니다. 곧바로 방광 전체 적출 수술을 받으라고 하는데요.

인공항문으로 30년 동안 피부 진물과 배설물 지림으로 괴로운데 인공 방광까지 달게 되는 것은 싫다. 내시경수술로 일주일 입원하기만 했는데 다리가 저린 것도 불안했다.

닥터 곤도의 답변 및 해설

☑ 항암제 없이 고정밀 방사선 치료 검토를

❶ 소변이 나오지 않았을 때 내시경으로 암을 잘라낸 것은 합당한 응급처방이었다고 생각합니다. 지금 또 수술할 필요 없이 다시 종양이 요도를 가로막고 소변이 나오지 않을 때 생각하는 건 어떨지요? 만일 치료한 다면 수술보다 방사선 치료가 나을 것 같습니다. 훨씬 몸에 부담이 적으면서도 강력해서, 방사선을 쏘이기 전에 내시경으로 암을 잘라놓지 않아도 암이 사라질 정도입니다.

종양만 조준하는 고정밀 방사선 치료로 한 번에 2그레이씩 최대 22회까지만 조사하면 좋습니다. 단지 방사선 치료는 기본적으로 같은 부위에는 한 번밖에 쏠 수 없습니다. 항암제는 거절하세요. N병원 영상의학과에 소견서를 건네두겠습니다.

❷ 혈뇨는 걱정하지 않아도 됩니다. 상황을 보는 게 가장 안전하게 오래 사는 방법입니다.

❸ 소변이 계속 순조롭게 나온다면 역시 아무것도 하지 않는 게 최선입니다.

세계적으로 방사선 치료를 방광암 표준치료로 정한 국가는 적지 않다. 그러나 일본에는 두 가지 문제가 있다. 하나는, 줄곧 방광 전체 적출술만 시행되었기 때문에, 방사선 치료 의사 중 방광암을 치료해본 경험자 수가 적다는 것이다. 선량이 과다하면 방광이 쪼그라들고 빈번한 요의로 괴로운 위축성 방광 위험이 있다. 구체적으로는 방광 전체에 한 회에 2그레이씩 25회 이상(총 50그레이 이상) 조사하면 방광이 수축할 위험이 생긴다. 방광암 부분만 표적 조사하는 고정밀 방사선 치료라면 위축성 방광이 생기는 일은 없을 것이다.

또 하나의 문제는, 의사가 방사선 치료에 동의해도 항암제를 병용하는 화학 방사선요법을 강요할 가능성이 있다는 점이다. 화학 방사선요법으로 방사선을 맞은 범위의 '암 박멸률'이 수 퍼센트는 향상할 것이다. 그러나 항암제는 온몸을 돌아다니기 때문에 삶의 질이 나빠진다. 더군다나 생존 기간이 늘어난다는 보장도 없다.

수명은 장기 전이가 있느냐 없느냐로 결정되므로 항암제 치료를 추가해도 수명은 늘어나지 않을 것이다. 그러니 방사선 단독으로 치료하는 게 나을 것이다.

곤도 선생님 치료 방침을 따른 결과

☑ "녹음하시죠", "마스크는 빼셔도 돼요", 밀봉하지 않은 소견서 등 놀라움의 연속!

10년 전에 《의사에게 살해당하지 않는 47가지 방법》을 읽고 굉장한 사람이구나, 싶어서 강연이나 TV 출연 동영상 등도 찾아보았다. 직접 만났더니 너무도 친절하셨고 하나부터 열까지 환자를 제일 앞에 두셨다.

"상담 내용 녹음하세요"라고 하셨지만 준비해간 게 없었는데 직접 녹음해서 테이프를 주셨다. 코로나19 위기로 모두 마스크를 끼고 접촉을 피하던 시기에 "마스크로 감염을 막을 수는 없습니다. 난 한 번도 마스크를 쓴 적 없어요. 얼굴을 보고 싶으니 벗으세요"라면서 생글생글 웃으며 악수해주셨다. 소견서를 넣은 봉투도 환자가 읽을 수 있도록 밀봉하지 않고 직접 건네주셨다. 모두 다른 의사에게서는 받아보지 못한 대우라 놀라움의 연속이었다.

어느 외과 명의는 내 지인한테, 대학병원 의사는 양심의 가책도 없이 검사하고 주사도 놓고 약도 처방하며, 수술 실력이 없으면 출세하지 못한다고 털어놓았다고 한다. 하지만 곤도 선생님은 완전히 반대였고 환자를 최우선으로 생각하셨다.

덕분에 나는 암을 내시경으로 한 번 잘라내기만 했을 뿐, 무치료로 암 선고 후 3년이 흘렀는데도 잘 자고 잘 먹고 잘 싼다. 통증도 전혀 없고 날마다 제법 상쾌하게 지낸다.

방광종양

95퍼센트 암. 바로 개복 적출 수술 하라고 했으나
6년 동안 방치. 암은 아니었다

☑ 암을 발견한 계기

46세에 은행 일을 그만둔 후 20년 동안 일곱 번 이직했다. 50대 후반에는 환갑 이후에도 수입이 줄어들지 않을 직장을 찾기 위해 회사에 다니면서 다른 곳 문을 백여 군데 이상 두드리고 떨어지기를 반복했다. 스트레스가 극에 달했다.

식사는 무엇이든 잘 먹고 술은 매일 맥주 350~500밀리리터 마셨다. 담배는 피우지 않는다.

○ **2010년(54세):** 중국의 정월대보름 음식인 위안샤오(원소)를 많이 먹었더니 하루 종일 이상하게 흥분이 가라앉지 않았다.

○ **2014년 9월(58세):** 처음으로 혈뇨가 나왔다.

☑ 증상 및 치료 경과

○ **2014~2015년(58~59세):** 혈뇨 두 번, 핏덩어리가 한 번 나왔다. N비뇨의학과에서 요세포진(소변 안에 떨어져나온 세포를 현미경으로 관찰한 후 암 등을 검색) 등을 한 결과는 '이상 없음'이었다.

○ **2016년 2월, 7월(60세):** 2월과 7월에 한 번씩 혈뇨와 핏덩어리가 나왔다. 7월에는 허리뼈의 약 10센티미터 윗부분이 묵직하게 아파서 출장지 K비뇨의학과 소개로 시내 K병원에 갔다.

○ **8월:** 다시 혈뇨가 나와서 조영제 CT와 방광경검사를 한 결과, 방광게실(방광 일부가 주머니처럼 방광 밖으로 튀어나온 병태)에서 지름 약 1.5센티미터 종양이 얼굴을 내밀고 있었다. 담당 의사는 방광에 생기는 종양의 95퍼센트가 악성이며 치료는 개복 적출 수술밖에 없으므로 조직검사에서 암세포가 나오면 전체 적출한다고 했다. 하지만 나는 방치를 선택했다.

○ **2022년 2월~4월(66세):** 2월 중반에 최대 5×2 또는 5×1센티미터 핏덩어리가 하루에 몇 번이나 나와서 배뇨에 최장 두 시간이 걸렸으며 극심한 통증에 시달렸다. S중앙병원에서는 '종양이 4.5센티미터로 방광게실은 없으며 경요도 방광종양 절제술로 제거 가능'이라고 했다. 3월 말에 수술한 후 생검에서 암세포는 나오지 않았다. 4월 말부터는 소변볼 때 불안이 없어졌고 이후 쾌적하게 지내고 있다.

95퍼센트 암이라고 했던 방광종양을 6년간 방치한 후 내시경으로 종양을 절제했더니 건강하다.

곤도 선생님에게 문의한 내용

❶ (2017년 7월 3일 이메일로 문의) 2차 소견을 부탁드리는 것은 아니고, 곤도 선생님께서 향후 책이나 강연에서 제 건을 실제 사례로 덧붙여 소개할 수 있으신지에 대한 상담입니다. 2016년 8월 방광게실에 말미잘 모양

종양이 발견되어 의사가 조직검사와 개복 적출 수술을 권했습니다. 곤도 선생님 이론이 옳다는 생각이 들었기에 3개월 정도 망설인 끝에 방치하기로 했는데 현재까지 무사히 살고 있습니다. 현재 61세입니다.

한 달에 한 번 정도 출혈이 이어지고 있으며 불안을 안고 있기는 하지만, 만일 오랜 기간 살아남는 경우 '이런 선택지도 있다'고 세상 사람들에게 보여주면 도움이 되지 않을까 싶습니다.

❷ (2022년 8월 3일) 2월에 핏덩어리가 요도에 차서 배뇨가 어려워졌고 5년 만에 비뇨의학과에서 검진받았습니다. 2016년에는 종양 지름이 1.5센티미터를 넘지 않았는데, 4~5센티미터까지 자라 있었습니다. 이번에 병원에서 방광게실은 발견되지 않았고 요도를 통해 방광경을 집어넣어서 종양을 제거할 수 있다고 해서 제거한 후 쾌적하게 살고 있습니다.

닥터 곤도의 답변 및 해설

☑ 인공 방광을 단 것도 모자라 조기 사망하는 것은 너무 슬픈 일

❶ (2017년 7월 4일 답변) 귀중한 체험을 알려주셔서 감사합니다. 매우 참고가 됩니다. 소개할 일이 생길 것 같습니다. 진심으로 건승을 기원합니다.

❷ (2022년 8월 4일 답변) 기쁜 소식을 보내주셔서 감사합니다. 오랫동안 지금 상태가 이어지도록 두 손 모아 기도합니다.

방광암은 눈으로 보이는 혈뇨(육안적 혈뇨)로 발견되는 경우가 대부분

이다. 혈뇨 양은 소변에 피가 몇 방울 섞이는 사례부터 변기가 피로 시뻘
겋게 물드는 사례까지 다양하다. 빈뇨, 배뇨 통증, 잔뇨감 등의 방광 자극
증상이 나타나기도 한다.

종양절제 후 병리 검사에서 암이 근육층까지 침투하지 않은 비근침윤
성 암임을 알게 되면 그것으로 끝이다. 방광 전체 적출은 진행하지 않는
다. 거의 모든 종양이 유사암이라 일단 안심해도 된다.

단지 수술 후에 재발 예방이라는 명목으로 항암제 또는 BCG(살아 있는
우형牛型 결핵균)를 방광에 주입받기 쉽다. 그러면 방광 자극 증상으로 고
통만 받고 방광 내 재발을 막기는 힘들다. 유사암은 사마귀와 비슷해서
반복적으로 생기기 쉽기 때문이다. 끊임없이 나오는 것을 약으로 어떻게
든 손을 쓰고자 하면 언젠가는 방광 전체 적출술로 끌려 들어간다.

암이 근육층까지 침범해 있는 근침윤성 암임을 알면 충격이 커서 의사
가 권하는 대로 방광 전체 적출을 받기 쉽다. 그러나 진짜암이라면 장기
나 복막에 숨어 있던 전이가 전체 적출로 인해 거의 확실하게 날뛰어서
일찍 목숨을 잃는다. 전체 적출술로 인공 방광을 단 것도 모자라 조기 사
망하는 것은 너무 슬프다. 한편, 진짜암이라고 여겨지는 경우에서도 수술
받지 않고 방치하면 암이 날뛰는 일은 적어 보인다. 그러니 방광에 종양
이 있음을 알게 되어도 암인지 아닌지 확인하지 말고 방치하는 게 제일
편하고 안전하게 오래 사는 길이다.

내시경적 절제를 받고 암이라는 것을 알게 되어도 아무것도 하지 말
자. 힘든 증상, 예를 들면 암이 요도 입구를 막아서 소변이 나오지 않는 경
우는 방광 내시경으로 절제하거나 잘라낸다. 빈혈을 일으킬 정도의 출혈
도 마찬가지로 종양을 절제해서 지혈한다. 피가 멈추지 않는다면 고정밀

방사선 치료를 검토하자.

곤도 선생님 치료 방침을 따른 결과

☑ 곤도 선생님 덕분이라고 말씀드린 지 열흘 후 영면

나는 곤도 이론의 타당성을 실제 체험으로 확인했다. 50세쯤 되자 건강 관련 도서를 자주 읽게 되었고 친척 중에도 암 환자가 많아서 곤도 선생님 책이 눈에 띄었다. 그리고 '이 의사 이론은 분명 옳다'고 인정하게 되었다. 병원에서 95퍼센트 방광암이니 개복수술을 하라고 강력하게 권했을 때 집 책장에 있던 곤도 선생님 저서《당신의 암은 가짜암이다》,《시한부 3개월은 거짓말》,《암 치료의 95퍼센트는 틀렸다》를 다시 읽고 어떻게 할지 숙고한 후 방치를 선택했다.

그러면서도 언제 죽을지 모른다는 생각에 취미인 합창과 볼링에 열중했다. 방광을 잘랐다면 복근이 약해져서 둘 다 무리였을 것이다. 배뇨장해나 발기부전으로 고통받다가 스토마(Stoma, 인공방광)를 달아야 했을지도 모른다. 2022년 8월 3일, 곤도 마코토 세컨드 오피니언 외래에 이메일을 통해 내 상태를 보고했다. 종양은 내시경으로 절제할 수 있으며 방광 기능을 지킬 수 있어 쾌적하다고 한 후 "선생님 덕분입니다"라고 전했다. 다음날 "기쁜 소식을 전해주셔서 감사합니다"라고 답장이 왔다. 8월 13일에 돌아가셨으니 그전에 내 상태를 알려드릴 수 있어 정말 다행이다.

전립샘암(전립샘 특이항원 발견 암=PSA 발견 암)

남성에게만 있는 생식기 전립샘 세포가

무질서하게 자가 증식해 발생한다.

여기에서는 계속 늘어나는 전립샘 특이 항원 발견

사례를 소개하겠다.

표준치료

채혈을 통한 전립샘특이항원(PSA) 발견 암은 전립샘의 전체 적출, 세기 조절 방사선 치료(IMRT), 조직 내 조사(방사선을 내는 방사성 동위원소(아이소토프)를 금속 알갱이에 봉인해 직접 전립샘에 삽입)로 치료한다. 증상 발견 암에는 호르몬요법이나 항암제 치료, 뼈의 통증에는 방사선 치료가 이루어진다.

닥터 곤도의 해설

전립샘암은 PSA 검사로 발견되는 경우가 상당히 많다. 증상도 없고 99퍼센트 무해한 유사암인데도 전체 적출 수술을 받기 쉬워서, 소변을 지려 기저귀 찬 생활을 해야 하거나 발기부전(ED)이나 사정 불능 등 후유증이 심각하다. 무엇보다 PSA 검사를 받지 말아야 한다.

채혈 검사 결과 PSA 수치가 4나노그램 밀리리터당(4ng/ml)을 넘으면 바늘을 찔러넣어 조직을 찾는 조직검사를 해야 하는데, 이때 25~40퍼센트의 높은 확률로 암이 발견된다. 1980년대에 이 검사가 등장해서 조기 발견이 급증했다. 그러나 전립샘암으로 인한 사망은 전혀 줄어들지 않았으니 PSA 검사에 의미가 없는 것은 분명하다.

전립샘 중앙에 요도가 있고 바로 위에 방광이 있으며 주변에는 발기나 사정을 관장하는 신경이 엉켜 있다. 전체 적출하면 그 요도와 신경이 모두 조각조각 잘려나가기 때문에 잘려버린 요도와 방광을 다시 이어 붙인 곳이 느슨해져 실금(失禁)에 걸리거나 성기능장애 등이 발생하는 것이다.

외래로 방문한 50대 환자도 전체 적출 후 성행위가 불가능해졌다. 의사로부터 사전 설명을 듣지 못했다면서 분노했지만, 이미 수술을 받았으니 어찌할 수 없다. 의사들 보고로는 실금에 걸리는 사람이 10~40퍼센트, 성기능장애가 나타났다가 원래대로 회복하는 사람이 30~50퍼센트다. 하지만 내가 외래를 하면서 듣기로는 '전립샘암으로 전체 적출을 받은 친구는 모두 후유증 때문에 고민한다', '골프 모임 멤버 4명이 전체 적출해서 모두 기저귀 생활을 한다'는 내용뿐이다. 거의 모두에게 후유증이 나타난다고 생각하는 게 좋을 것이다.

또 PSA 발견 암이라도 치료를 시작하면 호르몬요법이나 항암제 치료를 권고받기 쉽다. 사용되는 약물은 모두 극약, 독약이라 생명을 단축하므로 손대지 말아야 한다.

· 증언 42 · SR 씨(80대 남성)

전립샘암(PSA 발견)

중입자 치료를 거절했으나 7년 동안 아무 일도 없다

☑ 암을 발견한 계기

흡연은 하지 않고 술은 와인을 하루에 180밀리리터 마시며 자주 걷는 등 남들처럼 건강에 신경 써왔다.

○ **2016년 4월(77세):** 70세를 넘겨도 단골 병원에서 건강검진을 받았다. PSA(혈액검사에서 전립샘 상피세포에서 분비되는 단백질) 수치가 정상범위인 4나노그램 밀리리터당(4ng/ml)이 넘어서 K암센터에서 조직검사를 받았는데 전립샘암이라고 확정받았다(판정 기준인 글리슨 점수*가 10단계 중 7로 중등도의 악성도).

☑ 증상 및 치료 경과

○ **2016년 4월(77세):** 이후 현재까지 호르몬요법(졸라덱스, 카소덱스) 지속.

○ **2019년 6월 3일(80세):** 곤도 선생님에게 중입자 치료에 관해 문의함.

K암센터 의사가 한, 중입자 치료는 5퍼센트 정도 '방사선 누출' 후유증이 우려된다는 말이 신경 쓰였다. 암만 집중적으로 타격해야 하는데 조금

---

* Gleason Score: 현미경으로 세포 형태를 보고 전립샘암 조직의 악성도가 얼마나 높은지 판별하는 방법. 점수는 2~10으로 나뉘며 점수가 높을수록 악성도가 높다(공격적이다).

이라도 어긋나면 강력한 방사선이므로 혈뇨나 배뇨장해 등의 후유증이 나타나기 쉽다고 한다.

곤도 선생님도 중입자 치료는 어떤 부작용이 얼마나 나타날지 아직 알려지지 않았다고 하셔서 치료 예약을 취소하고 이후에는 호르몬요법만 이어오고 있다.

전립샘암 증상에는 소변이 쉽게 나오지 않는다, 소변이 샌다, 소변에 피가 섞여 나온다, 하복부에 위화감이 느껴진다 등이 있는 것 같으나 나는 아무 증상도 나타나지 않았다. 혼자 살고 있어서 오후가 되면 홀짝홀짝 반주한다. 달걀이나 고기 등의 영양가 좋은 안주를 자주 먹고자 하며 내 암에게 "잘 지내자." 하고 말도 걸면서 건강하게 지내고 있다.

곤도 선생님에게 문의한 내용

❶ 최근 3년간 호르몬요법으로 암 활동을 억제해왔습니다. 며칠 전 암을 선고받은 이후 3년 만에 CT와 MRI, 뼈 신티그래피(뼈에 들어 있는 인산화합물을 이용해 전신의 뼈 상태를 특수한 카메라로 찍어 암의 뼈 전이, 미세 골절 등의 유무를 상세하게 조사하는 검사)로 두 번째 정밀검사를 받았는데 전이는 없었습니다. 이대로 호르몬요법만 이어가면서 치료를 전혀 하지 않는다면 어떤 상황을 예측할 수 있나요?

❷ 담당 의사가 세기 조절 방사선 치료(IMRT)를 권하던데 중입자 치료를 알게 되어 좋을 것 같아서 다음 달에 첫 진료 예정입니다. 받아도 될까요?

❸ 암의 에너지원은 포도당이라고 믿고 당질을 제한하고 있습니다. 선생님 생각은 어떠신지요?

《암과 싸우지 마라》를 읽은 이후 게이오대학 병원 시절부터 이색적인 의사라고 주목하면서, '노벨의학상 첫 후보로 딱이야'라고 생각했다. 중입자선 치료 예약을 넣은 후 후유증이 염려되어서 곤도 선생님 의견을 듣고 싶었다.

닥터 곤도의 답변 및 해설

☑ PSA 발견 전립샘암에 호르몬요법은 소용없고 위험

❶ 호르몬요법은 불필요합니다. PSA 발견 암은 99퍼센트 무해한데도 호르몬요법 약은 모두 극약으로 지정되어 있습니다. 독성이 강해서 수명을 단축합니다. 아무것도 하지 않는 게 좋습니다.

❷ 중입자는 세포의 살상 효과가 통상 방사선의 몇 배나 되고 너무 강력해서 이후 무슨 일이 일어날지 모른다는 공포감을 안고 있습니다. 아직 실험 단계인 거죠. 중입자 치료를 받으면 입이 수 밀리미터밖에 벌어지지 않아서 유동식만 먹어야 한다는 구강암(입안에 난 암) 환자의 탄식도 들었습니다. 예약은 거절하는 게 좋습니다.

❸ 당질은 암의 먹이라고 해서 당을 끊으라고 권하는 의사가 있는데, 그대로 하면 보통은 점점 야위어갑니다. 암이건 아니건 정상세포까지 약해진다는 것이므로 조기에 사망합니다. 야위면, 즉 영양이 부족해지면 면

역계가 약해져서 암에 대한 몸의 저항력이 상실되고 암세포가 날뛰기 쉽습니다. 식이요법에 힘쓰는 환자일수록 일찍 죽기 쉽다고 자신 있게 말할 수 있습니다.[35]

PSA 발견 암 환자도 일본 전체로는 30퍼센트 정도가 호르몬요법을 받는 것 같다. 검진에서 PSA 수치가 높아서 전립샘암이 발견되면 통상적으로는 수술이나 방사선 치료를 진행한다. 그러나 ① 환자가 치료를 거절하거나 ② 수술이나 방사선은 나이나 체력적으로 무리라고 판단되면, 남성 호르몬 분비 억제제(루프린Luprin 등)를 제안한다.

최근에는 후유증의 심각성이 알려져서인지 PSA 발견 암 사례에서는 치료를 망설이는 환자가 늘고 있다. 그러면 의사가 보통 '능동 감시'를 제안한다. 잠시 치료를 중단하고 경과를 지켜보자는 것이다. 하지만 이는 환자를 치료로 몰아넣기 위한 함정이기도 하므로 조심해야 한다.

내가 제창하는 방치요법에서는 자각증상이 없는 전립샘암에 치료를 제안하지 않는다. 그러나 능동 감시에서는 정기적으로 PSA 검사를 하고 수치가 10을 넘기면 슬슬 치료가 필요하다면서 수술이나 방사선 치료로 유도한다. 일반적으로 PSA 수치는 점점 올라가므로 의사 측에서는 언젠가 치료로 돌릴 수 있겠다며 준비 태세를 갖추는 것이다. 환자는 연간 수차례나 의사와 만나다 보면 순종적으로 바뀌고 PSA 수치 상승에도 놀라서 치료에 동의해버린다. 호르몬요법 항목(p.421)에서 자세하게 설명해놓았다.

곤도 선생님 치료 방침을 따른 결과

☑ **코로나19 시기 오카에 구미코 씨의 급작스러운 죽음에 대한 일문일답**

중입자 치료는 선생님 의견을 듣고 중지했으나, 호르몬요법은 덕분에 PSA 수치가 눈에 띄게 내려갔기에 자가 판단으로 지금까지 치료받고 있다.

상담 후 열 달 정도 지난 코로나19 시기에 곤도 선생님과 이메일을 주고받았다.

"덕분에 중입자 치료를 멈추었고 건강합니다. 오늘 배우 오카에 구미코 씨가 급작스럽게 돌아가셨네요. 유방암 방사선 치료로 면역력이 떨어진 게 아닐까요? 저도 다음 전립샘암 정기검진은 전화로 받으려고 합니다. 코로나 시국이니 특히 병원에는 접근하지 말자! 라고 생각하고 있습니다."

"병원에 다니지 않는 것은 대찬성입니다. 80대에는 전립샘암보다 코로나19가 몇십 배나 사망률이 높으니까요. 배우 오카에 씨의 죽음과 방사선 치료는 관계없을 듯합니다. 유방에 방사선을 조사해도 면역력은 전혀 떨어지지 않거든요. 오카에 씨가 흡연했거나 항암제 치료를 받았다면 그 영향은 고려해볼 수 있습니다."

"빠른 답변 감사합니다. 제 치료 계획에도 도움이 되었습니다."

배우 오카에 씨에 관한 귀중한 의견도 감사하다. 더욱 활약하시길 바랐는데, 안타깝다.

전립샘암(PSA 발견)

검사하겠다고 위협받아서 치료로 내몰릴 것을 인지

☑ 암을 발견한 계기

지방자치단체의 농업개량보급원, 통가라는 국가의 농업지도 일을 하면서 40년 동안 일주일에 사흘, 3킬로미터를 뛰었다.

○ **2016년 10월(63세):** 일 년에 한 번 받는 검진에서 PSA 수치가 4.94나노그램 밀리리터당(기준치는 4ng/ml)으로 높은 편이라고 해서 비뇨기 전문병원을 거쳐 N병원을 소개받았다.

○ **2017년 4월(64세):** N적십자병원에서 MRI 검사, 경회음 전립샘 생검(항문과 음낭 사이로 전립샘에 바늘을 찔러서 조직 채취), 경요도 전립선 생검(내시경이 요도를 통해 조직 채취) 결과 '전립샘암. 전체 적출술을 권장함'이라는 말을 들었다.

☑ 증상 및 치료 경과

방치하고 6년 동안 건강했으나, PSA 수치가 상승했고 붉은 소변이 나와서 곤도 선생님과 세 번 상담했다.

○ **2017년 5월 6일(64세):** 곤도 선생님과 상담 후 방치하기로 정했다. N적십자병원에서는 'PSA 6.79나노그램 밀리리터당, 글리슨 점수 8, T2b(암

이 전립샘 내에 머문 상태). 전체 적출을 권장함. CT 검사가 남아 있으니 예약 필요'라고 했다.

○ **2020년 10월 8일(67세):** 두 번째 상담. 3년 만에 혈액검사를 받았더니 PSA 수치가 27.9였다고 말씀드리니 무증상인데 검사한 이유를 호되게 추궁하셨다. 농업기술자이므로 내 몸 수치 변화도 확인하고 싶었다고 대답하자, "몸에 관해서 숫자에 의지하는 것은 문제입니다. 검사를 하니까 강요당하고 치료로 끌려가는 것입니다"라고 하면서 저서 《잠든 암을 깨우지 말라》를 주셨다. 이후 계속 방치했다.

○ **2022년 6월 2일(69세):** 세 번째 상담. 아무것도 하지 않고 건강했는데 가끔 붉은 소변이 나왔다. 다른 증상이 없다면 걱정할 것은 없고 전립샘암과는 관계없다고 하셔서 불안이 사라졌다. 그 후에도 붉은 소변은 가끔 나오지만, 신경 쓰지 않고 계속 방치하고 있고 몸 상태도 양호하다.

곤도 선생님에게 문의한 내용

❶ 정기검진에서 PSA 검사를 계기로 전립샘암이라고 진단받았는데, 전체 적출을 전제로 한 CT 검사를 권고받았습니다. 검진, 조직검사, 암 진단, 수술로 에스컬레이터처럼 쑥쑥 전개되어 불안해져서 선생님의 '암과 싸우지 말라'는 말이 생각나 바로 왔습니다.

❷ 조언해주신 대로 그 후에는 의사를 찾지 않고 무사합니다. 단지 진료소에서 3년 반 만에 혈액검사를 했더니 PSA가 27.9로 높아져서 소개받은 N의과대학 병원에서 "이건 심각한데요. 조직검사를 한 N적십자병원

에서 진찰받으세요"라고 하기에 상담하러 왔습니다.

❸ 이번에야말로 아예 검사를 받지 않고 단골 병원에도 가지 않고 건강하게 지내고 있는데, 반년 전부터 한 달에 사흘 정도 붉은 소변이 나와서 걱정됩니다.

❹ 지인에게 면역력을 높인다는 차를 소개받아 마시고 있습니다. 계속 마셔도 될까요?

암이라고 진단받기 전부터 형제의 권유로 곤도 선생님 저서를 읽고 있었다. 암 중에 유사암이 있다는 생각에는 '그렇지!' 하고 통감했고, 암 치료의 위험성에는 소름이 돋았다.

닥터 곤도의 답변 및 해설

☑ 몸에 숨은 잠재 암이 60대에 50퍼센트, 80대에는 87퍼센트

❶ PSA 발견 암은 99퍼센트 이상 사람을 죽이지 않고 해도 입히지 않습니다. 만약 진짜암이라면 치료해도 나아지지 않습니다. 조기 발견이라 해도 검사를 통해 발견되는 것은 암이 최소 1센티미터 가까이 자란 단계입니다. 한편, 전이는 암이 1밀리미터 이하일 때 발생합니다. 그러니 전체 적출해도 전혀 의미가 없는데 무조건 후유증은 심각합니다. 기본적으로 전립샘을 적출할 때 골반 내 림프절까지 모두 끄집어내니까요. 전립샘 안을 지나는 요도를 잘라 떼어낸 후 방광과 다시 연결하니 기저귀에 의지해야 하고 성기능장애도 일어납니다.

PSA 수치가 세 자릿수가 되어도 증상이 없다면 방치하세요. 그래야 가장 안전하게 오래 살 수 있습니다. CT 검사는 전화로 거절한 후 더 이상 병원에는 가지 않는 게 몸을 위하는 길입니다.

❷ 계속 방치해도 문제 되지 않습니다. 환자를 숫자로 협박해서 수술로 몰아넣는 것이 암 치료 의사의 수법입니다. 정말로 어이없는 놈들이지요. 증상도 없는데 검사받지 마세요.

❸ 가끔 혈뇨가 나오는 원인은 신장에 관련된 경우가 많고 전립샘암과는 관계없습니다. 또 통증이나 소변이 잘 안 나오는 등의 증상이 나타나지 않는 한 그 정도 출혈은 걱정하지 않아도 괜찮습니다.

❹ 면역력이라는 말은 의학용어에 없는 데다가, 면역이 정말로 활성화한다면 면역 폭주가 일어나 죽는 사람도 생깁니다. 차든 영양제든 의학적 효능을 듣고 돈을 건넸다면 사기당한 것입니다.

일본에서는 PSA 검진 보급으로 헤이세이 시대 30년 동안(1989~2019) 전립샘암이 그전보다 여덟 배로 증가해 연간 4~5만 명이나 발견되었다. 하지만 그렇게까지 조기 발견이 늘었어도 전립샘암으로 죽는 사람 수는 1970년대부터 반세기 동안 답보 상태이거나 미세하게 증가했을 뿐 줄지는 않았다. 미국에서는 일만 명 이상의 전립샘암 환자를 추적 조사한 끝에 정부 기관에서 'PSA 검사는 무의미하다'라면서 중지를 권고했다.

PSA 발견 암은 거의 잠재 암이라고 생각할 수 있다. 시신을 해부하면 발견되는, 증상을 일으키지 않고 숨어 있는 무해 암이다. 갑상샘암도 많지만 가장 많은 게 전립샘암으로, 60대에는 50퍼센트, 80대에는 87퍼센트에 이른다.[36]

검사만 받지 않으면 알아차리지도 않고 평온하게 인생을 마감할 수 있을 텐데 발견해버리는 바람에 치료로 힘든 과정을 겪는 것이다.

곤도 선생님 치료 방침을 따른 결과

✅ 표준치료라는 세뇌에서 풀려 정말 다행이다

2016년에 받은 생검만으로도 바늘에 찔린 회음부가 하루 종일 욱신거렸다. 게다가 수술로 인해 삶의 질이 달라지는 건 싫어서 지금까지 그냥 무시하고 살 수 있는 것 자체가 안정감으로 이어졌다.

전립샘암이라 진단받은 직장 동료 세 명은 모두 전체 적출술을 받았다. 모두 한 달은 움직이기 힘들어서 농업 작업이 불가능했고 그 후에도 기저귀를 떼기 힘들다는 식으로 투덜거리면서도 어쩔 수 없다고 단념하는 듯하다. 나는 곤도 선생님 저서를 열 권도 넘게 읽고 표준치료 세뇌가 풀렸으며, 암 치료에 관한 생각을 백팔십도 바꿀 수 있어 정말 다행이었다.

암 환자는 늘 불안한데 나는 곤도 선생님을 만날 때마다 심신에 맞춘 조언과 저서까지 받아 '불안감은 있지만 지금은 문제없으니 잊어버리자'라고 생각하게 되었다. 선생님은 항상 흰 종이에 펜으로 직접 적으면서 세세하게 설명해주셨다. 종이에 적어 건네받은 마음가짐 '잊어버리기, 검사받지 않기, 의사에게 접근하지 않기'를 지금도 자주 되새긴다. 건네주시는 조언마다 늘 적확했음에 새삼 감사하다.

・ 항암제로 낫지 않는 고형암 ・

원발부위 불명 암

명백한 전이암이라는 병소가 있는데도

검사에서 초발 병소가 발견되지 않는 암.

원발부위 불명 암 중에서도 가장 많은

경부림프절 전이 경우를 설명하겠다.

표준치료

〈**수술**〉 우선 전이 림프절이 있는 쪽 림프절을 통째로 도려낸다(경부림프절 곽청).

〈**방사선 치료**〉 다음으로 방사선 치료를 받는다. 보통 림프절 곽청 후의 경부(목) 영역에 방사선을 넓게 조사한다.

〈**화학 방사선요법**〉 대부분 방사선 치료와 동시에 항암제를 투여한다.

닥터 곤도의 해설

목에 림프절 전이 사례가 많은 이유는 만지기만 해도 덩어리가 느껴지기 때문일 것이다. 가슴이나 배 안쪽이면 림프절 전이가 있어도 증상이 나타나기 어렵고 좀처럼 알아차리지 못한다.

경부림프절 전이 조직검사에서 특수한 바이러스 흔적이 발견되면 구인두암이나 콧속 상인두에서 발병한 암이라는 것이 거의 확실해진다.

경부림프절 곽청은 목덜미에 있는 근육이나 신경까지 절제하는 대수술이므로 수술 후에 운동장애나 신경마비 등의 후유증이 나타나 고통스럽다.

림프절 전이 개수가 많고 부종이 심할수록 곽청의 필요성이 높아질 것 같지만, 그 경우 장기 전이가 숨어 있을 가능성도 높으므로 곽청 때문에 암이 날뛰기 쉽다. 그 결과, 곽청으로 눈에 보이는 전이 병소를 제거했다 해도 급히 죽기 쉽다는 비극이 일어난다.

또 화학 방사선요법은 구내 건조, 타액 분비 감소, 삼킴 장애 등의 후유증이 나타나기 쉽고 삶의 질이 나빠진다. 원래 방사선 의사였던 경력으로 말하자면 환자에게 권하고 싶지 않고 절대로 받고 싶지도 않은 치료법이다.

반면에 치료하지 않는 경우 옛날이야기에 나오는 '혹부리영감'처럼 목 부위가 부풀어오를 가능성이 있다. 그러나 혹부리영감님이 건강했듯 림프절에 커다란 암이 있어도 죽는 것은 아니고 붓기 이외에는 삶의 질을 떨어트리는 요소가 없다.

암이 날뛰게 하지 않기 위해 치료받지 않는다는 선택지도 검토해야 한다.

· 증언 44 · YK 씨(50대 여성)

원발부위 불명 암

동네 내과의가 방치해도 좋다면서 곤도 선생님을 알려주었다

☑ 암을 발견한 계기

○ **2014년(50세):** 50대가 된 후 낮에는 일하고 밤에는 학원에서 아이들을 픽업해 23시에 귀가한다. 아버지가 간암으로 돌아가신 데다 휴일에도 아이들 특별 활동을 챙기느라 피로하고 괴로워 불면증에 걸렸다.

○ **2020년(56세):** 식욕은 있는데 체중이 줄어 키 162센티미터에 44킬로그램까지 말랐다.

○ **12월:** 림프 흐름을 원활하게 하고자 왼쪽 옆구리 아래를 마사지하다가 볼록볼록한 작은 덩어리를 발견하고 뭐지, 싶었다.

☑ 증상 및 치료 경과

○ **2020년 12월(56세):** 옆구리 아래 발견한 멍울을 가까운 내과·외과 클리닉에서 진료받으니 큰 병원에서 정밀검사를 받는 게 좋겠다면서 Q대학병원에 소견서를 써주었다.

○ **12월:** Q대학병원에서 혈액검사, 초음파검사, 맘모그래피, 조영제 MRI, PET 검사, 세포진, 위카메라 검사를 했는데 연말에 결과가 나왔다. 진단은 '왼쪽 옆구리 아래 림프절에 2센티미터 덩어리. 원발부위 불명 선

암(몸 내외 표면을 덮는 상피조직에 생기는 암)'이었다. Q대학병원 담당 의사가 "유방암인 것 같습니다. 덩어리를 잘라내어 암 종류(조직형)를 조사하면 원발 병터를 알게 됩니다. 유방도 함께 절제하면 수술이 한 번으로 끝납니다"라고 했다. 덩어리도 없는 유방을 같이 절제한다고? 놀라서 치료하지 않겠다고 했다. 당분간 초음파검사로 상태를 지켜보기로 했다.

○ **2021년 2월 6일(57세):** 곤도 선생님과 상담했다. 동네 내과의사가 개인적으로는 방치해도 좋을 것 같다면서 곤도 선생님 외래를 알려주셨다. 상담 후 치료는 하지 않고 있다.

○ **2023년 1월:** 멍울은 2년간 2센티미터에서 5센티미터로 커졌으나 아직 움직이고 있어서(절제할 수 있어서) 상황을 보면서 방치하고 있다. 몸 상태는 좋다.

곤도 선생님에게 문의한 내용

❶ Q대학병원에서는 덩어리 절제 아니면 덩어리와 유방을 같이 절제하라고 하네요. 동네 M내과 선생님은 "나는 암 전문의사가 아니지만 방치해도 좋지 않을까요?"라고 하고요. 제게 병원은 어떤 일을 당할지 모르는 무서운 곳이라서 가능한 한 치료하고 싶지 않네요.

❷ 암을 방치하는 경우 일상생활에서 무엇을 신경 써야 할까요?

❸ 손발 냉증과 불면으로 힘듭니다. 좋은 개선책이 있나요?

덩어리가 없는 유방까지 함께 절제한다는 Q대학병원 제안에는 놀라서 몸을 잘라내고 싶지 않다는 의지가 강해졌다. 초음파검사로 상태를 보면서 반년 후인 2021년 6월에 슬슬 맘모그래피를 하자고 권하기에 거절하니 "그럼 더 이상 오지 않으셔도 됩니다. 1~2년 안에 팔이 팅팅 부을 거예요."라고 했다. 그러더니 "좀 기다리면 좋은 소식을 들을지도 모르겠네요."라고 덧붙이는 것이었다. 약을 올리자는 속셈이었는지 암이 사라질지도 모른다는 뜻이었는지 지금도 의문이다. 팔은 붓지 않았지만, 덩어리가 5센티미터까지 커졌기에 곤도 선생님에게 다시 상담하고 싶었다.

닥터 곤도의 답변 및 해설

☑ 옆구리 아래 덩어리가 움직이는 동안에는 자르지 않아도 된다

❶ 만일 앞으로 덩어리에 뿌리가 내려앉은 것처럼 움직이지 못하게 되면 덩어리를 자르세요. 그때까지는 방치해도 괜찮습니다. 암 덩어리가 어떻게 될지는 사람에 따라 여러 패턴이 있습니다. 암 성장이 멈추거나 사라지는 사람도 있고 점점 커지는 사람도 있지요. 유방암 경우 피부를 찢어놓아서 꽃피는 모양의 암이 되기도 하고 30센티미터 이상 커진 사람도 많이 진료했습니다. 하지만 암이 커진 것만으로는 죽지 않습니다. 폐나 간, 뇌 등의 주요 장기에 암이 전이해서 커져 생명 활동을 막았을 때 목숨을 잃는 것입니다. 지금은 암으로 죽기보다 수술 합병증이나 후유증, 항암제 독성, 그리고 영양부족으로 죽는 사람이 많으니까 조심하세요.

❷ 환자분은 너무 말랐으니 우선 살을 좀 찌운 다음 정상세포를 튼

튼하게 해서 암에 대한 저항력을 키우세요. 달걀과 우유는 가벼운 완전 식품이니 드시면 좋습니다. 햄버거나 피자, 달콤한 것도 마음껏 드셔도 돼요.

❸ 몸이 차가워지는 것은 혈행 불량이니까 몸을 자주 움직이면 좋습니다. 스쾃 운동을 습관화하거나 하루에 20분 정도는 햇빛을 받으면서 걷기도 하고요. 그러면 밤에 잠도 잘 옵니다.

나날이 외래 센터를 찾은 환자에게서 듣는 암 의사들 폭언은 놀랍다. "내버려두면 시한부 3개월. 온몸이 아프다가 죽어요", "하루라도 일찍 수술하지 않으면 어떻게 될지 모릅니다", "환자분 자궁 필요 없으시잖아요. 싹 들어내면 시원해요", "항암제를 그만둘 거면 더 이상 오지 마세요", "치료하지 않을 거면 무덤 파놓으세요." 등등.

그런 공갈을 받는다면 데이터를 보여달라, 희롱이다, 라는 식으로 똑 부러지게 항의하자. 위세 좋은 50대 여성 환자가 "의사는 환자가 약해 보이면 세게 나옵니다. 나는 백배로 되돌려줄 기세니까 한 번도 심한 말 들은 적이 없어요"라고 한다. 확실히 기가 약해 보이고 순종적인 환자는 타깃이 되기 쉽다.

암 치료에서 대부분 '이럴 줄 몰랐다'는 생각이 들 때는 후유증이나 부작용으로 몸이 만신창이가 된 후다. 잃어버린 장기도 돌아오지 않는다. 심지어 무슨 일이 일어나도 거의 자기 책임이다.

몇 번이고 말한다. 견디기 힘든 고통이 없다면 얼떨결에 암 치료를 시작하지 말아야 한다.

곤도 선생님 치료 방침을 따른 결과

☑ **시어머니는 항암제로 조기 사망. 아버지는 무치료로 평온한 죽음을. 곤도 선생님 말대로!**

시어머니는 2022년 5월에 췌장암이 발견되었는데, 담당 의사가 이렇게 작은 초기 암이 발견되는 경우는 드물다면서 반드시 나을 것이라고 해서 항암제 치료를 시작했다. 건강했던 시어머니는 머리카락이 모두 빠졌고 점점 쇠약해져서 11월에 타계했다. 진단 후 단 반년 만이었다.

반면에 우리 아버지는 80대 중반까지 정원사로 일했는데 어느 날부터 밖으로 나가지 않았고 수개월 후에 검사했더니 간암 말기였다. 무치료로 돌아가시기 한 달 반 전까지 집에서 신변에 관한 일은 직접 움직였고 병원에서 평화롭게 가셨다. 나는 아버지가 평온한 죽음을 맞으셨다고 믿는다.

시어머니와 아버지의 마지막 나날은 곤도 선생님의 '암을 일찍 발견해서 일찍 치료하면 일찍 죽기 쉽다', '암의 90퍼센트는 치료하지 않아야 편하고 안전하게 오래 살 수 있다'는 말대로였다.

곤도 선생님은 따스한 느낌이어서 마음이 놓였다. 잘 먹으면서 살도 찌우라고 하셨기에 식습관은 바꾸지 않았다. 술은 350밀리리터짜리 캔맥주를 하루에 두 캔 마시다가 소주 150밀리리터를 일주일에 한 번 마시는 습관으로 바꾸었더니 2년 전보다 몸이 가뿐해졌다. 몸이 별로 냉해지지 않고 잠도 잘 와서 감사하다.

멜라노마(악성 흑색종)

멜라닌이라는 검은 색소를 만드는 피부세포가 암으로 변한 것으로,

피부에 생기는 것이 압도적 다수를 차지한다.

종양 색이 검은 것이 특징이다.

한국과 일본 등 동양인은 발바닥에 생기기 쉽다.

표준치료

〈절제 수술〉 종양 주변에 1센티미터부터 정상조직을 붙여서 절제한다. 피부이식이 필요해지기 쉽다.

〈방사선 치료〉 장기 전이나 재발 병소에 시행되는 경우가 있다.

〈면역 관문 억제제〉 전이나 재발했을 때 옵디보 등이 사용된다.

닥터 곤도의 해설

백인에게는 멜라노마가 많아서 공포심이 강하다. 그것이 일본인에게도 파급되어 점을 신경 쓰는 사람이 늘었다. 하지만 조기에 발견하고자 해도 유사암만 발견될 뿐이다. 미국에서는 최근 멜라노마 발견 건수가 급

증했으나, 사망자 수는 증가하지 않았다. 이는 발견 건수가 늘어난 만큼 거의 유사암임을 시사한다. 일본에서도 같은 경향을 보인다.

멜라노마라고 진단받은 환자는 모두 수술받지만, 그것이 유사암이라면 수술은 불필요하고, 만일 진짜암이라면 숨어 있는 전이가 존재하므로 낫지 않는다. 오히려 진짜암인 경우, 수술 자극으로 휴면 암세포가 눈을 떠서 날뛰고 조기 사망하는 일도 생긴다(점 타입의 멜라노마를 절제했다가 수술 한 달 만에 전이가 발견된 사례가 전·후 사진까지 붙어 보고된 바 있다).[37] 항암제 치료에 수명 연장 효과는 없는 데다 항암제가 정식 독약으로 지정되어 있으므로 목숨을 단축하는 부작용이 있다. 최근에는 옵디보, 키트루다 (펨브롤리주맙 성분) 등의 면역 관문 억제제가 자주 사용되지만, 생존율은 항암제 치료와 같음을 전술했다(p.54).

방사선 치료는 종양 축소 효과는 적다고 인식되고 있으나, 축소하는 사례도 있다. 나는 식도에 초발한 멜라노마가 방사선 치료로 소실한 사례를 경험했다(그러나 바로 장기 전이가 출현해버렸다). 전이가 숨어 있었다면 수술과 마찬가지로 방사선 치료로도 낫지 않는다. 단지 고통을 줄여주는 등 완화적인 방사선 치료를 검토할 의미는 있을 것이다.

멜라노마(악성 흑색종)

'오른쪽 눈과 눈꺼풀을 뽑지 않으면 5년짜리 목숨'
온존하면서 8년 동안 건강

✅ 암을 발견한 계기

어린 시절부터 고기를 싫어해서 빈혈기가 있다. 성인이 된 후에도 알레르기 코염(비염)과 결막염으로 고생했다.

○ **1994년(26세):** 콘택트렌즈를 끼려고 거울을 보면서 오른눈 아래 눈꺼풀을 내린 순간 안쪽에 검은 쌀알 크기로 볼록 튀어나온 것을 발견했다. 동네 안과 소개로 도립병원에서 진료받았는데 커지지 않으면 점이나 마찬가지라고 하기에 '뭐야, 점이었어?' 하고 통원을 게을리했다.

○ **2000년(32세):** 첫째 딸을 출산하고 반년 후에 오른눈 아래 눈꺼풀에 이변을 느꼈다.

✅ 증상 및 치료 경과

○ **2000년(32세):** 아래 눈꺼풀 점이 커져서 당황해서 도립병원에 갔다. 그랬더니 암센터를 소개해주어 진료를 받았는데 "바로 점막을 절제해서 조직검사를 하겠습니다. 암일지도 모릅니다. 전이 가능성도 있어요"라는 말을 들었다. 태어난 지 얼마 안 된 갓난아기를 끌어안고 울었다. 종양절

제 수술 결과는 양성이었다. 이후 약 3년에 한 번 절제와 양성 진단을 반복했다.

O **2013년 가을(45세):** 종양이 다시 커졌는데 절제와 재증대 반복으로 결막이 없어져버릴 것 같아 수개월 동안 수술을 거절했더니 종양이 점점 더 자랐다. 담당 의사는 "이대로는 최악의 경우 암으로 바뀌어 눈을 적출하게 됩니다. 종양절제 외에 방법이 없습니다"라고 했다.

O **2014~2015년(46~47세):** 종양을 다시 잘라냈다. 악성 병변이 발견되어 오른쪽 안구와 눈꺼풀을 전체 적출하지 않으면 남은 생은 5년이라는 말을 들었다. 전체 적출은 거부했다. 두 곳 병원에서 인터페론(Interferon, IFN, 세포증식 억제에도 작용하는 단백질) 주사와 점안약을 써서 치료해보고자 했으나, 결과적으로 더 악화했다.

O **2016년 4월 10일(48세):** 곤도 선생님과 상담 후에 종양이 커져서 부분 절제했더니 5년 동안 건강하다. 단지 2022년 12월 현재 또 작은 종양이 몇 개 나오기 시작했다.

곤도 선생님에게 문의한 내용

❶ 처음에는 양성이라는 말을 들었습니다. 종양을 절제해도 몇 번이나 재발한다는 것은 원래 악성 요소가 있었던 걸까요? 눈 외에 전이할 가능성이 있다고 하는데요.

❷ 오른눈을 적출하지 않으면 5년짜리 목숨이라고도 들었습니다. 있을 수 있나요?

❸ 몇 번이나 부분절제를 해서 더 이상 하고 싶지 않습니다. 그런데 또 하지 않겠다는 결단도 안 서네요.

❹ 생활면에서 조심해야 하는 점이 있나요?

상담 후 종양이 커져 출혈이 나왔는데, 수술하지 않으면 오히려 눈을 잃을 것 같아 불안해서 큰 종양은 부분 절제했다. 작은 종양은 암센터 선생님이 액체질소로 얼려서 파괴하는 냉동 응고술을 써서 제거해주셨다.

곤도 선생님에게도, 내 의견을 받아들여서 방관하지 않고 지금도 치료를 해주고 계신 암센터 선생님에게도 정말 감사하다.

닥터 곤도의 답변 및 해설

☑ 오른눈을 적출하면 오히려 전이할 위험이 커진다

❶ 그렇죠. 처음부터 악성이었을 가능성은 있습니다.

❷ 오른눈 적출은 하지 않는 게 좋습니다. 만일 진짜암이라면 빼고 난 자리의 암세포가 상처에서 혈액을 타고 몸을 돌아 오히려 온몸에 퍼질 위험이 있습니다.

❸ 점 형태 멜라노마를 절제 수술했는데 한 달 만에 전이가 나타난 사례가 보고되었습니다. 종양은 이제 가능하면 떼지 않는 게 좋습니다. 환부를 지지는 레이저 증산술(蒸散術)이 가능할지도 모릅니다. 저는 그 방면에는 전문가가 아니니 실적이 있는 S클리닉에 소개서를 써드리지요. 상담해보세요.

❹ 환자분은 163센티미터에 52킬로그램이군요. 신체질량지수(MBI)는 19.6(체중 킬로그램÷[신장 미터의 2제곱]으로 산출. 25 이상이 비만)이네요. 체중이 낮으면 몸 저항력이 떨어지니까 조금 체중을 늘리도록 해주세요. 식이요법은 대체로 살이 빠지니까 현미 채식이나 당질 제한 같은 것은 하지 않도록 조심하세요. 암 환자의 80퍼센트는 암이 아니라 영양실조로 죽음을 앞당깁니다.

멜라노마의 약물치료에는 항암제 대신 흔히 면역 관문 억제제가 쓰이지만, 위험하다. 수명 연장 효과는 없는데 독성이 강하다. 대표적인 옵디보는 장기 전이가 있는 멜라노마에 쓰일 목적으로 최초로 승인되었다. 비교 시험 결과 항암제보다 생존성적이 뚜렷하게 좋았기 때문이다. 그런데 다른 의사 그룹에서 마찬가지 비교 시험을 진행했더니 옵디보와 항암제의 생존 기간 그래프는 거의 일치하듯 겹쳤다.

아니나 다를까, 성적이 양호한 시험에서는 추적조사를 게을리하고 겉보기식 생존성적을 올리고 있었다. 전이한 멜라노마는 성질이 고약하다. 실험 대상자 대부분이 수년 이내에 많게는 자택이나 호스피스에서 사망한다. 비교 시험 담당 의사가 확인하지 않으면 ① 마지막에 담당 의사를 방문한 시점에는 살아 있었거나 ② 그 후에도 죽지는 않았다는 말이 된다. 추적을 소홀히 할수록 생존성적이 양호하게 나타날 만하다.

대학병원에서 멜라노마 수술을 받은 환자에게서 흥미로운 이야기를 들었다. 첫 치료 때 담당 의사는 옵디보라는 특효약이 생겼으며, 전이하면 꼭 사용하자는 말을 했다고 한다. 그런데 수년 후에 전이가 나타났는데도 옵디보를 권하지 않았다. 그동안 몇몇 환자에게 사용했다가 폐부전,

간기능 장애, 뇌염 등의 심각한 부작용, 저조한 효과를 실감한 것이리라.
조심하자.

곤도 선생님 치료 방침을 따른 결과

☑ 절제 외 방법도 있음을 알고 긍정적으로 생각하게 되었다

나는 눈을 빼앗기지 않기 위해 필사적이었다. 오른눈을 뽑아내어 폭 파인 구덩이에 인공 눈꺼풀을 붙인 의안을 심는다는 수술 설명을 도저히 받아들이기 힘들었다. 하지만 불안했다.

곤도 선생님을 만나서 각오를 굳혔다. 우선 "힘들겠네." 하고 위로해주셨다. 눈과 눈꺼풀을 빼면 거꾸로 전이를 초래하거나 절제 외 방법도 있는 등 많은 깨달음을 얻었다. 마지막에 "힘내세요." 하고 악수해주신 것도 기뻤다.

'암으로 죽겠구나, 죽겠구나' 하면서 강박적으로 생각하다가 자전거로 폭주하던 시기도 있었다. 이러다가 교통사고로 즉사할 수도 있겠다고 생각하니 웃음이 나왔다.

남은 수명 따위 아무도 모른다. 그렇다면 남들이 바보 같다고 여길지언정 내게 가치 있는 일을 무엇이든 하자. 좋아하는 것을 먹고 가고 싶은 곳에 가고, '오늘의 작은 행복'을 실천하기로 결심했다. 어쨌거나 오늘은 하고 싶은 일이 생겼으니 어떻게든 되겠지, 라고 해탈하면 마음이 맑아진다. 이렇게 긍정적으로 바뀐 것도 곤도 선생님 덕분이다.

· 치료 후에 다른 장기에 숨어 있던 암이 나타나는 ·

재발 · 전이

재발 또는 전이는 어떤 장기에든

생길 가능성이 있으나,

그중에서도 전이가 나타나는 빈도가 높은데

대처법이 문제가 되는 장기 전이에 관해 설명하겠다.

암이 다시 나타나는 재발. 치료 전부터 숨어 있는 전이

☑ 의사가 "모두 떼어냈습니다", "사라졌습니다"라고 했는데도 다시 나타나는
이유

이번 항목에서는 위암, 폐암 등 덩어리를 만드는 고형암의 재발 및 전
이에 관해 설명하겠다.

'재발'은 수술, 항암제, 방사선 등의 치료가 성공한 것처럼 보여도 다시
나타나는 것을 말한다. 모두 떼어냈다, 사라졌다는 의사 말은 '눈에 보이
는 암은'이라는 의미를 내포하며, 눈에 보이지 않는 작은 암이 증식해서
다시 나타나는 경우가 드물지 않다.

'전이'는 암이 최초로 만들어진 부위에서 혈액이나 림프액 흐름을 타고 1밀리미터 이하 크기일 때부터 다른 장기나 기관으로 이동해서 증식하는 것이다. 치료를 시작하기 훨씬 전부터 다른 장기에 숨어 있던 게 나타난다.

전이에는 림프절 전이와 장기 전이가 있는데, 정확하게 말하자면 장기 전이는 '수술 후에 장기 전이 형태로 나타난 재발'을 의미한다. 어떤 장기에든지 재발 및 전이는 생길 가능성이 있으나 심장, 위, 대장, 자궁 등으로의 전이는 아주 드물다. 여기에서는 빈도가 높고 내버려두면 중대한 영향을 미치는 등 대처법이 문제가 되는 장기 전이를 다루겠다.

혈액암은 원래 혈액 흐름을 타고 전신을 빙글빙글 돌기 때문에 치료 후 재발이라고는 하지만 치료 후 전이라는 표현은 쓰지 않는다. 혈액암이 재발했을 때 만일 치료한다면 항암제를 쓴다.

또 치료한 장기에 새로 나타나는 암도 재발이라 불리며, ① 첫 번째 치료 후 살아남은 암세포가 증대 ② 다른 새로운 암세포가 발생해서 증식하는 사례로 나뉜다. 예를 들면,

○ 유방암이 최초로 발생한 쪽이 아닌 반대쪽 유방에 새로 생긴 암 병소
○ 위암이나 대장암 치료 후 초발 병소에서 떨어진 곳에 생긴 암 병소
○ 간암에서 간 내부에 끊임없이 나오는 신 병소는 대부분 새로운 암 병소

등이다.

림프절 전이에는 초발 병소에 가까운 ① 영역 림프절 전이, 초발 병소에서 떨어진 곳으로의 ② 원격 림프절 전이가 있다.

고형암에서는 원칙적으로 장기 전이를 낫게 하는 치료법이 없다

☑ 세심한 정기 검사에도 생존율은 바뀌지 않는다

초발 병소에서 멀리 떨어진 곳, 가령 대장암에서 목 림프절로 전이 등 원격 림프절 전이의 경우 거의 모든 사례에 장기 전이가 숨어 있다. 단지 림프절 전이는 초발 병소에서 가깝건 멀건 그것만이라면 생명에 영향을 미치는 일이 드물다.

암 사망의 원인 중 80퍼센트 이상이 타 장기로의 전이라고 하지만, 오늘날 암 자체가 원인이 되어 사망하는 환자는 소수다. 실제로는 수술 후 유증이나 합병증, 항암제 독성 등으로 죽는 치료사다. 혹은 치료로 인해 살아갈 에너지를 빼앗겨 치료 후에도 체력이나 몸 상태가 회복되지 않은 쇠약사 또는 영양실조사를 당하는 사례가 대부분이다. 전이를 치료한 탓에 오히려 조기 사망하는 환자가 무수히 많다.

수명 연장 효과가 인정된 치료법이라면, 혈액암 재발 시에 쓰이는 '고용량 화학요법+골수이식'이 희소하게 효과를 본다. 단지 부작용으로 죽는 확률이 10퍼센트 이상이다. 담당 의사와 충분히 상담하길 바란다.

장기 전이는 증대하기 쉬우므로 부지런히 검사할수록 전이가 일찍 많이 발견된다. 하지만 고형암에서는 원칙적으로 장기 전이를 낫게 하는 치료법이 없다.

과거, 유방암이나 대장암 수술 후 환자들을 ① 대부분 정기 검사하지 않거나 ② 세심하게 검사하는 그룹으로 나누어 추적하는 비교 시험이 몇 건이나 실시되었으나, 어느 시험 결과를 보아도 검사를 하건 하지 않건 생존 기간은 같았다.

　나는 게이오대학 병원에서 근무하던 1980년대에 그 사실을 알았고 치료가 끝난 환자에게는 정기적인 진찰이나 검사는 무의미하니 무언가 이상을 느끼면 그때 오라고 전했다. 그래도 진료받기를 희망하는 환자에게는 반년~1년에 한 번 원칙적으로 검사 없이 진료했다. 그래도 환자들은 만족스러워 보였다.

　일반 의사도 검사가 무의미하다는 것을 알면서도 빈번하게 정기 검사를 권하는 이유는 영리가 목적이기 때문이다. 종양 표지자 검사는 채혈만으로 수천 엔을 청구할 수 있으며, 조금만 수치가 올라가면 CT에 PET, MRI, 내시경 검사 등을 통해 병원이 윤택해지기 때문이다. 그러나 종양 표지자 검사에 일희일비하면 항암제 치료로 내몰리기 쉽고, CT 검사는 발암을 유발한다. 조심하길 바란다.

· 뇌로 재발·전이 ·

뇌 전이

모든 고형암은 뇌로 전이될 가능성이 있다.

특히 폐암의 뇌 전이가 많고

전이 부위에 따라 증상이 다르다.

뇌 전이는 계속 나타나기 쉽다.

표준치료

뇌 전이는 보통 여러 개 생기며 수술이 어렵다. 뇌압 강하제, 방사선 치료(전이 개수가 적으면 표적 조사, 많으면 전뇌 조사), 항암제 치료(암 축소 효과가 낮고 부작용이 심하다), 분자 표적 치료제(일부 암에서 항암제 치료와 병행) 등이 증상에 맞추어 진행된다.

닥터 곤도의 해설

견디기 힘든 자각증상이 있다면 치료로 개선하는 경우가 많다. 단지 중요한 기능을 관장하는 뇌에는 쓸데없는 세포는 하나도 없을 것이므로 수술이나 방사선으로 뇌세포가 상처를 입어서 오히려 증상이 악화하는 위험도 있다. 담당 의사와의 솔직한 상담이 필요할 것이다.

또 자각증상이 없는 뇌 전이는 상태를 보다 보면 오랫동안 증대하지 않는 사례도 있다. 그러나 검사에서 발견되면 증상이 없어도 방사선 치료 등을 당하게 되어 신경장애가 생기기도 한다. 자각증상이 없는 동안에는 정기적인 뇌 검사(MRI 등)를 받지 말아야 한다.

방사선 치료는, 전이 개수가 많아서 치료가 필요하다면 전뇌 조사를 받을 것이다. 그러나 머리카락이 모두 빠지고 최근 많이 이루어지는 한 회에 3그레이씩 10회, 총 30그레이 방식은 치료 후 치매에 걸릴 가능성을 높인다. 한 회 선량을 낮추어 2그레이씩 15회로 하는 게 안전하다고 생각한다.

뇌 전이는 드문드문 재발을 반복하기 쉽다. 수술은 보통 피해야 하지만, 대장암이나 유방암 등에서 ① 초발 병소 치료 후 시간이 흘렀거나 ② 전이 병소가 한 곳에만 보이거나 ③ 수술로 인한 후유증이 생기기 어려운 부위 경우에는 수술이 훨씬 효과적일지도 모른다.

단지 뇌외과 의사도 실력 차가 크기 때문에, 어느 병원에서 수술받을 지가 관건이다.

고형암에 통상적으로 쓰이는 항암제는 무의미하며 유해하다. 그러나 주치의에게 강요받기 쉽다. 그 경우 방사선을 조사한 후 항암제를 투여하면 뇌세포가 상처를 입기 쉽고 치매에 걸릴 가능성이 비약적으로 높아진다는 것을 기억해두자.

· 증언 46 · MT 씨(50대 남성)

신세포암에서 뇌로 전이

2010년에 어머니, 2022년에 나도 감마나이프 치료

☑ 암을 발견한 계기

○ **2018년 3월(47세):** 우울증과 적응장애로 휴직했다. 직장에서의 괴롭힘, 혼자 살면서 요양 등급 5등급인 아버지 간병에 시달리는 등 심적 피로가 많았다. 식사는 늘 슈퍼마켓의 반값 도시락으로 해결했다.

○ 〈신세포암〉 **2020년 12월 24일(49세):** 가슴에 극심한 통증을 느껴 구급차로 옮겨졌다. 신세포암이라고 진단받았다.

○ 〈뇌 전이〉 **2022년 7월 14일(51세):** 갑자기 키보드를 제대로 두드리지 못하는 등의 증상이 나타나 뇌신경 클리닉에서 MRI 검사를 받았고 뇌에 종양이 발견되었다.

☑ 증상 및 치료 경과

○ 〈신세포암〉 **2020년 12월 24일(49세):** 담당 의사 설명으로는 '심근경색 징후는 없고 가슴의 극심한 통증 원인은 명확하지 않음, 오른쪽 신세포암. 크기 8센티미터, 폐 전이도 의심됨'이었다. 그러고는 "28일부터 하루 입원해서 침 생검을 하고, 확정 진단되면 약으로 눈에 보이지 않는 전이를 박멸한 후 신장을 적출하는 수술을 하겠습니다. 조기 발견이고 아직

젊으니 괜찮아요, 낫습니다"라고 했다. 돌아오는 길에 서점에서 《암 부위별 치료 사전》을 구매해 읽었다. 그리고 침 생검을 취소했다.

○ **2021년 1월 4일(50세):** 곤도 선생님과 상담 후 방치하기로 정했다. 아직 증상은 없다.

○ **〈뇌 전이〉 2022년 7월 14일(51세):** 건강했는데 스마트폰 조작이나 계산이 서툴러졌다. 뼈 아니면 눈에 이상이 있다고 생각해 19일에 접골원과 안과에서 진료받았으나 원인을 찾지 못했다.

○ **7월 22일:** 뇌신경 클리닉에서 MRI 검사를 받았다. 당장 Y공제병원으로 가라고 해서 검사 데이터를 가져가니 뇌외과 의사가 "뇌로 전이되었습니다. 표적 조사가 가능한 감마나이프로 치료하겠습니다"라고 했다.

○ **7월 28일:** 뇌 전이의 감마나이프 치료에 관해 곤도 선생님에게 다시 상담했다.

○ **8월 3일~5일:** 입원해서 감마나이프 단독 치료를 받았다. 항암제 치료는 거절했다.

곤도 선생님에게 문의한 내용

❶ 2021년 1월 4일(50세) 저서를 읽고 조직검사를 거절한 후 상담하러 왔습니다.

❷ 담당 의사는 일단 암을 작게 해서 전이를 박멸하기 위해 옵디보와 여보이(둘 다 면역 관문 억제제)를 12주 동안 투약하고 그 후에 수술까지 하자고 권하는데 내키지 않습니다.

❸ 2022년 7월 28일(51세) 작년에 상담한 신세포암 상태가 지금 어떤지 알 수 있나요?

❹ 뇌에 있는 종양은 글리오블라스토마(교모세포종)일 가능성이 있나요?

❺ 감마나이프로 치료하면 다시 키보드를 칠 수 있을까요?

2002년에 《암과 싸우지 마라》를 읽은 후 선생님이 기술한 내용을 신뢰한다. 2010년에 어머니가 뇌종양에 걸려서 적출 수술을 권고받았으나, 곤도 선생님 책을 샅샅이 읽고 수술을 가능한 한 피할 수 있는 치료경로가 있음을 알고 감마나이프로 치료받게 했다. 엄마는 회복했다가 2014년에 돌아가셨다. 일관되게 암에 관해서는 곤도 선생님 저서를 내 가치의 중심에 두고 있다.

닥터 곤도의 답변 및 해설

☑ 뇌종양 치료 예후는 의사 실력에 따라 달라진다

❶ 다행이군요. 신장암의 침 생검은 바늘이 지나가는 길에 암세포가 흩어져서 증식하기 쉽습니다. 그래서 신장은 두 개 있다는 이유로 생검을 거치지 않고 무턱대고 적출 수술하는 사례도 흔합니다. 암세포가 나오지 않으면 암은 아니었다, 축하한다는 식으로 의사는 낯빛 하나 바꾸지 않고 말합니다. 끔찍한 이야기지요.

❷ 의사가 하라는 대로 항암제 치료를 받으면 일상생활을 만끽하지 못하게 되고 부작용은 인생을 마감할 때까지 이어집니다. 운이 나쁘면 올해

안으로 부작용으로 죽을지도 모릅니다.

❸ 나는 무증상 방치 환자를 수십 명이나 진료했는데 장기 전이는 나타나지 않았습니다. 신세포암은 악성도가 약해서 20센티미터까지 된 후에 발견된 환자도 건강했습니다. 환자분 신장도 20년 혹은 그 이상 문제를 일으키지는 않을 것 같군요. 수술하면 양성이라 해도 여러 가지 거추장스러운 일이 생깁니다.

❹ 뇌종양은 영상만으로는 모르는 경우도 많습니다. 제대로 확인해달라고 하는 게 좋습니다. 진단은 뇌 전이지만 실제로는 무엇인지 모릅니다. 애매한 곳에 있거든요. 글리오블라스토마라면 심각합니다. 뇌 치료는 의사 실력에 따라 예후가 상당히 달라지기 때문에 국립암센터 의사에게 소견서를 써두겠습니다.

❺ 감마나이프로 치료하면 손 움직임도 계산 능력도 서서히 회복할 것입니다.

양성, 악성을 불문하고 뇌를 비롯한 두개골 내의 병변 치료에는 감마나이프라는 방사선 치료 장치가 흔히 사용된다. 두부를 고정해서 가느다란 빔 상태 감마선을 병소부에 집중적으로 쏜다. 주위 정상조직에 미치는 악영향을 억제하면서 뇌 심층부나 위험한 부위까지 병소부만 나이프로 도려내듯 파괴할 수 있다.

최대 지름 3센티미터 이하 종양이라면 여러 개 있어도 실시 가능하다. 단지 병원 총수입은 한 회 조사로 끝내건 날을 바꾸어 여러 횟수로 나누건 같으므로 병원에 따라서는 한 회에 끝내고 싶어 한다. 그러면 뇌 조직이 상처 입기 쉽고 거꾸로 신경 증상이 악화할 수도 있다. 안전성을 높이기 위해서는 날을 새로 정해서 수차례에 걸쳐 방사선을 조사해달라고 해야 한다.

뇌 전이는 띄엄띄엄 발생하기 쉬우므로 가능한 한 그때마다 감마나이프로 제어하는 게 좋을 것이다. 하지만 자각증상이 없다면 상황을 보면서 치료 피해를 피해야 한다.

곤도 선생님 치료 방침을 따른 결과

✅ 아무 암이든 방치해도 좋다고 하는 분은 아니다

신장 종양에 관해 Y공제병원 의사는 내버려두면 점점 악화해서 혈뇨가 나온다고 했다. 그런데 곤도 선생님에 따르면 양성 종양이라 해도 신장 적출술을 한 환자를 추적하면 10년 이내에 40퍼센트가 4기 이상의 신장 장해를 겪고 인공투석에 의지하기 쉽다고 한다. 말 그대로 얻는 건 없고 뺏기기만 하는 것이다.

덕분에 나는 혈뇨 등의 증상도 없고 종양은 축소되는 경향을 보인다. 수술이나 항암제 치료를 받았다면 아무것도 못했을 테고, 어쩌면 죽었을지도 모른다. 그러나 뇌 전이 진단을 내린 뇌신경외과 의사는 '증상이 없으니 괜찮다는 건 자기만족이다. 자세하게 검사해서 원발 암을 발견하고 항암제 치료 후에 적출 수술, 다시 항암제 치료하는 표준치료를 해야 한다'는 주장만 펼쳤다.

문제는 암 보험 백만 엔을 보상받지 못한다는 점이다. 의사에게 신청 서류 작성을 의뢰했더니, 생검을 거치지 않으면 신세포암을 확정하지 못하므로 서류 작성은 불가능하다고 한다. 타개책을 고민 중이다.

곤도 선생님에게 두 번 상담한 결과, 뭐든 방치해서 좋다고 하는 분은 아니며 필요할 때는 이렇게 하라고 명확하게 조언해주신다는 것을 알게 되었다.

· 폐에 재발·전이 ·

폐 전이

고형암이 전이하기 쉬운 장기로

간, 뼈 등이 있으나 그 선두에 있는 것이 폐다.

폐 전이는 아무리 작아도 CT 검사를 통해

발견하기 쉽다는 점도 관계가 있다.

표준치료

〈**수술**〉 전이가 거의 여러 개라서 절제해도 다른 전이가 끊임없이 생기므로 수술은 진행하지 않는다.

〈**방사선 치료**〉 상태에 따라 정위 방사선 치료(표적 조사)를 실시할 수 있다.

〈**항암제 치료**〉 수술이나 방사선 치료 유무를 불문하고 항암제 치료가 진행되는 경우가 많다.

닥터 곤도의 해설

폐 전이가 발견되었는데 자각증상이 없다면 방치하는 게 좋다. 호흡에 사용되는 폐의 체적을 암 치료로 줄이지 않는 게 안전하게 오래 사는 비결이다. 옵디보나 키트루다 등의 면역 관문 억제제도 호흡 기능을 크게 떨어트리기 쉬우니 자격 미달이다.

폐 전이의 주요 사인은 호흡부전이지만, 현재는 암으로 인한 호흡곤란 전에 암 치료에 따른 호흡부전으로 생명을 잃는 환자가 압도적으로 많다. 수술이나 방사선 치료를 한 경우 못쓰게 되는 폐 체적은 수백 밀리리터 이상 되기 때문이다. 예를 들면 신장 150센티미터인 환자가 전이 병소 합계 체적이 2천 밀리리터=2리터 정도가 되면 숨 막힘 현상을 느낄지도 모른다. 그렇게 되려면 지름 2센티미터짜리 전이가 5백 개나 있어야 한다. 보통 CT 검사로 발견되는 폐 전이는 수 개에서 수십 개다. 하나당 수 밀리미터에서 2센티미터 정도로 작은 전이로 인해 쓰지 못하게 된 폐 체적은 수 밀리리터~수십 밀리리터 정도다. 따라서 자각증상이 없으면 내버려두어도 1년 안에 호흡곤란이 생기는 사례는 거의 없다.

한편, 암 치료를 받으면 호흡 체적이 급감한다. 수술하면 전이 병소 주변 정상조직까지 넓게 잘라내므로 한 개 절제로 수백 밀리리터가 상실된다. 방사선 표적 조사로도 방사선이 통과하는 폐 조직이 파괴되어 방사선 조사 한 달 만에 수백 밀리리터를 호흡에 쓰지 못하게 된다.

또 항암제 치료를 망설이는 환자에게 의사는 '내버려두면 시한부 반년', '여명 1년' 등의 말을 하지만, 무증상의 폐 전이를 방치한 환자는 거의 모두 1년 후에도 생존한다.

· 증언 47 · SK 씨(70대 남성)

후두암에서 폐 전이 의심

자각증상 없는 폐 전이는 방치가 최선임을 체험

☑ 암을 발견한 계기

30대부터 64세까지 부티크를 운영했다. 건강법은 움직이기. 집수리, 정원 잡초나 화단 손질로 바쁘다. 편식하지 않고 잘 먹는다. 술은 사케를 하루에 450밀리리터, 담배는 40세까지 하루에 한 갑 피웠다.

○ 1970년(25세): 십이지장궤양으로 위를 3분의 2 절제했다. 지금도 한 번에 많은 양을 못 먹는다.

○ 2014년(69세): 장례식 인사 때 목이 쉬어서 소리 내기 힘들어 가까운 이비인후과에서 진료받았다. 거의 후두암이라고 그 자리에서 K암센터를 소개받아 바로 갔다.

☑ 증상 및 치료 경과

○ 〈후두암〉 2014년(69세): K암센터에서 후두 파이버스코프(카메라가 붙은 길고 가느다란 광파이버 다발을 코로 넣어서 후두를 관찰), CT, MRI, 세포진 등의 정밀검사를 받고 후두암이라고 확정 진단받았다.

방사선 단독 치료를 받았는데, 한 번에 2.4그레이씩 25일 동안 총 60그레이 받았다. 한 번에 2그레이씩 30일도 선택할 수 있다고 들었으나 기간이 짧은 쪽을 선택했다. 2019년 완치 판정을 받고 현재 8년째지만 걱정되는 부분은 없다.

ㅇ 〈폐 전이 의심〉 2014~2016년(69~71세): 3년 연속으로 흉부 CT에 불투명유리 상태 그림자를 확인했다. 호흡기과에 가서 검진받으라고 했으나 거절했다.

ㅇ 2017~2018년(72~73세): 호흡기과에서 검진받고 경피 침 생검을 하도록 강력하게 권고받았으나 거절했다.

ㅇ 2019년 5월 19일(74세): 조금 숨이 막히는 느낌이 들어 곤도 선생님에게 상담했다. 계속 방치 중이다.

곤도 선생님에게 문의한 내용

❶ 폐 CT상에 보이는 그림자는 암이나 다른 질병일 가능성이 있습니까?

❷ 침 생검에 관해 알고 싶습니다.

❸ 가끔 느끼는 숨 막히는 현상은 예민해서인가요?

❹ 혈압이 높은 편이어서 혈압강하제를 먹고 있는데 끊는 게 좋을까요?

곤도 선생님 활동에 관해서는 게이오대학 병원 시절의 신문과 잡지를 통해 알게 되었고, 다른 대학병원 의사가 하지 않는 말을 하는 점에 흥미를 느껴 주시하고 있었다. 후두암이라고 진단받은 후 선생님 저서를

7~8권 읽고 인터넷에서 여러 기사와 강연 동영상도 보았다.

후두암 수술이나 항암제 치료를 권고받았다면 거절할 계획이었으나 방사선이 유일한 치료법이었기 때문에 치료했다. 첫 검사 때부터 폐에 그림자가 있다는 말을 들었는데 호흡기과의 검진이나 조직검사를 5년 동안 거절했다. 살짝 호흡이 힘들어지자, 내 판단에 대한 곤도 선생님 의견이 듣고 싶어졌다.

닥터 곤도의 답변 및 해설

☑ CT 영상에 나타난 반투명 유리 상태 그림자는 전이 능력이 없는 유사암

❶ CT 영상에서 반투명 유리 상태로 보이는 암은 아무리 조직검사에서 선암이라는 진단을 받았어도 전이 능력이 없는 유사암입니다. 잘라내는 것은 몸에 상처를 내는 만큼 손해입니다.

암은 발견될 정도의 크기로 자랄 때까지 5~15년은 걸립니다. 1센티미터라도 암세포는 약 10억 개이거든요. 만일 진짜암이라면 0.1밀리미터 이하일 때부터 혈액을 타고 온몸에 전이해 숨어 있으므로 절제해도 낫지 않습니다. 조직검사는 무의미하니 거절한 건 정답입니다.

❷ 폐암의 침 생검은 국소마취를 한 다음 암이 의심되는 곳에 피부를 통과해 가슴뼈 사이로 가느다란 바늘을 찔러넣어 세포나 조직을 채취해서 현미경으로 조사합니다. 폐를 덮은 흉막에 외부로부터 구멍을 뚫기 때문에 거기에서 공기가 새어 가슴이 쪼그라드는 기흉 등의 위험이 있습니다.

❸ 폐에 이 정도 그림자가 호흡에 영향을 미치는 일은 없고, 심리적이거나 노화현상이겠지요.

❹ 혈압강하제는 최고 혈압이 200을 넘기고 두통 등의 증상이 나타나지 않는 한 먹지 않는 게 좋습니다. 약으로 억지로 혈압을 낮추면 어지럽거나 치매에 걸리기 쉽고 사망률이 높아진다는 데이터도 있습니다. 폐보다 먹는 약을 조심하세요.

폐는 거대한 장기다. 성인의 총폐활량은 평균 남성이 6리터, 여성이 4.2리터다. 기능적인 여력도 커서 한쪽 폐에 전이 병소가 있어 쓸모없어져도 호흡부전에 걸리지 않는다. 폐암 수술로 한쪽 폐를 절제해버릴 정도다.

흡연 이력이 있는 사람은 폐가 상처 입어 자주 간질성 폐렴이나 폐기종에 걸린다. 그 경우 호흡 기능은 떨어지는데도 본인은 어떻게든 살아 있는 것인데, 수술이나 방사선, 항암제 모두 호흡 기능을 떨어트리므로 치료사하기 쉽다.

그러나 내 외래 센터에는 의사들로부터 항암제를 권고받은 환자가 자주 온다. 의사가 항암제를 권했다는 건 '치료만 받아주면 당신이 조기 사망해도 상관없다'고 말하는 것과 같다.

항암제는 부작용이 발현되는 정도가 사람마다 다르므로 몇 번을 반복해도 폐가 무사한 사람도 있는가 하면 한 번 만에 호흡부전으로 죽는 사람도 있다. 전체적으로 보면 환자의 절반은 반년~1년 이내에 죽는다. 소위 시한부 반년에서 1년이다.

☑ 영상을 본 순간 "더 이상 병원에 가지 않으셔도 돼요." 야호!

K암센터 의사는 후두암의 방사선 치료 설명 때는 "완치하겠죠"라고 했다. 그런데 폐의 침 생검을 거절했더니 "그런 사람이 있으니까, 치료해도 소용없는 겁니다"라고 한다.

마음 상해서 경과 관찰을 그만두었더니 이상하게 숨찬 느낌이 가끔 들었다. 그래서 보관 중이던 2014년과 2017년 흉부 CT 영상을 들고 곤도 선생님께 문의드렸다. 폐 화상을 본 순간 "이걸로 죽는 일은 없으니, 병원에 더 이상 가지 않아도 돼요"라고 하셨다. 야호! 이걸로 죽는 일은 없구나, 하고 진심으로 마음이 놓였다.

저서를 읽고 접근하기 어려운 사람일 줄 알았는데, 눈앞의 곤도 선생님은 사근사근하고 대화하기 편한 분이셨다. 흰 종이에 그림을 그리면서 열심히 설명해주셨다. 돌아올 때 "불안이 사라져서 편안해졌습니다. 다시 올지도 몰라요"라고 했더니 "그런 분이 한둘이 아니에요"라고 방긋 웃으면서 악수해주셨다.

곤도 선생님은 다른 의사가 하지 않는 말을 해주는 명의였다. 이야기를 또 듣고 싶었는데, 돌아가셔서 애석하다.

간 전이

대장암 전이 부위는 주로 간이며,

간 외에 전이가 인정되지 않는 경우가 많다.

여기에서는 대장암의

간 전이를 다루겠다.

표준치료

〈**수술**〉 간에 전이 병소가 여러 개 있어도 상태에 따라 간의 부분절제술이 실시된다.

〈**라디오파 소작법**〉 전이가 지름 3센티미터 이내, 세 개 이하라면 실시하는 병원이 있다.

〈**방사선 치료**〉 상태에 따라 정위 방사선 치료(표적 조사)를 진행한다. 그 밖에 항암제 치료가 있다.

닥터 곤도의 해설

간은 기능적인 여력이 커서 체적의 80~90퍼센트가 암에 점령당할 때까지는 간부전에 걸리지 않는다. 정상세포가 줄고 간이 제 기능을 못하면 황달, 복수, 의식장애 등의 간부전 증상이 나타난다. 그 시점부터 수명(반수가 사망하는 기간)은 수 주 내다.

간세포암의 치료법으로 출발한 라디오파 소작법은 최근 간 전이 치료법으로 시행하는 건수가 늘고 있다. 라디오파 치료가 가능하다면 개복이나 전신마취 필요가 없고 이 때문에 죽을 위험도 수술보다 훨씬 낮으므로 수술보다 라디오파가 이득일 것이다. 방사선 치료(표적 조사)와 비교해도 라디오파의 병소 근절률이 약간 높다.

라디오파 치료 기준은 전이 크기가 3센티미터 이내로 세 개까지이나, 시술자 실력에 따라서는 5센티미터를 넘는 병소도 치료할 수 있고 5~6개 정도로 개수가 많아도 시행해주는 병원이 있다. 그런 병원을 찾는 게 중요하다. 라디오파 소작법이 끝난 후에 수술한 사례도 마찬가지인데, 새로운 전이가 계속 나타나기 쉽다. 전이 병소가 나올 때마다 치료를 반복하게 되는데 수술은 정상세포도 잘라내기 때문에 회수에 한계가 있다. 라디오파는 10~20회 반복하는 사례도 있다. 반복하기에는 육체적·정신적 부담이 따르지만, 이 치료는 수명 연장 효과를 기대할 수 있다. 가능하다면 라디오파를 선택하자.

최신 가이드라인에는 '라디오파 소작법을 1차 치료법으로는 하지 않는다'라고 적혀 있다. 작성 위원 대부분은 외과의사이므로, 나는 이들이 라디오파 치료를 견제하기 시작했다고 본다.

· 복막으로의 재발·전이 ·

복막 전이

복막 전이는 암세포가 장기를 뚫고서,

복부 장기를 덮는 복막에 퍼지는 것이다.

'복막 파종'은 암이 씨를 뿌린 듯 흩뿌려진 상태를 말한다.

복수가 차기 쉽다.

표준치료

〈복수 천자〉 배에 침을 찔러 복수를 뺀다.

〈항암제 치료〉 경구 또는 링거를 사용한 항암제 치료 외에 복강에 직접 항암제를 주입하기도 한다.

닥터 곤도의 해설

복막은 위, 소장, 대장, 간, 방광, 자궁 등의 복부에 있는 장기를 덮는 얇은 막으로, 이 막으로 둘러싸인 폐쇄 공간이 복강이다. 복막으로 전이가 생기면 장폐색이 생긴다고 생각하는 사람이 많지만, 그건 오해다. 복막 전이가 있어도 방치한 사례에서는 장폐색이 생기는 일이 거의 드물다.

한편, 복막 전이가 분명하거나 숨어 있는 경우 수술하면 수술칼로 인해 상처 난 복막에 암세포가 들어가 급격히 증식하고 복막 내를 덮는 복막 표면에 암세포가 뿌려지는 복막 파종 상태가 된다. 그리고 소장 주변에서 증식한 암 병소가 소장을 밖에서 조여서 장폐색이 일어나는 것이다. 그러면 배가 부풀고 토하며 힘든 고통을 수반한다.

이때 코를 통해 튜브를 넣어서 위나 소장 내의 음식물이나 소화액을 뽑아내는데, 나아지지 않으면 개복해서 폐색 부위를 절제하기도 한다. 그러나 재수술로 복막을 또 상처입히므로 다시 암이 증식해서 장폐색에 걸린다는 비참한 악순환이 생기고 만다.

수술만 하지 않으면 아무리 전이 병소가 커져도 암이 소장을 조이는 사태는 발생하지 않는다. 그러니 위암, 대장암, 췌장암, 방광암, 자궁암, 난소암 등 복막에 전이했을 가능성이 큰 암은 고통 끝에 죽어가는 비극을 피하기 위해서라도 가능한 한 수술을 받지 말아야 한다. 게다가 대장암으로 일어나는 장폐색은 초발 병소가 대장 내강(비어 있는 부분)을 막아 생기는 것으로 복막 전이에 따른 장폐색과는 완전히 별개임을 알아야 한다.

· 증언 48 · MN 씨(70대 남성)

대장암에서 간으로 전이, 복막 전이

'항암제를 쓰지 않으면 한두 달밖에 못 살아요',
그러나 쓰지 않고 건강하다

☑ 암을 발견한 계기

75세까지 협회 회장 등을 맡아 바쁘게 생활했고 한밤중에 저녁을 먹는 일도 많았다. 76세에 이직해서 규칙적인 생활을 시작했다. 채소와 고기를 자주 먹는다. 여름에도 데운 술을 하루에 180밀리리터 마셨다. 담배는 피우지 않는다.

○ **2021년 11월 3일(77세):** 장이 막히는 느낌 때문에 A병원에서 초음파 검사를 받았으나 이상 없다고 나왔다.

○ **11월 4일:** 극심한 복통과 구토로 의식이 혼탁해졌다. K종합병원에 긴급 이송되었다. MRI, PET-CT, 뇌파, 심전도, 폴리그래프, 심박, 혈액검사 후 '에스자결장 암에 따른 장폐색'이라고 진단받았다.

☑ 증상 및 치료 경과

○ **2021년 11월 4일(77세):** 긴급 이송된 K종합병원에서 폐색 부분을 넓히는 대장 스텐트(금속 재질의 그물망 확장관)를 넣었다.

○ **12월 3일:** 복강경 아래로 에스자 결장암을 부분 절제했다. '간, 복막

398

에 전이 있음, IV기'라고 고지받았다. 가슴에 관을 꽂아서 항암제를 넣자고 하기에 거절했다.

○ **2022년 1월 8일(78세):** 곤도 선생님에게 상담. K종합병원에서의 PET-CT 검사 결과 영상에 번쩍거림이 있다고 해서 복막과 간에 전이되었다는 진단은 오진 같다는 견해였다.

○ **4월:** 수술 후 4개월째에 신임 의사가 CT 영상을 보고 복막 전체에 전이가 가득 퍼져서 간에도 전이가 있다, 항암제를 쓰지 않으면 앞으로 한두 달밖에 못 산다고 했다.

○ **초여름~가을:** 복수가 가득 차고 바지를 입기 힘들 정도로 다리가 빵빵하게 부어서 배도 아프고 식욕도 없었다. 매우 나른하고 심리적으로도 약해졌다. 체중은 일시적으로 10킬로그램 넘게 빠졌다. 그래도 이뇨제나 패치형 진통제, 매실주스, 고칼로리 젤리 등을 쓰며 여러 방면으로 연구했더니 회복했다.

○ **12월:** 현재 배는 쏙 들어갔고 식욕도 나아져서 체중도 돌아왔다. 대소변도 잘 나와서 컨디션은 좋다.

곤도 선생님에게 문의한 내용

❶ 복막, 간에 전이가 있다는 말을 들었습니다. 앞으로 어떤 과정이 기다리고 있나요?

❷ 가슴에 관을 넣어서 항암제를 몇십 시간이나 주입한다는 치료를 거절했습니다.

❸ 증상이 악화하면 어떤 증상이 나타납니까? 앞으로 대처법도 알고 싶습니다.

❹ 이제부터 어떻게 생활하는 게 좋을까요?

수술 직후 의사가 최초로 항암제 치료를 권했을 때 요양 보호직으로 일하는 큰아들이 "아버지가 오래전부터 읽는 책의 저자 곤도 선생님께 물어보면 후회 없는 선택을 하지 않을까요? 가보시죠"라면서, 선생님의 세컨드 오피니언 외래 센터 예약을 잡아 아내와 동행해주었다. 내 선택을 최대한 지지한다고 말해주어 든든하다.

사전 문진표에 '가능한 한 자연에 맡기고 될 수 있으면 자택에서 생활을 이어가고 싶다, 또 주변에 폐를 끼치지 않고 지내고 싶다'라는 생각을 적었다. 아직 코로나19 환자가 다수 나오는 상황이었는데도 곤도 선생님이 입을 열자마자 가장 먼저 "마스크 벗고 얼굴 보여주세요"라고 하셔서 놀랐다.

닥터 곤도의 답변 및 해설

☑ PET-CT 화상이 번쩍거린다고 꼭 암이나 전이는 아니다

❶ PET-CT에서 복막과 간이 빛나는 것은 암이나 전이가 아니라 단순한 약제 반응이라고 생각합니다. PET건 CT건 암이 아닌 병변을 암이라고 진단하는 '허위양성'에 관한 문제가 자주 일어납니다. 환자분은 암으로 바로 죽을 것 같은 얼굴은 아닌데요.

❷ 항암제 치료는 아예 필요 없습니다. 수명 연장 효과는 증명되지 않았는데 독성의 해로움은 반드시 생기거든요. 오히려 항암제를 쓰면 올해 안에 돌아가실 가능성이 있습니다.

❸ 간에 전이했다면, 암이 정상세포를 죽이고 대신 자란 경우 간(암세포와 정상세포)의 체적은 달라지지 않으므로 통증이 나타나지 않습니다. 한편 암이 정상세포를 짓누르듯 자라는 사례에서는 간 체적이 늘어나 복막이 눌려 팽창하므로 통증이 나타납니다. 진통제와 모르핀 등의 의료용 마약으로 대처하세요. 황달이 나타나면 간부전이라는 신호인데, 뇌 해독 작용도 기능하지 못하므로 의식이 옅어져서 사망합니다. 복막 전이 때문에 복수가 차면 배에 바늘을 찔러서 뽑는 방법이 있습니다.

❹ 이제 암에 관해서는 잊어버리고 즐겁게 생활하세요. 평소에 먹지 않던 것을 먹고 술도 마셔도 좋습니다. 오늘도 가시는 길에 맛있는 것 드세요.

복막에 전이가 있으면 복수가 자주 찬다. 복강은 흉강과 마찬가지로 주머니 모양이므로 복수가 나가지 못하고 배가 빵빵하게 부풀지만, 복수가 차기만 해서는 죽지 않는다. 대처법은 배에 바늘을 찔러서 복수를 뽑는 것이다. 단지 복수에는 단백질이 풍부하게 포함되어 있으니 이에 유의해야 한다.

〈대처법 1〉 복수를 뽑아 배가 편안해지면 잘 먹어서 영양실조를 막는다. 통원하는 게 힘들지만, 일주일에 두 번 복수를 뽑고 몇 년이나 건강했던 사례를 전술했다(p.320).

〈대처법 2〉 영양실조 예방책으로 뽑은 복수를 여과해서 단백질을 분리하고 혈액 속으로 되돌리는 '복수 여과 농축 재주입법'*(KM-CART라고 검색하면 병원을 찾을 수 있다)이 있다. 이 방법은 몸에 부담이 엄청나게 커서 발열이나 쇼크 증상까지 드물게 일어난다. 또 뽑은 복수의 단백질 전부를 분리하거나 회수하지 못해서 결과적으로는 역시 몸이 야윈다.

〈대처법 3〉 몸이 말라도 복수를 뽑는다. 환자 의지가 있어야 하는데, 복강에 튜브를 삽입해 복수를 계속 뽑아 급격한 영양실조로 인한 일종의 안락사를 꾀하는 사례도 있다.

곤도 선생님 치료 방침을 따른 결과

☑ 곤도 선생님이 말씀하신 대로 건강하게 한 해를 넘길 수 있다

1998년쯤 곤도 선생님 책을 처음 만났다. 당시에 자주 강연 요청을 받았는데 '몸에 좋은 것에 관한 이슈'는 반응이 좋았다. 그래서 관련된 책을 집중적으로 읽던 중 가장 인정할 수 있었던 것이 곤도 선생님 주장이었다. 비뚤어진 것을 용납하지 못하는 고집스러운 삶의 방식도 나와 비슷해서 공감했다.

항암제를 거부했다고 형님한테 말했다가 강인하다는 말을 들었지만, 그 반대이다. 나는 겁쟁이라서 약으로 고통스러워하는 사람을 여럿 보았다. 처형은 췌장암 수술을 하고 항암제로 몹시 괴로워하다가 치료하지 말았어야 했다는 말을 남기고 돌아가셨다. 그래서 나는 항암제가 싫었고,

---

*   기존의 CART(Cell-free and concentrated Ascites Reinfusion Therapy) 치료법 문제점을 보완한 방식이다. 여과막을 내압 방식에서 외압 방식으로 변경하고 여과 필터 막힘을 풀어주는 세정 기능을 추가했다.

곤도 선생님 책 덕분에 거절할 수 있었다.

　외래 센터를 찾았을 때 선생님은 "환자분은 암으로 바로 돌아가실 얼굴은 아닌데요"라고 말씀하셨고, 실제로 나는 건강하게 살아 있다. 올해(2022년)가 저물 무렵에 다시 외래로 방문해 "선생님이 말씀하신 대로 이렇게 건강합니다. 내년을 맞이할 수 있어요"라고 감사 말씀을 전할 예정이었다. 취미로 직접 만든 나무 보드와 버터나이프를 선물로 드리려고 했는데, 슬프다.

· 뼈로 재발·전이 ·

뼈 전이(전이성 골종양)

전이성 골종양은 쉽게 생명을 잃지 않는 장기 전이다.

전이가 모든 뼈에 생기거나

백혈구 등의 제조공장인 모든 골수가

파괴되는 일은 거의 없기 때문이다.

표준치료

〈진통제〉 단계적으로 ① 비마약 계통의 진통제 아세트아미노펜 ② 약(弱) 오피오이드(Opioid, 모르핀과 같은 계열)인 트라마돌 등 ③ 강(强) 오피오이드인 모르핀 등으로 교체하면서 치료한다.

〈그 외〉 상태에 맞추어 방사선 치료, 수술, 뼈 강화제, 항암제 치료가 이루어진다.

닥터 곤도의 해설

전이성 골종양으로 목숨을 잃기는 어렵지만, 반면에 통증 등의 증상으로 고통스러운 기간이 오래 이어지기 쉽다. 그래서 전이성 골종양에서는 완화 치료가 특히 중요하다.

뼈 통증을 완화하기 위한 진통제 사용법은 의사에 따라 천차만별이며 위험한 처방도 자주 보인다.

예를 들면 제1단계 진통제로서 아세트아미노펜이 아닌 록소닌(Loxonin, 록소프로펜나트륨 성분)을 처방하는 의사는 위험하다. 부작용이 매우 심한 약이므로 최초에 이것이 처방되었다면 의사는 완화 케어 풋내기구나, 하고 생각하자. 단지 1차 치료제인 아세트아미노펜이 효과가 없을 때 추가 처방하는 것은 허용되는 범위다.

또 강 오피오이드인 펜타닐 성분의 듀로텝(Durotep) 패치나 펜토스(Fentos) 테이프 등은 효과가 여러 날 지속되어 편리하지만, 독성을 유발하는 혈중농도와 차이가 적어 호흡이 멈추기 쉽다. 미국에서는 건강한데도 잘못 사용해 연간 수만 명이 죽는 바람에 큰 문제가 되고 있다. 일본에서도 과량 투여로 사망하는 암 환자가 많을 것이다(자세하게는《이 약이 치매를 만든다》참고). 진통제 부작용은 약제명과 첨부문서로 검색할 수 있다. 다만 진통을 목적으로 한 마약 투여는 의존증이나 중독을 유발하지 않는다.

방사선 치료는, 진통제로 통증이 낫지 않거나 진통제 부작용으로 고통스러워하는 환자라면 꼭 검토하길 바란다. 60~80퍼센트 환자에게 효과가 있고 통증이 사라지는 일도 적지 않다. 한 번에 3그레이씩 10회, 총 30그레이가 표준량이다. 통증이 가신다면 중지하면 된다.

위암, 식도암에서 전신으로 전이

온몸 전이를 방치했더니 2년 후 암이 모두 사라졌다

☑ 암을 발견한 계기

초등학교 고학년 때부터 설사와 변비를 반복하는 과민대장증후군 (IBS) 때문에 힘들었다. 가족이나 친척 중에도 여러 명이 과민대장증후군이나 자가면역 질환(면역 시스템이 정상세포를 공격해 류머티즘성 관절염, 교원병 등의 난병을 일으킴)을 안고 있다. 20대부터 식생활은 거의 시제품이거나 외식에 의존했다.

○ **2005년(40세):** 교원병(온몸의 혈관, 피부, 근육, 관절 등에 염증이 생기는 질환) 때문에 이직했다.

○ **2019년 가을(54세):** 성인병 검사에서 위암이라 고지받았다. 정밀검사를 위해 E병원을 소개받았다.

☑ 증상 및 치료 경과

○ **〈위암, 식도암〉 2020년 1월(55세):** E병원에서의 정밀검사 결과는 '위는 반지세포암(상피성 악성종양 일종)으로, 난치성 스킬스 위암(위벽이 단단해지고 악성도가 높다)으로 진행될 수도 있음. 위 4분의 3을 절제하는 수술을 권함', '별도로 식도에 1센티미터 전후 제자리암(상피내암) 발견'이었

다. 나는 담당 의사에게 "피부를 조금 자르기만 해도 심각한 염증이나 컨디션 난조가 생겨서 위를 자를 생각은 없습니다. 화학물질에 알레르기도 있으니 항암제 치료도 피하고 싶어요"라고 전했다.

○ **2월:** E병원에서 식도의 제자리암을 내시경으로 잘랐다(내시경 점막하층 박리술. ESD).

○ **〈전신 전이〉 2020년 6월(55세):** T대학병원으로 전원했다. CT 검사에서 흰 그림자가 무수히 발견되어 "온몸에 전이한 것 같으니 수술해서 세포진을 하지 않으면 단계는 불명확합니다. 척수(등골)에도 전이가 있으나 우리 병원에서는 항암제 없이 방사선 단독 치료는 불가능합니다"라는 말을 들었다.

○ **2021년 2월 15일(56세):** 곤도 선생님과 상담했고 방치하기로 했다.

○ **2022년 8월(57세):** E병원으로 돌아가 검사 입원했다. 암의 전신 전이는 CT 화면상으로는 발견되지 않으며 위암은 안쪽에 남아 있다고 들었다. 그 후에는 진통제로 버티고 있다.

<h2 style="background:black;color:white;text-align:center">곤도 선생님에게 문의한 내용</h2>

❶ 등뼈 전이는 심한 통증이 나타날 가능성이 있다고 하는데 T대학병원 방사선 치료 의사는 항암제와 병행하지 않으면 방사선 치료는 불가능하다고 해서 당혹스럽습니다.

❷ T대학병원 완화 케어 의사가 이동하게 되어 새로 온 의사에게 갑자기 두 번 다시 만나고 싶지 않다는 말을 들었습니다. 다른 병원을 찾아야

할지, 대학병원에 따져야 할지 판단이 어렵습니다.

❸ 모르핀을 처방받을 수 있는 말기암의 재택 의사를 찾아 유명한 M 선생님에게도 상담했는데, T대학병원 소견서가 없으면 힘들다고 합니다. 안락사가 유일한 희망인데요.

인쇄회사 신입사원 시절에 《암과 싸우지 마라》가 베스트셀러가 되었고 많은 잡지나 신간 서적에서도 곤도 선생님을 다루었다. 차례대로 읽은 후 이 선생님의 주장은 극단적 논리이기는커녕 의학 자료에 근거한 상식적인 내용이라는 생각에 줄곧 신뢰했고 친근함도 느끼고 있었다.

체질적으로 수술과 항암제는 선택할 수 없는 데다, 사촌 동생이 검진 후 스킬스 위암으로 수술하자마자 세상을 떠났기에 표준치료에 의문도 들어서 곤도 선생님 외래를 예약했다.

닥터 곤도의 답변 및 해설

☑ 지금 암 치료를 시작하면 철저한 항전이 된다. 상황을 보는 게 좋다

❶ 지금 암 치료를 시작한다면 철저하게 싸움이 됩니다. 방사선 단독 치료가 가능하다 해도 결국 항암제를 계속 시도할 수도 있습니다. 방치하면서 상태를 지켜보는 게 좋다고 생각합니다. 통증은 진통제로 가라앉히고 듣지 않거나 부작용이 힘들다면 방사선 치료를 시도해보면 좋겠지요. 그 시점에서 항암제를 거절해도 받아주는 병원을 알려드릴게요. 선량은 한 번에 3그레이씩 10회, 총 30그레이가 표준입니다. 아픈 게 멈추면 중

지하세요.

❷ 암 치료 세상에서 의사들의 비인간적 발언은 정말 끔찍합니다. 환자한테서 수없이 듣습니다. 해마다 수술이나 항암제에 관한 문제점이 알려져서 치료를 거부하는 환자도 나옵니다. 그래서 심적으로 여유가 없어서 사소한 것으로 폭언을 쏟아버릴지도 모릅니다. 대학교에 항의할지는 직접 고민해보시길 바랍니다.

❸ 처음 간 E병원에 잘 갖추어진 완화 치료과가 있으니 그 병원으로 돌아가는 건 어떠신가요? 우선 전이 상태를 새로 검사해서 완화 치료과를 방문한 다음 통원이 가능할 것 같으면 통원하는 것으로요. 소견서도 부탁해서 근처 재택 의사도 찾아두면 좋을 것 같네요.

뼈 전이가 악화한 시점의 대처법을 일러두겠다. 사지 운동이나 감각을 관장하는 말초신경은 등뼈를 통과하는 척수의 굵은 신경 줄기에서 나뉘어 밖으로 나온다. 그래서 등뼈에도 전이가 생기면 암에 말초신경이 눌려서 손발이 저리거나 아프기 쉽다.

전이로 뼈가 약해져 부러지기도 하고 특히 등뼈에 전이되면 척추가 눌린다. 그러면 척수가 압박되어 손발 마비 증상이 나타나기 시작한다. 그때는 조속히 수술로 암과 뼈 일부를 제거해 뼈를 강화하는 금속 지지대를 넣으면 마비를 멈출 수 있다. 갑자기 완전마비가 왔을 때도 24시간 이내에 긴급수술이 이루어지면 회복할 가능성이 있다.

요추(허리뼈)에는 거의 마비 증상이 나타나지 않는다. 경추(목뼈)는 사지 마비, 흉추(등뼈)는 하반신 마비에 걸린다.

데노수맙 등의 뼈 강화제는 주의가 필요하다. 뼈의 미네랄 성분(칼슘)

은 늘지만 그건 뼈의 오래된 조직이 증가한 것일 뿐이다. 뼈 강도는 떨어져서 통상 뼈 전이에서는 발생하지 않는 턱뼈 괴사 등이 일어난다. 실제로는 뼈가 약해지는 것이다. 복약 전에 정보를 자세히 알아보길 바란다.

곤도 선생님 치료 방침을 따른 결과

☑ 극단적 논리이기는커녕 의학 데이터에 기반한 상식. 암을 방치하길 잘했다

T대학병원에서 온몸에 전이한 것 같다는 CT 검사 결과가 오진이었는지, 전이가 자연스레 사라졌는지는 지금도 모른다.

곤도 선생님 인상은 '논리정연한 설명에는 막힘이 없었고 선생님 글에서 받은 인상과 똑같다'는 느낌이었다. 그리고 예상보다 훨씬 상냥하고 "나는 환자를 돕고 싶다는 일념으로 정말 열심히 공부했는데 말이죠. 유감스럽게도 신이 아니라 일개 의사에 과학자라서 예언하지는 못해요. 이런 대처법이 있다고 전하면 환자분이 해보고 결과가 나와야 비로소 내 생각이 옳았는지 알지요. 종양이 악성화하는 메커니즘은 미스터리한 게 많아서 진짜암도 1~3퍼센트는 내버려두면 어째선지 자연스레 낫습니다. 하지만 도저히 낫게 해드리지 못하는 사람도 있습니다. 그 점이 안타깝지요"라고 말해주셨다.

'의사나 주위에서 하는 말에 휩쓸리지 말고 있는 그대로의 모습으로 살아도 좋아요'라면서 등을 밀어주신 것 같다. 암을 방치하길 잘했다.

> · 흉막에 재발·전이 ·

흉막 전이

폐를 덮는 흉막에 암세포가 전이한 상태를 말한다.

암세포를 포함한 흉수(胸水, 악성 흉수)가

자주 쌓이면 그만큼 가슴이 눌려서

호흡에 쓸 수 있는 체적이 줄어든다.

표준치료

〈**흉강천자**〉 외부에서 흉강에 바늘을 찔러넣어 흉수를 뽑는다. 동시에 세포진으로 원인을 찾는다.

〈**흉막 유착술**〉 외부에서 흉강에 튜브를 넣어 흉수를 가능한 한 많이 뽑아낸 다음 늑골 쪽의 흉막과 폐를 덮은 흉막을 붙여준다. 그 밖에 항암제나 분자 표적 치료제를 쓰는 약물요법을 실시한다.

닥터 곤도의 해설

폐는 늑골(갈비뼈) 12개가 새장처럼 둘러싼 흉곽(가슴) 안에 들어 있다. 흉곽 안쪽과 폐는 각기 표면이 흉막으로 덮여 있는데 그 사이 틈을 흉강이라고 한다. 흉강은 출입구가 없는 주머니 형태이므로 안에 물이나 공기가 들어가도 빠지지 않는다.

암으로 폐에 물이 찼다는 말은 흉막의 전이 병소에서 흘러나온 림프액 같은 액체가 폐 자체가 아니라 흉강에 찬 상태를 뜻한다. 이 흉수는 자연적으로 흡수되지 않는다.

흉막에 암이 있으면 장기 전이와 마찬가지로 최종 단계인 4기로 보지만, 암세포가 혈류를 타고 전신을 돌아다닌 결과 나타나는 장기 전이와 흉막 전이를 동렬로 두는 것은 잘못된 접근 방식이다.

장기 전이 같은 혈행성 전이라면 좌우에 생길 테지만, 폐암에서는 일반적으로 초발 병소와 같은 쪽에 흉수가 보인다. 유방암도 마찬가지다. 즉 국소 전이라는 말이다.

폐암은 수술하다가 종종 멈춰진다. 수술 전 진단에서는 1~2기였으나 잘라냈더니 흉막 전이가 있어 4기인 수술 불능 상태로 바뀌기 때문이다. 이 경우 방치해도 흉막 전이가 원인이어서 죽는 일은 없으나, 항암제 치료를 받은 환자가 오래 산다면 약제 덕분이라고 믿을 것이다. 4기 폐암에서도 5년, 10년 살아 있다는 성공담에는 이런 타입이 많다. 하지만 약물요법은 부작용이 심하고 그래서 죽는 사람도 있으므로 나는 권하지 않는다.

흉수가 차서 호흡하기 힘들 때는 흉막 유착술(흉수 배출 후 인위적으로 흉막을 유착시켜 흉강을 닫는 수술)이 효과적이다. 항암제를 같이 복용하도록 강요받아도 거절하자.

유방암 전이의 호르몬요법

유방암 재발 및 전이에서

원격 전이(떨어진 장기로 전이)가 의심되면

눈에 보이지 않는 암세포를 박멸하기 위해

약물요법(화학요법, 호르몬요법 등)이 자주 이루어진다.

표준치료

폐경 전에는 난소에서 여성호르몬(에스트로겐)이 분비되는데 뇌에서 나오는 다른 호르몬이 이를 조절한다. 암세포의 에스트로겐 수용체가 양성일 경우, 항에스트로겐제를 통한 호르몬요법이 암 축소에 효과적이다. 단지 언젠가는 원래 크기로 돌아온다.

닥터 곤도의 해설

유방암이 전이되는 곳은 폐, 간, 뼈, 뇌가 많은데, 장기 전이가 뚜렷한 전이성 유방암에서는 호르몬요법으로 수명 연장 효과를 기대할 수 있다. 단지 유방암세포에 에스트로겐과 결합하는 호르몬수용체가 존재하는 양성의 경우에 한한다. 유방암 전체의 약 60퍼센트를 차지한다.

그 경우 호르몬요법이 60퍼센트 정도 효과가 있으며 암 지름이 70퍼센트 이하로 줄어든다. 주요 장기로의 전이는 증대함으로써 사람 생명을 빼앗으므로 ① 암이 축소한 기간과 ② 다시 증대해서 원래대로 돌아오기까지의 기간을 합한 만큼 수명 연장 효과가 있을 것이다. 단지 부작용에 따른 수명 단축 효과도 얻는다. 플러스마이너스로 결국 수명 연장까지 이어지는지 어떤지는 환자에 따라 다르다.

호르몬요법은 모두 언젠가 효과가 사라진다. 유효기간은 (수개월 혹은 수년) 사람에 따라 다르지만, 언젠가는 듣지 않게 된다. 암 병소 안에는 호르몬요법에 대한 감수성 세포와 저항성 세포가 섞여 있다. 치료를 시작한 당시에는 감수성 세포가 사멸하므로 암 병소가 축소한다. 그러나 살아남은 저항성 세포가 증식해서 원래 크기로 돌아온다는 게 일설이다.

한편으로 호르몬요법은 일찍 시작해도 늦게 시작해도 유효기간은 같다고 한다. 가능한 한 천천히 시작해서 부작용이 생길 시기를 늦추는 게 현명할 것이다. 또 전이성 유방암의 경우, 폐경 전 여성은 여성호르몬인 에스트로겐 분비를 멈추는 게 가장 효과가 높을 것이다. 지금은 내시경을 이용한 난소 적출술이 가능하므로 이 방법을 재고해도 좋다.

증언 50 ・ MM 씨(50대 여성)

궤양성 유방암과 다발 전이

호르몬요법은 서두르지 말고 가능한 한 천천히 시작하자

✓ 암을 발견한 계기

40대 후반부터 일 때문에 하루에 2만 보 걸었고 한밤중에는 드라마에 몰입해서 수면 시간은 서너 시간이다. 자녀를 다 키운 후 시판하는 것을 먹는 날이 늘었다. 담배는 피우지 않고 술은 가끔 맥주를 조금 마신다.

○ **2021년 5월(53세):** 왼쪽 가슴이 찌릿찌릿 아프고 몽글몽글한 작은 덩어리도 발견되었다. 왼쪽 옆구리 아래에서도 작은 덩어리를 발견했다. 보건시설에서 맘모그래피와 침 생검을 받고 유방암이라고 고지받았다. S병원을 소개받아 또 한 번 맘모그래피 검사를 했는데 '림프절 전이가 여기저기에 있을 것 같다'는 소견을 받았다.

✓ 증상 및 치료 경과

○ **2021년 5월(53세):** S병원에서의 진단은 '왼쪽 유방암, 액와(겨드랑이 밑) 림프절 전이'였다.

수술과 항암제 치료를 권한다면서 가까운 날짜에 조영제를 이용한 CT와 MRI 검사(더욱 정확한 진단을 위해 조영제를 정맥에 주입해 촬영), 에프디지

펫 검사*(한 번에 전신 병변을 확인할 수 있다)를 받으라고 했다. 곤도 선생님 저서를 읽고 지인의 암 치료사도 떠올라 검사를 거절했다.

○ **6월 12일:** 곤도 선생님과 상담했다. 그 후 2022년 4월 28일에 또 한 번, 이메일로 다시 상담했다.

○ **2022년 4월(54세):** 암으로 피부가 찢어지기 시작해서 곤도 선생님에게 보여드렸다.

○ **5~6월:** S대학병원에서 방사선 치료를 받았다. 항암제나 호르몬요법을 병행하지 않으면 수개월 만에 움직이지 못하게 되며 1년도 못 넘긴다는 말을 들었으나 거절했다. 선량은 곤도 선생님 조언대로 2그레이씩 30회, 총 60그레이 받았다. 끈적끈적하게 '꽃피는 것 같은 상태'는 나아졌고 옆구리 밑의 작은 덩어리도 사라졌다.

○ **2023년 2월:** 오른쪽 유방, 쇄골 위, 폐, 등골, 샅굴부위(사타구니) 등에서 다발 전이가 발견되었다. 방사선 치료와 호르몬요법(곤도 선생님의 생전 조언에 따라 타목시펜 단독으로 개시 예정)을 진행하기로 하고 수도권 병원도 후보지에 넣고 검토 중이다.

곤도 선생님에게 문의한 내용

❶ 암이 꽃피는 상태가 되었고 냄새까지 나기 시작했습니다. 대처법을 알려주세요.

---

* FDG-PET 검사: 포도당과 유사한 물질인 불소화 포도당(FDG)에 방사성 약품을 입혀 몸속에 투여한 후 양전자방출 단층 촬영술(PET)로 검사하는 방법

❷ 방사선 치료만 받고 싶다고 했더니 항암제 치료나 호르몬요법도 하지 않으면 수개월 만에 움직이지 못하게 되고 1년도 못 산다고 합니다. 시한부 1년이라는 뜻인가요?

❸ 호르몬요법은 어느 타이밍에 시작하면 좋은가요?

암 고지 직후에《암 치료로 죽임을 당한 사람, 암 방치로 살아난 사람》을 서점에서 발견하고 곤도 선생님 저서를 4~5권 읽었다. 지인이 설암 수술과 항암제 치료를 받은 후 바로 죽은 게 떠올라 이대로 치료에 돌입하기가 겁났다.

S병원의 수술을 위한 검사를 모두 취소하고 곤도 선생님 외래를 예약했다. 내 유방암은 진행이 빨라서 진단 후 반년 만에 유방에 6×7센티미터 궤양이 퍼졌고 1년 만에 암이 피부를 찢어놓았다. 대부분 아프지 않고 몸도 건강했으나 고름, 출혈, 냄새가 심했기에 이메일로도 여러 번 상담했다. 선생님 답변은 늘 가족처럼 친근하면서도 세심했다.

닥터 곤도의 답변 및 해설

☑ 냄새가 나는 꽃피는 유방암은 방사선이 효과 없다

❶ 우선 궤양 부위 치료는 피나 고름이 나오는 부분에 흰색 바셀린을 두껍게 묻힌 거즈를 대어 스며 나오는 액을 흡수시킵니다. 반창고를 쓰지 않으므로 피부가 가렵지 않습니다. 모유패드 등을 사용하는 사람도 있습니다. 냄새 대책은 미지근한 물을 붓는다거나 욕조에 몸을 담가(매일 푹 잠

거도 좋으며 암은 감염되지 않습니다) 부패 물질을 살짝 덜어내주세요. 로섹스겔(Rozex, 메트로니다졸 성분)이라는 항균제로도 냄새가 상당 부분 줄어듭니다. 유선 외과에 가면 검사니 치료니 하며 힘들어지므로 피부과에서 처방받으세요. 피부를 찢어서 냄새가 나는 유방암은 방사선 치료로 덩어리가 작아지는 경우가 많습니다. 시도하실 거면 한 번에 2그레이씩 30회, 총 60그레이로 부탁하세요.

❷ 수명에 관해서는, 유방에 암이 있을 뿐이라면 내버려두어도 죽는 일은 없습니다. 시한부 1년이란 1년 이내에 반수가 죽는다는 의미입니다. 그렇게 되는 경우는 항암제를 썼을 때뿐입니다. 만일 폐나 간에 전이가 있으면 내버려두면 언젠가는 죽지만, 그래도 여명은 3년 이상입니다. 즉 절반은 3년 이상 살 수 있습니다. 그러나 전이가 있는 경우에도 항암제 치료를 하면 여명은 1년입니다. 반수가 1년 이내에 죽습니다.

❸ 호르몬요법은 장기에 전이한 것이 분명한 전이성 유방암에 대해서는 수명 연장 효과를 얻을 가능성이 있습니다. 사람에 따라 효과가 나타나는 기간이 정해져 있어서 일찍 시작해도 늦게 시작해도 유효기간은 바뀌지 않습니다. 게다가 방사선과 동시에 진행하면 어느 쪽이 효과를 보았는지 알 수 없으므로 호르몬요법은 가능한 한 천천히 시작하세요.

의사는 종종 여러 호르몬제를 사용하지만, 이는 피하는 게 좋다. 암이 작아졌을 때 어느 약이 효과를 보았는지 몰라서 무효한 약까지 계속 쓰다가 부작용의 해를 입기 때문이다.

한편, 모든 약이 효과를 보았다면 ① 동시에 병용했거나 ② 최초의 약이 무효가 된 후에 다른 약을 사용했을 때, 수명 연장 효과(가 있다면)를 얻을 수 있는 기간은 둘 다 같다고 판단된다. 먹는 호르몬제로 치료한다면 가장 역사가 깊고 부작용이나 효과가 뚜렷한 항에스트로겐제 타목시펜을 선택하는 게 타당할 것이다. 호르몬요법이 듣지 않으면 항암제 치료를 하라고 하는데, 강력하게 거절하길 바란다.

곤도 선생님 치료 방침을 따른 결과

☑ 1년도 못 버틴다고 했지만, 아직 평소처럼 움직일 수 있다

2021년에 유방암이 발견되었고 수술과 항암제 치료를 권고받은 날, '내 목숨을 남의 손에 맡기지 않을 거야. 치료를 선택하는 사람은 나다'라고 결심했다. 다음 해에 담당 의사는 방사선 치료만으로는 1년도 못 버틴다고 했지만, 곤도 선생님이 "그렇게 되는 건 항암제를 썼을 때뿐입니다"라고 말해주셔서 기운이 났다. 암을 조금이라도 억제하는 비결은 잘 먹고 몸의 저항력을 키우는 것이라는 사실도 알았다. 가르침을 지키면서 마르지 않도록 잘 먹고 있다.

지금(2023년 봄) 나는 아직 일상적으로 움직일 수 있다. 앞으로 몇 년도 더 살 것이다. 암에 걸린 후 나를 돌아보고 유한한 인생을 즐겁게, 긍정적으로 살자고 강하게 의식하게 되었다. 요즘에는 자주 폭포나 호수를 보러 다니면서 자연의 힘을 얻고 있다.

가족에게는 곤도 선생님 저서에서 읽은 리빙 월(Living Will),* '일체 연명치료를 하지 말아주세요'에 서명했음을 알려둔 상태다. 몸을 아프게 하

---

* 우리나라에서는 '사전 연명의료 의향서'라고 한다.

는 치료도, 무리하게 생명을 이어주는 치료도 피해서 나답게 수명을 누리고 싶다.

전립샘암 전이의 호르몬요법

호르몬요법을 하면

전립샘암이 (적어도 일시적으로는) 축소한다.

전립샘암의 장기 전이는 대부분 뼈로 가므로

전이성 골종양(뼈 전이)을 중심으로 설명하겠다.

표준치료

〈**정소 적출술**〉 남성 호르몬 제조공장인 고환(정소)을 양쪽 모두 절제한다.

〈**남성 호르몬 분비 억제제**〉 약제를 써서 남성 호르몬의 제조 및 분비를 억제한다.

〈**항안드로젠(남성 호르몬)제**〉 부신에서 분비되는 소량의 남성 호르몬을 억제한다.

닥터 곤도의 해설

무엇보다 오진을 조심해야 한다. 타 병원에서 'PSA 발견·PSA 재발 암'

에서 뼈 전이가 있다고 진단받고 내 외래로 찾아온 환자의 병변은 90퍼센트가 단순한 노화 현상이었다.

'검사에서 발견된 이상 부위와 뼈 통증 장소가 일치', '뼈 통증이 주 단위로 심해진다'는 두 증상이 동시에 발현되지 않는 한 치료받지 말고 지켜보길 바란다.

전이성 골종양으로 진단받고 뼈 통증이 있어서 호르몬요법을 시작하는 경우, 약물보다 정소 적출술이 적합하다. 남성 호르몬 제조공장이 없어지므로 효과가 크다. 또 약과 달리 ① 한 번 받으면 다음에 이상한 증상이 나올 때까지 통원할 필요가 없고 ② 남성 호르몬이 저하할 뿐 약으로 특별한 부작용을 초래하지 않는다는 이점도 있다.

그러나 일본에서는 정소 적출술을 대신해 남성 호르몬 분비를 억제하는 루프린 등의 피하주사가 전반적으로 이루어진다. 호르몬 제조공장인 고환이 남아 있으면 억제제 효과는 철저하지 못한데도 효과가 떨어지는 방법에 힘을 싣는 이유는 ① 절제술과 달리 정기적으로 고액 주사비를 청구할 수 있고 ② 환자의 검진 시에(불필요한) 검사비도 들어오기 때문이다. 병원 측에는 훨씬 구미가 당기는 치료법이다.

담당 의사가 수술을 거절한다면 다른 병원을 소개해달라고 말하자.

호르몬요법을 선택하는 경우, 처음에는 효과가 있어도 언젠가 듣지 않게 된다는 유효기간의 한계가 있다. 또 빠른 시기에 시작해도 늦게 시작해도 유효기간은 같다고 알려져 있다. 부작용을 늦추기 위해서도 호르몬요법은 가능한 한 천천히 시작하는 게 효과적이다.

전립샘암, 뼈와 림프절 전이

약을 9 → 4종류로 줄이고 항암제 치료는 거부. 지극히 건강

☑ 암을 발견한 계기

60세에 지방공무원직을 퇴직한 후에는 일주일에 두세 번 골프나 부부 동반으로 해외여행을 즐겼다. 식사는 튀김과 달콤한 것을 좋아한다. 술은 매일 맥주를 350밀리리터 마시고 담배는 하루에 반 갑 피운다.

○ **2018년 4월(63세):** 뇌출혈이 일어났지만, 수술도, 마비 등의 후유증도 다행히 비켜갔다.

○ **2020년 4월(65세):** 일 년 정도 심각한 허리 통증이 있었고 걷지 못할 정도로 심해져서 근처 종합병원에서 검진받았다. 엑스선 검사로는 원인 불명, MRI 검사로 등골에 뼈 전이가 발견되었다.

☑ 증상 및 치료 경과

○ **2020년 4월(65세):** S의대 국제 의료센터에서 혈액검사, 직장진(直腸診), 초음파, 조직검사, MRI 검사 결과 '전립샘암 4단계, 뼈와 림프절에 전이. PSA 수치 1,400 이상'으로 나왔다.

긴급입원해서 2주 동안 방사선 치료를 받았고 선량은 12회씩 총 72그레이였다. 요통은 말끔히 사라졌다.

○ **5월:** 호르몬요법 개시. 우선 주사로 고낙스(Gonax, 남성 호르몬 분비를 억제하는 약)와 데노수맙(뼈 전이로 인한 뼈 노화를 막는 분자 표적 치료제)을 병용했다.

○ **가을:** 먹는 약인 아비라테론(남성 호르몬 합성 저해제)과 프레드니솔론(스테로이드제. 염증 등을 억제)을 추가했고 의사가 예고한 대로 프레드니솔론 부작용으로 당뇨병에 걸렸다. 그래서 염산 메트포르민(당뇨 강하제), 리바로(콜레스테롤 강하제)도 추가했다.

○ **2022년 2월(67세):** 지난해에 이사한 곳 종합병원에서 기력이 있을 때 항암제 치료를 시작하자고 하기에 거절했다. 그런데 PSA 수치가 0.051로 지난번보다 미세하게 증가했다면서 다음에도 PSA 수치가 오르면 항암제 치료를 시작하겠다고 한다.

○ **2월 21일:** 곤도 선생님에게 상담 후 항암제 치료는 거절했다. 2022년 말 현재, 극도로 건강하다.

곤도 선생님에게 문의한 내용

❶ 건강한데도 약이 계속 늘더니 결국 항암제 치료를 받을 것 같습니다. 항암제는 절대로 받고 싶지 않다는 게 저와 아내의 첫 번째 바람인데, 우리 뜻대로 해도 될까요?

❷ 약을 줄이는 방법을 알려주십시오. 9종류 모두 그만두면 어떻게 되나요?

❸ 암과 공존하면서 생기 있게 살아가기 위한 마음가짐은?

《암과 싸우지 마라》가 베스트셀러에 오른 20년 훨씬 전부터 부부가 저서를 읽었고《의사에게 살해당하지 않는 47가지 방법》이나《건강검진을 받아서는 안 된다》등도 숙독했다. 주장도 조언도 표준치료를 권하는 선생님들과 완전히 달랐다. '방대한 의학적 근거에 기반해 고립무원으로 싸워오셔서 많은 환자에게 지지받는 것이구나'라며 감탄했다. 코로나 백신에 대해서도 곤도 선생님 생각에 공감해 접종하지 않았다.

PSA 수치가 약간 올랐다고 일방적으로 항암제 치료를 당할 것 같아서 다른 연명책을 알고 싶어 상담했다.

닥터 곤도의 답변 및 해설

☑ 항암제 치료에 돌입하면 5년 후에 살아남을 확률은 10퍼센트

❶ 환자분의 전립샘암은 이미 나았을지도 모릅니다. 항암제 치료는 논할 여지가 없습니다. 돌입하면 독성 때문에 고통스럽고 부작용으로 죽음을 초래하여 5년 후에는 10퍼센트밖에 살아남지 못합니다. 작가 와타나베 준이치 씨나 장기 기사 요네나가 구니오 씨도 그렇게 조기 사망했습니다. 유감입니다.

❷ 아홉 종류 약은 전부 복용 중단하는 게 좋습니다. 호르몬요법에 쓰이는 약은 남성 호르몬 저하로 인한 근력 저하나 치매도 일으키기 쉽습니다. 특히 뼈가 약해지는 것을 막는다며 선전하는 데노수맙은 부작용이 끔찍하고 효과가 없습니다. 돈을 벌기 위한 약이니 즉시 멈추세요. 생활습관병 약은 불필요합니다. 혈압도 콜레스테롤도 높은 사람이 오래 삽니다.

스테로이드계 프레드니솔론은 갑자기 멈추면 부신기능부전 등의 이탈 증상이 나타나므로 한 달 걸려 반으로 줄이는 등 서서히 줄여가는 노력이 필요합니다. 다른 약은 당장 중단해도 문제없습니다. 그래도 약효는 한동안 이어지니 급격한 증상도 일어나지 않습니다. 불안하다면 일주일에 한 종류씩 줄여보세요.

❸ 식이요법 등의 대체요법으로 옮겨가지 말고 좋아하는 것을 균형 맞추어 드시고 몸을 자주 움직이세요. ① 암은 잊어버리기 ② 검사받지 않기 ③ 의사에게 접근하지 않기를 지키는 게 가장 편안하고 안전하게 오래 사는 비결입니다.

고령자에게는 다른 장기와 마찬가지로 노화 현상으로서 뼈의 변화가 다방면으로 나타난다. 이것이 뼈 전이와 헷갈리기 쉬워 대학병원에서도 오진을 내린다. 요통의 경우 통증이 심해졌거나 약해졌거나 굴곡이 있다면 거의 노화 현상이다. 통증이 주 단위로 심해진다면 그때 뼈 전이를 의심해보자. 다른 부위 암이나 전이가 의심되는 증상도 '고통에 강약이 있으면 거의 노화 현상, 굴곡 없이 단순히 악화한다면 암이나 전이를 의심'하자는 기준에 따르면 된다.

또 PSA(전립샘특이항원)는 정상적인 전립샘 세포가 만들기 때문에, 수치가 다시 올랐다는 건 단지 정상세포로 특이항원 생산능력이 회복되었다는 뜻일지도 모른다. PSA 발견, PSA 재발을 이유로 받으라는 항암제 치료는 거절해야 한다. 호르몬요법 효과도 수상하다. 예를 들면 항남성호르몬약 비칼타미드가 PSA 발견 암의 사망률을 낮춘다고 보고한 논문에서는, 죽었을 많은 환자를 추적하지 않고 생존자 취급했다. 전혀 신뢰성이 없다.

✅ "의사에게 접근하지 말고 오래 사세요!", 가장 마음을 울린 말이었다

약을 모두 끊는 게 좋다는 곤도 선생님 말씀에 반년 만에 9→4종류로 줄였다. 또 혈압강하제는 3→2종류로 줄였다. 콜레스테롤을 낮추는 스타틴은 효과가 수상해서 맘대로 그만두었다. 스테로이드제인 프레드니솔론은 주치의에게 부탁해 서서히 줄이다가 그만두니 당뇨병이 없어졌다. 데노수맙과 남성 호르몬 억제제인 고낙스 주사도 중지했다.

전립샘암 치료제인 자이티가(아비라테론 아세테이트)는 간에 안 좋았는지 얼굴색이 나빠졌고 또 고가라서 주치의에게 호소했더니 부작용이 완만하고 가격대가 저렴한 비칼타미드로 바꿀 수 있었다. 의사 말만 따랐더니 약이 늘어나기만 해서 최종적으로는 항암제만 권한다는 것을 잘 알게 되었다.

곤도 선생님 한마디 한마디가 묵직했다. 돌아오려는데 병원 직원분이 "의사에게 가까이 가지 말고 오래 사세요!"라고 말해주셔서 사실 그 말이 가장 마음을 울렸다. 환자에게 늘 하는 말이겠구나, 생각하면서 아내와 둘이 "의사한테 접근하지 말래", "가까이 가면 목숨이 줄어들어." 하면서 농담을 주고받았다.

1 임상 의학잡지 〈암 임상癌の臨床〉 1981년, 2016년

2 Ann Sung, 1932년

3 〈영국의학저널British Medical Journal〉, 1962년

4 〈암, 생과 사의 미스터리에 도전하다がん生と死の謎に挑む〉, 2010년

5 〈암 임상〉, 1986년

6 《잠든 암을 깨우지 말라》

7 곤도 마코토 암 연구소 홈페이지 '주요 의료 보고서' 01

8 JAMA(The Journal of the American Medicla Assoication) Oncology, 2018년

9 곤도 마코토 암 연구소 홈페이지 '주요 의료 보고서' 02

10 《의사의 대죄医者の大罪》

11 〈일본 암 치료 학회지〉, 1990년

12 블러드(Blood), 2012년

13 〈저널 오브 클리니컬 옹콜로지Journal of Clinical Oncology〉, 2016년

14 〈뉴 잉글랜드 저널 오브 메디신New England Journal of Medicine〉, 2014년

15 〈란셋Lancdt〉, 2000년

16 《암보다 무서운 암 치료がんより怖いがん治療》

17 〈구강종양 학회지 Oral Oncology〉, 2016

18 〈뉴 잉글랜드 저널 오브 메디신〉, 2014년

19 영국 의학 저널 〈흉곽Thorax〉, 2014년

20 상동

21 〈임상 종양학 저널Journal of Clinical Oncology〉, 2007년

22 〈암 치료 리뷰Cancer Treat Reviews〉, 2012년

23 《암 치료의 95퍼센트는 틀렸다がん治療の95%は間違い》

24 《건강검진을 받아서는 안 된다健康診断を受けけてはいけない》

25 곤도 마코토 암 연구소 홈페이지 '주요 의료 보고서' 09 암 신약의 그림자

26 미국 간학회 학회지 〈헤파톨로지Hepatology〉, 2006년

27 《잠든 암을 깨우지 말라眠っているがんを起こしてはいけない》

28 《잠든 암을 깨우지 말라》

29 곤도 마코토 암 연구소 홈페이지 '주요 의료 보고서' 01

30 〈란셋〉, 2009년

31 《건강검진을 받아서는 안 된다健康診断は受けてはいけない》

32 《암 방치요법을 권함》

33 《세상에서 가장 편한 암 치료世界一ラクながん治療》

34 〈비뇨기학과 저널Journal of Urology〉, 2009년

35 《의사의 대죄 의료 사기에 살해당하지 않는 39가지 방법医者の大罪 医療サギに殺されない 39の心得》

36 〈유럽 비뇨기과 학회지European Urology〉, 2005년

37 〈피부외과 학회지Dermatol Surgery〉, 2003년